医疗设备简明读本

主　编　殷衡基　王海军

科学出版社

北　京

内 容 简 介

本书以实用性为出发点，全面介绍了现代医疗设备的基础知识、工作原理及注意事项。全书共 6 章：第一章为医院配置医疗设备涉及的系统工程和基础知识；第二章为医疗设备管理者应该具备的基本管理常识；第三章为计算机网络技术基础知识和医院计算机管理系统；第四章为医院医技科室设备的配置、结构、性能和应用；第五章为医院临床科室设备的配置、结构、性能和在临床治疗中的应用；第六章为临床各科室的通用设备。

本书实用性强，可供医疗设备领域的专业人员和学生参考。

图书在版编目（CIP）数据

医疗设备简明读本 / 殷衡基，王海军主编. —北京：科学出版社，2020.9

　ISBN 978-7-03-066037-4

　Ⅰ. ①医… Ⅱ. ①殷… ②王… Ⅲ. ①医疗器械－普及读物 Ⅳ. ①R197.39-49

中国版本图书馆 CIP 数据核字（2020）第 170648 号

责任编辑：丁慧颖/ 责任校对：张小霞
责任印制：赵　博 / 封面设计：吴朝洪

科 学 出 版 社 出版
北京东黄城根北街 16 号
邮政编码：100717
http://www.sciencep.com

北京凌奇印刷有限责任公司 印刷
科学出版社发行　各地新华书店经销
*

2020 年 9 月第　一　版　　开本：787×1092　1/16
2020 年 9 月第一次印刷　　印张：17 3/4
字数：415 000
POD定价：98.00元
（如有印装质量问题，我社负责调换）

专 家 寄 语

医学装备在医疗活动中起着重要的作用，直接影响着医疗检查的准确性和有效性。普及医学装备的基本知识，了解医学装备的性能与用途是当前十分迫切的任务。

宣海奇 北京医院器材处副处长，中国医学装备协会 CT 工程技术专业委员会副主委

目前医疗设备知识的普及性教育十分滞后，医护专业学历教育的核心目标是培养具有较强实践操作技能的实用型人才，这就需要具备最基本的医疗设备知识。掌握医疗设备知识对医护专业技能的提高必将起到积极的促进作用。

郭凤书 北京市东城区卫生学校原校长、高级讲师，北京开放大学优秀教师

急救医疗设备是为急危重症患者实施高级心肺复苏和器官功能支持的重要保障。不断加强重症医学科（重症监护病房）医疗设备管理，提高设备质量是未来医院发展的重要任务。

刘 壮 首都医科大学附属北京友谊医院重症医学科副主任医师、主任助理，中华医学会重症医学分会青年委员，中国病理生理学会危重病医学专业委员会青年委员

《医疗设备简明读本》以实用、普及教育为出发点，在为广大医务人员、医学工程技术人员提供医疗设备基本常识、专业知识方面发挥积极作用。希望该书对提高医院医疗设备使用和管理水平、实现保障患者安全与提高医疗质量的目标有所帮助。

谢松城 浙江医院教授级高级工程师，浙江省医学会医学工程学分会名誉主委

医疗设备作为医疗技术创新的载体，是融合医学与工程的催化剂，更是以精准医疗为发展方向的医疗创新的最佳武器。然而，当今广大医务工作者对医疗设备的基础认知与技术应用尚存在短板，这一领域知识的缺失，将成为制约现代医疗创新发展的阻力。

金　东　《中国医疗设备》杂志社社长，教育部高等院校生物医学工程教材评委会副主委，中国医院协会医学工程管理专业委员会副主委

医学装备是医生手中的武器，"工欲善其事，必先利其器"，先进的医学装备是保护大众健康的利器，同时医学装备也体现着一个国家的综合科技水平和制造能力。

殷治国　中国原子能科学研究院回旋加速器研究设计中心副总工程师，科技部质子治疗设备项目负责人

（以上排序以提供材料时间为准）

《医疗设备简明读本》编写人员

主　编　殷衡基　王海军

副主编　殷　萌　何　平　陈　丽

编　者（以姓氏笔画为序）

王　强　王伟熠　王明明　卢东生　叶　慧

成德华　任彭业　李凤莲　李金欣　李洪毅

李海涛　张　燕　张静涵　孟宝群　赵宗选

侯　青　桂福如　高彦文　唐东生　唐春利

前　言

　　随着现代化的医疗设备广泛应用于临床诊断和治疗中，医疗设备已经成为医院日常工作中必不可少的重要物质基础。广大医护人员学习医疗设备专业知识，在临床实践中用好、管好这些医疗设备不仅关系到医院的正常运行和医疗质量，也关系到患者的生命安全，因此开展医疗设备专业知识的普及性教育应该引起医院和卫生管理部门的高度重视。

　　医学工程专业是 20 世纪 80 年代随着医疗设备的快速发展而新兴的专业，医疗设备涉及电子学、光学、流体力学、核医学、机械力学等诸多学科内容，不仅理论性强，而且实践性强。

　　《医疗设备简明读本》以实用性为出发点，较为全面、系统地介绍了现代医疗设备的相关知识。本书共分 6 章，分别为医疗设备基础知识、医疗设备管理、医院计算机管理系统、医技科室医疗设备、临床科室医疗设备和通用设备。书中包括了大部分在医院工作中用到的医疗设备的基础知识、临床应用、注意事项及发展动态。本书突出的特点是介绍医疗设备时紧密结合临床实践，不仅按医技科室和临床科室的需求划分医疗设备种类，同时也兼顾到结合人体器官、系统介绍相关医疗设备，使医疗设备的临床应用更贴近实际情况。在介绍医疗设备原理时减少了一些繁琐的计算公式，增加了一些实际应用中的注意事项，力争让广大非医学工程专业的医护人员也能看得懂、用得上，同时也兼顾在专业技术上有一定的深度。

　　编写本书的目的是为开展医疗设备的普及性教育提供专业知识，促进医务人员意识到医疗设备普及性教育的重要性和必要性，为管好、用好医疗设备，提高医疗水平，确保人员和设备的安全做出应有的贡献。为了做好医疗设备专业知识的普及，也可以开展不同类型、不同层次的培训班，以及鼓励个人自学医疗设备相关知识，本书为此提供了重要的技术支持和参考资料。

　　由于编写团队客观条件所限，疏漏和不足在所难免，恳请专家和读者批评指正。

编　者

2020 年 8 月

目　　录

第一章　医疗设备基础知识

医疗设备涉及多个学科，包括电子学、机械力学、超声学、放射学、光学等，其中以电子学的应用最广泛，因此了解和具备一定的电子学基础知识对于学习和使用医疗设备大有益处，同时学习日常用电常识对于合理使用医疗设备和保证使用者与患者的安全，都很有必要。

第一节　医院配电与医疗设备供电系统

医院大部分医疗设备都需要电力供应，也就是常说的有源设备，这个"源"指电力供应，因此配备好医院的电力供应系统是管好、用好医疗设备的基础条件。稍有规模的医院都有自己的配电室，医院配电室的主要功能是将社会上传输过来的高压电转换成 380V 的低压电，然后通过配电箱把电输送到各个用电部门。建设好医院配电室应注意以下几个问题。

1. 配电室的输出容量应满足医疗设备的需求　有些医疗设备瞬间用电量较大，在添置医疗设备时要事先考虑好配电室现有容量是否能够满足这些设备的用电需求。从医院发展长远考虑，配电室的供电能力要有一定的富余，如果需要增加输出容量，应提前做好周密的实施方案，争取在不影响医院正常工作的前提下，实施增容。

2. 有条件的医院要做好双路供电系统　双路供电系统是指从两个不同的变电所同时向医院供电，而不是一个变电所分两路向医院供电。这种双路供电是防止局部停电造成医院供电中止。对于区域上供电不稳定的医院，双路供电系统尤为重要。另外，在医院内部实施某些科室的双路供电，其目的是保证这些重要部门的供电需求，如 ICU、手术室、血透室等科室，这些部门一旦断电会影响治疗工作和患者的安全。有些以检查设备为主的科室虽然也很重要，但是由于这些检查设备不会直接影响治疗，可以不考虑实施双路供电，可降低建设成本，总之双路供电系统是医院建设中需要事先规划好的建设项目。

3. 医院配电室应尽量保持供电电压的稳定　建议输出电压适当高于标称电压。如果输出电压能保持基本稳定，地区供电的稳定性则不建议在设备的前端使用稳压电源，主要是每台设备都具有稳压结构装置，同时稳压电源一旦出现故障很容易发生高电压的输出，反而加大了对设备损坏的风险。有些设备前端配备不间断电源（uninterrupted power supply，UPS），其主要作用是在供电电源发生中断时，UPS 能马上启动使设备继续工作。UPS 持续工作时间的长短取决于配备电池的数量，在供电电源比较稳定的地区不建议使用过大的电池配置，这样会造成资源浪费。大部分 UPS 的主要作用并不是供给设备继续工作，而是使设备能够按正常程序关机，避免因突然断电造成设备内部的计算机软硬件系统的损伤，因此电池配置的容量只要能够满足设备有充裕的关机时间即可。

4. 根据用电器的具体情况合理配置供电系统　为了进一步了解配电情况，有必要对供电基本知识有所了解。一般从配电室以 380V 三相交流电的方式传输到各个用电部门，在用电部门设有一个配电箱，把相线（L，火线）、零线（N）和地线（PE）组成的三个 220V 的交流电路输送到各个用电插座中。在三个 220V 的交流电路分配用电器的数量时，一方面要考虑负载尽量保持三相均衡，另一方面尽量不要把医疗设备与一些用电量大、频繁启动的用电器设置在同一个交流电路里，因为这些用电量大、启动频繁的用电器在启动时冲击电流较大，对精密的医疗设备会造成一定的影响。

大部分医疗设备使用的都是三相插头，两边的插头分别对应相线、零线，中间较大的插头对应地线。插座内设有相对应的三个接线，插座连接供电电路。如果供电电路把零线和地线连为一体，称之为三相四线制，用 TN-C 表示；如果供电电路把零线和地线分别接地，称之为三相五线制，用 TN-S 表示。有些医院在具体配电中将两种方式结合使用，称之为 TN-C-S 供电系统。

目前的医疗设备大多使用的是 220V 交流电源，其工作频率为 50Hz。正弦交流电有周期、频率和角频率三个重要参数。周期是交流电完成一个循环所需要的时间，用"T"表示，单位为秒。频率是交流电在单位时间内，交流电重复变化的周期数，用"f"表示，常用赫兹（Hz）表示。角频率是交流电每秒时间内循环变化的弧度数，用"ω"表示，单位为弧度/秒。当一个交流电流和一个直流电流分别通过相同的电阻，经过相同的时间，产生相同的热量，把这个直流电流的值称为这个交流电流的有效值（U），例如当有效值为 220V 时，此时交流电电压最大值（U_m）为 311V。

一般工频交流电频率为 50Hz 和 60Hz。值得注意的是有些国外医疗设备的电压为 110V、频率为 60Hz。这种医疗设备，尤其是大型设备，不适合在国内使用。将现有的 220V 电压通过变压器转变为 110V 比较容易，而把 60Hz 交流电转变成 50Hz 交流电较困难。

变压器是医疗设备中最常用的器件之一，它的主要作用是将 220V 的交流电转变成低压电，低压电再经过整流等处理用于医疗设备控制系统。有些 X 线设备的高压发生器也是利用变压器的工作原理获取高电压，用于 X 线管球所需的高压电系统。

变压器的工作原理也比较简单，两组线圈分别缠绕在彼此绝缘的硅钢片迭合而组成的闭合铁芯上。与电源相连的绕组称为原绕组或初级绕组，与负载相连的绕组称为副绕组或次级绕组。改变两绕组匝数比就可以达到改变电压大小的目的；绕制时高压绕组用较细的导线、低压绕组用较粗的导线；变压器还可以把负载阻抗变换为电源所需的数值，也即常说的"阻抗匹配"。变压器在运行时铁芯和绕组会产生热量，容量小的变压器可以通过自冷方式散热，而大容量变压器则需要配备油冷系统，以确保在正常温度下运行。

目前的 X 线设备中，50Hz 工频高压发生器已基本被淘汰，代之兴起的是中频机或高频机。通常将工作频率在数十赫兹至数万赫兹的频段称为中频，超过中频频段的称为高频。高压发生器的频率越高，输出的交流电脉动程度越小，产生的 X 线质量就越高，图像也就更清晰，同时高压发生器体积就越小。随着现代电子元器件的发展，先把工频电压转变成直流电压，再将直流电压逆变为中、高频交流电压的技术已经相当成熟。

在医疗设备中一般控制电路需要 12V 或 5V 直流电（DC），而外接 220V 交流电经过变压器降压后仍然是交流电（AC），因此需要把交流电转换成直流电，称之为整流。利用二极管的单向导电性即可实现整流的目的。随着集成技术的发展，整流稳压电路也迅速实现集成化，将串联型稳压电路中的各元器件集中在一块芯片上，便构成集成稳压器。

集成稳压器具有体积小、使用方便、可靠性高及安装方便等优势，因此得到广泛的应用。特别是三端集成稳压器，基本上不需要外接组件，而且内部有限流保护、过热保护和过压保护，使用更广泛。另外，随着高频率、高耐压、大功率开关管的问世，开关型稳压电源已经得到越来越广泛的应用。这种开关型稳压电源具有效率高、体积小、重量轻和对电网电压要求低等优势，但是也存在调整管控制电路复杂和输出电压中波纹和噪声成分较大等问题。

医用设备接地方式及地线埋设方法此类理论性的文章较多，但是如何在具体工作中实施及如何合理配置地线的指导性意见较少。一般医疗设备要求电源插座上含有地线插孔，这种情况比较简单，只要插座接地，设备就应该可以保持良好的接地状况。插座的接地连线与插头相连，插座的接地状况取决于配电系统的接地状况。另外一种情况比较复杂，就是有些大型设备要求提供独立的接地地线，并对接地地线的电阻提出具体要求，在现代化的楼宇建设中提供这种独立的地线标准要求，实施起来十分困难。

第二节　常用低压控制电器与电机

一、常用低压控制电器

通常把高于 1000V 的交流电压称为高压电，低于 1000V 的交流电压称为低压电，低于 36V 的电压称为安全电压。除了电子电路，许多低压控制电器在医疗设备中得到了广泛的应用。低压电器主要包括开关、转换开关、熔断器、电磁阀、低压熔断器、接触器、控制器、启动器、控制继电器、电阻器、变阻器和调整器等。

（一）低压电器开关

低压电器开关主要分为两大类：一类是通过电器开关直接接通用电器电源，适用于电流 5A 以下的电路；另一类是不直接操控主电路的通断，而是在控制电路中发出指令，通过接触器、继电器等控制主电路。另外，目前经常使用的遥控开关、触摸开关、面板开关等开关都是在接通电源后，通过变压整流把 220V 电压转换成 5V 电压，通过电子电路控制主电路工作，一般把这种开关称为电子开关。

（二）接触器

接触器是一种远距离操作的自动控制电器，它利用线圈通电产生电磁吸力来带动触点的闭合或断开，从而接通或切断交流电路或直流电路。接触器不仅能接通或断开电路，而且具有欠压保护、零压保护、频繁操作、工作可靠、寿命长等优点，因此在各类型 X 线机和一些其他医疗设备中得到广泛的应用。根据接触器线圈通过的电流，可分为交流接触器和直流接触器。其中市场上最常见的是交流接触器。直流接触器线圈中通过的是直流电，不会产生涡流和磁滞损耗，因此直流接触器不发热，也无震动。有些大型精密设备有时会选取直流接触器作为设备供电电源，尽管这种接触器在技术上有一定优势，但是结构相对复杂，需要直流电源，同时一旦损坏，市场上很难买到相应的替换品。

（三）继电器

继电器的工作原理与接触器基本相同，都是利用线圈通电产生电磁吸力来带动触点的闭合或断开，以控制电路的工作状态。它们不同之处在于结构上，继电器用在小功率电路，触点通过的电流小，没有灭弧装置；而接触器一般用在大功率电路，触点通过的电流大，有灭弧装置。根据不同的用途，继电器可以分为电磁式继电器、中间继电器、时间继电器、热继电器和干簧管式继电器等。

（四）熔断器

几乎所有的医疗设备都配有熔断器，也就是常说的"保险管"。熔断器串联在被保护的线路中，当线路或电器设备发生短路或严重过载时，熔断器熔断，切断电源，起到保护设备的作用。医疗设备中熔断器规格和性能品种较多，更换熔断器时，建议关注两点：①熔断器损坏后，在更换新熔断器时尽量查清造成熔断器损坏的原因；②不要随意改变熔断器的规格，如加大熔断器额定电流。

（五）自动空气断路器

自动空气断路器又称自动空气开关或自动开关。它是一种既能接通分断电路，又能对负载电路进行自动保护的低压电器。当电路发生短路、过载及欠压等故障时，能够自动切断故障电路（俗称自动跳闸），进而保护电路和用电设备的安全。自动空气断路器虽然种类很多，但是其结构基本相同，主要由动触点、静触点、电磁脱扣器、热脱扣器、欠压脱扣器、操作机构及外壳等组成。自动空气断路器具有工作可靠、操作方便、断流能力大等优点，得到了广泛的应用。

二、电机

各种各样的电机在医疗设备中得到了广泛的应用，从带动 CT 机架旋转的大功率电机，到微量注射泵使用的步进电机，随处都可以看到电机的身影，其功能和质量的好坏，直接影响医疗设备能否正常工作。

（一）三相交流异步电机

三相交流异步电机极少应用到医疗设备上，一般应用于医院的供水系统、压缩空气和负压系统等处，故省略三相交流异步电机相关内容的介绍。

（二）单相交流异步电机

单相电机一般是指用单相交流电源（AC220V）供电的小功率单相交流异步电机。这种电机通常在定子上有两个绕组，分别为起动绕组和运行绕组，转子采用鼠笼型。两个绕组在空间上相差为 90°。在起动绕组上串联了一个容量较大的电容器，当运行绕组和起动绕组通过单相交流电时，由于电容器作用使起动绕组中的电流在时间上比运行绕组的电流先到达最大值。在时间和空间上形成两个相同的脉冲磁场，使定子与转子之间的气隙产生一个旋转磁场，在旋转磁场的作用下，电机转子中产生感应电流，电流与旋转磁场互相作用产生电磁场转矩，使电机旋转起来。当转子转速达到额定值的 70%～80% 时离心开关便会自动跳开，起动绕组停止工作。称这种电机为单相电机。要想改变这种电机的转向，只要把辅助绕组的接线端头调换一下即可。由于这种电机使用的是 220V 电压，结构简单，应用范围较广。

（三）直流电机

电刷式直流电机主要由定子、电枢和换向器组成，换向器由楔形铜片组成，铜片间用云母绝缘。表面有用弹簧压紧的固定电刷，可完成直流电到交流电的转换。这种电刷式直流电机早期应用在口腔科综合治疗台等设备上，随着科学技术的进步，直流无刷电机已经替代了电刷式直流电机。现代半导体发展迅速，功率组件切换频率加快，提升了驱动电机的性能。直流无刷电机就是以电子方式控制交流电机换相，得到类似直流电机特性，而又没有直流电机缺欠的一种新型电机。

（四）步进电机与伺服电机

步进电机在医疗设备中的应用十分广泛。步进电机的工作原理是当电流流过定子绕组时，定子绕组产生一个矢量磁场。该磁场会带动转子旋转一定角度，使得转子的一对磁场方向与定子的磁场方向一致，当定子的矢量磁场旋转一个角度，转子也随着该磁场转一个角度。在非超载的情况下，电机的转速、停止的位置只取决于脉冲信号的频率和脉冲数，而不受负载变化的影响，当步进驱动器接收到一个脉冲信号，它就驱动步进电机按设定的方向转动一个固定的角度，这个角度称为"步距角"，它的旋转是以固定的角度一步一步运行的。改变绕组通电的顺序，电机就会反转。可用控制脉冲数量、频率及电机各个绕组的通电顺序来控制步进电机的转动。步进电机并不像普通的直流电机，交流电机在常规下使用，步进电机必须由双环形脉冲信号、功率驱动电路等组成控制系统方可使用，因此使用好步进电机并非易事，它涉及机械、电机、电子及计算机等许多领域的专业知识。随着微电子和计算机技术的发展，步进电机被广泛应用在各种医疗设备自动化控制系统中。

伺服电机也被广泛应用于医疗设备。伺服电机可使速度控制、位置精度非常准确，可以将电压信号转化为转矩和转速以驱动控制对象。伺服电机转子转速受输入信号控制，并能快速反应，在自动控制系统中，用作执行组件，且具有机电时间常数小、线性度高等特性，可把所收到的电信号转换成电机轴上的角位移或角速度输出。伺服电机可分为直流伺服电机和交流伺服电机两大类，其主要特点是当信号电压为零时无自转现象，转速随着转矩的增加而匀速下降。

第三节　安　全　用　电

安全用电历来是医院高度重视的一项工作，做到安全用电，不但要有严格的管理制度，还要了解一些相关的技术知识。医疗设备使用的电源插座大致可以分为四类：病房内功能带上的插座、墙壁上的插座、接线板上的插座和专用插座。除专用插座外，一般插座主要分为 10A 和 15A 两种，当然这两种插座对应的是两种不同的插头。这两种插座表面体现在其外形大小不一样，即 15A 插头无法插到 10A 插座内。在实际工作中大家要关注一个重要参数，那就是电功率。电功率最简单的一个算法：

$$P=VI$$

其中，P 为电功率，V 为电压，I 为电流。也就是在 220V 的线路中 10A 插座支持 2200W 的用电器，15A 插座支持 3300W 的用电器。这个最大电功率的概念在使用接线板时尤为重要，尽管有些接线板的插座较多，但是所用的电器功率总和不应超过接线板额定功率，长时超过额定功率使用将会带来安全隐患，主要体现在导线过热，甚至引起火灾。尽管电路上有一定的保护措施，如有的接线板内设有热熔断的保险或配电箱有过热自动切断保护装置，但是在使用中还是应该不要超负荷使用。在实践中有些人质疑为什么功率数值超负荷仍能继续工作，主要有两个原因：一是用电设备标注的额定功率是设备最大功率，而在实际运行中通常用不到最大功率。二是插座提供的功率有一个安全系数，也就是有一定的安全余量。大家在使用的过程中不要认为在超负荷的情况下可以使用，就可以忽视这项指标的重要性，一旦出现事故，超负荷使用首当其责。

在日常工作中有些医院出于安全节能的考虑，采用下班后拔出设备插头的做法以切断电源，第二天上班后再插上电源，这种做法值得商榷。这种做法确实可以达到安全节能的效果，但是也存在一定的弊病。首先插头上的金属片是靠插座中簧片的弹性连接，经常插拔会导致簧片弹性减弱，甚至会导致接触不良，造成尖端放电或连接不通。电器机械开关采用弹簧结构可以短时迅速接通或断开电源，避免放电现象的发生，而人为的插拔插头，其速度远低于机械开关，因此采用这种经常拔出设备插头的做法以切断电源，首先要了解设备开关的结构原理。如果设备的电源开关设置在 220V 供电线路上，这种设备关闭开关后，就切断了电源，无须再拔出插头。而如果设备由开关电路、变压器和控制系统组成，关机后仍然有一部分电路在工作，出于安全和节电考虑需要切断供电电源，但也不建议采用拔出插头的做法以切断电源，可以在电源端加装手动机械开关。

第四节　模拟电路与数字电路基础知识

模拟电路与数字电路在医疗设备中被广泛地应用，学习和掌握医疗设备首先应具备电子电路最基本的常识。在高等医学教育中，模拟电路与数字电路是医学工程专业最重要的课程之一，目前有关此类内容的专业书籍较多，内容多以理论教学为主。在此仅对一些模拟电路与数字电路基础知识做简要的介绍。

一、模拟电路

在医疗设备电路中经常会遇到模拟信号和数字信号的概念。模拟信号一般指幅值随时间在连续变化的信号。数字信号一般指数值和时间都断续变化的离散信号。模拟电路研究的是电路对输入信号的放大和变换功能，这些功能是由多种组件组成的电路来完成的。模拟电路的基本组件是晶体三极管、场效应管和集成运算放大器等。

（一）二极管

目前在医疗设备中已经很少见到由二极管和三极管分离组件组成的电路板，代之而起的是各种集成电路，但是二者基本原理一致。除了普通二极管，还有一些特殊用途的二极管也得到了广泛的应用。

1. 稳压二极管　简称稳压管，是工作在反向击穿状态的一种特殊的面接触型半导体硅二极管。它在电路中与适当阻值的电阻配合，起到稳定电压的作用。

2. 发光二极管　正向导通时会发光，所以它是一种能把电能转化为光能的特殊半导体器件。发光二极管种类较多，有普通发光二极管、红外发光二极管、激光二极管等。

3. 变容二极管　当外加的反向偏置电压变化时，其结电容也随之变化，在电路中可作为可变电容器使用。

4. 光电二极管　工作时，其反向电流随光照强度的增加而上升，从而实现光电转换功能，在医疗设备中得到广泛的应用。

（二）三极管

晶体三极管是模拟电路中最重要的元件之一，具有放大作用和开关作用。

三极管按掺杂方式不同，可分为 NPN 型和 PNP 型两种，它们均有三个区和两个 PN 结，上面的一层称集电区，中间的一层称基极区，下面的一层称发射区。由于基片材料选取的不同，可分为硅三极管和锗三极管；按其工作频率的不同，可分为低频三极管、高频三极管和超高频三极管；按其额定功率的不同，可分为小功率三极管、中功率三极管和大功率三极管。三极管不仅有电流放大作用，还有开关作用，可达到通断电路的目的，是一种无触点开关。

（三）交流放大电路

医疗设备从人体上获取的电生理信号一般都很微弱，这就需要通过交流放大电路将这些微弱信号放大，然后再通过显示器或打印机等设备将这些电生理信号提供给医生。一个交流放大电路正常工作，首先必须使晶体管处于放大工作状态，必须提供直流电源以保证晶体管具有发射结正向偏置、集电极反向偏置，再将交流信号加到交流放大电路的输入端，放大后的交流信号顺利地从输出端输出。交流放大电路有交流信号输入时，放大电路所处的工作状态称为动态。此时交流放大电路中，直流信号和交流信号同时工作，电路中的电流、电压既有直流量，又有交流量。交流放大电路根据输入、输出公共端的不同可以组成三种基本形式，分别为共发射极放大电路、共集电极放大电路和共基极放大电路。

在实际应用中，交流放大电路的输入信号一般很微弱，而单级放大器的放大倍数通常只有几十倍，因此要使微弱的小信号放大到足以带动实际负载工作，需要将若干个单级基本放大器串联起来，组成多级交流放大电路。多级交流放大电路输出级的主要任务是推动负载正常工作，因此输出级必须向负载提供足够大的功率，称为功率放大电路。电压放大电路是以放大电压为目的，功率放大电路是以放大电流、电压，即放大功率为目的。功率放大器的特点是输出功率大、效率高、非线性失真小等，但由于功放管承受高电压、大电流，导致管耗大、结温高等，容易造成功放管的损坏。

（四）直流放大电路

各种生物电中包含了许多频率很低的成分，会遇到很多不变或变化很慢的信号。它们需要通过不同类型的传感器将相应的物理量变成电信号，然后经过放大来推动执行部件。这些转换后的电信号通常变化极为缓慢，因此学者通常把这类信号称为直流信号。由于电容具有只允许交流信号通过，而不允许直流信号通过的特性，因此直流信号不能采用普通阻容放大器放大。因此要放大直流信号，只能采用级间直接耦合方式，这种直接耦合放大器称为直流放大器。

直流放大器最主要的问题是放大器容易产生零点漂移现象，由于生物电信号十分微弱，信号频率低，零点漂移现象将会对生物电信号的准确性造成较大的影响。解决直流放大器零点漂移最有效的办法是使用差动放大器。差动放大器最基本的原理是选取两个特性和参数基本相同的三极管（在分离组件中俗称"对管"）共同组成完全相同的对称线路。实际中做到理论上的完全对称并不存在，为了解决这个问题，一般在两个三极管的发射极之间连接一个可调电阻，通过调整电阻的数值达到对管数值平衡。

（五）集成运算放大器

运算放大电路是一种具有高放大倍数的直接耦合放大器。它首先应用于电子模拟计算机上，作为基本运算单元完成加、减、乘、除、积分和微分等数学运算。若将整个运算放大器制作在面积很小的硅片上，就构成了集成运算放大器。

集成运算放大器输出电压与反相输入端电压相位相反，与同相输入端电压相位相同，此外还有正、负电源端，有些集成运算放大器还有调零端和相位补偿端等。在使用集成运算放大器的过程中，我们只需关注集成运算放大器的性能参数指标，无须对其内部线路和其他端口进行深入解读。

集成运算放大器与其他电器组件可以组合成各种功能的电路，如反相比例放大电路、正相比例放大电路、差动运算电路、电压比较电路、过零比较电路和滞后电压比较电路等。集成运算放大器具有性能稳定、可靠性高、寿命长、体积小、重量轻、耗电量小等优点，因此在医疗设备中得到广泛应用。

（六）晶闸管

晶闸管又称可控硅，不仅具有单向导电作用，而且还可以作为控制组件，以弱电控制强电，开拓了半导体在强电范围内的应用。晶闸管主要用于整流、逆变、调压及开关等。晶闸管作为电子开关在医疗设备的控制系统中得到广泛应用，正逐步替代频繁通断的接触器和继电器等。

晶闸管是大功率半导体可控组件，具有体积小、反应快、效率高、寿命长和使用方便等优点，但它的缺点是过载能力弱、抗干扰能力差等。

（七）逆变电路

如前所述，交流电变成直流电的过程称为整流；与之相对应的是把直流电变为交流电的过程，称为逆变，完成逆变过程的装置称为逆变器。现代逆变技术的种类有很多，可以按照不同的形式进行分类。例如，按逆变器输出的频率，可以分为工频逆变、中频逆变和高频逆变，还可以按逆变器的相数、主电路形式、开关器件的类型和按控制方式等多种方法分类。典型的晶闸管逆变电路是电压型单相桥式逆变电路，这种电路采用晶闸管作为开关器件。逆变电路外加直流电压，两个晶闸管轮流切换导通，则在负载端得到交流电压，它是一矩形波电压，其幅值和频率由晶闸管切换导通的时间决定。

随着医疗设备的发展，对医疗设备的控制技术和操作性提出了更高的要求，有些设备不再直接使用通过交流电网提供的交流电，而是通过变换得到所需的电能形式，它们的幅值、频率、稳定度及变化方式各有不同。一些医用电源、不间断电源、充电器等使用的电能都是通过整流和逆变组合电路对原始电能进行变换后得到的。目前各种医疗仪器中大多采用双管推挽式逆变电路。

二、数字电路

数字信号一般是指数值和时间都是断续变化的离散信号，最显著的特点是用 0 和 1 来表示。数字电路信号常用矩形脉冲来表示。数字电路分析的是输入信号与输出信号之间的逻辑关系，因此数字电路又称为逻辑电路。数字电路的基本电路组件是逻辑门和触发器。数字集成电路具有抗干扰能力强、产品系列多、通用性强和成本低等优点，广泛应用于医疗设备中。

（一）常用的数制

常用的数制有二进制、八进制、十进制、十六进制等。十进制数在日常生活中应用最广泛，10^n 称为位权。在数字电路中采用二进制，用 0 和 1 数码表示，以上几种数制之间可以相互转换。

将输入信号的数字、文字、符号等转换为二进制的过程称为编码。在数字电路中可以把一个 4 位二进制代码表示 1 位十进制编码的方法称为二-十进制编码，也称 BCD 码。另外在常用代码中还有格雷码（又称循环码），常用于模拟量和数字量的转换。

（二）逻辑代数

逻辑代数是分析和设计数字逻辑电路不可缺少的工具。

1. 逻辑常量　只有 0 和 1，代表两种相互对立的逻辑关系，如电位的高和低、开关的闭合与断开。

2. 逻辑变量　逻辑代数用字母来表示变量，这种变量称为逻辑变量。

3. 逻辑函数　指数字电路的输入变量和输出变量之间的因果关系，又称为逻辑关系。逻辑函数的运算和化简是数字电路运行的基础，也是数字电路分析和设计的关键。

4. 正逻辑和负逻辑　当电路中的高电平用 1 表示，低电平用 0 表示时，称为正逻辑，反之则称为负逻辑。

5. 最基本的逻辑函数　只有与、或、非三种逻辑。

（1）与逻辑的功能：只有当输入端全部为 1 时，输出端才为 1，只要输入端有一个为 0，则输出端为 0。

（2）或逻辑的功能：输入端只要有　个为 1 时，输出端即为 1，只有当输入端全部为

0 时，输出端才为 0。

（3）非逻辑的功能：输入端为 1，输出端为 0，输入端为 0，输出端为 1。

6. 五种常用的复合逻辑函数

（1）与非逻辑是与逻辑和非逻辑的组合，表达式：$Y=\overline{AB}$。

（2）或非逻辑是或逻辑和非逻辑的组合，表达式：$Y=\overline{A+B}$。

（3）与或非逻辑是与逻辑和或非逻辑的组合，表达式：$Y=\overline{AB+CD}$

（4）异或逻辑是指当两个输入变量 A 和 B 的取值不同时，输出 Y 为 1；当输入变量 A 和 B 的取值相同时，输出 Y 为 0。表达式为 $Y=A\oplus B=A\overline{B}+\overline{A}B$，其中"$\oplus$"是异或运算符号。

（5）同或逻辑是指当两个输入变量 A 和 B 的取值相同时，输出 Y 为 1，当输入变量 A 和 B 的取值不同时，输出 Y 为 0。表达式为 $Y=A\odot B=AB+\overline{A}\overline{B}$，其中"$\odot$"为同或运算符号。

一个逻辑函数有多种表示方法，常用的有真值表、逻辑表达式、逻辑图、波形图、卡诺图等，它们各有特点，相互联系，还可以相互转换。逻辑代数还有一些基本定律和规则，包括逻辑代数公理、逻辑代数的基本定律和逻辑代数的常用公式。应用这些公式可以对逻辑函数进行变换和简化。

7. 逻辑门电路及其组合逻辑电路 逻辑门电路中的"门"就是开关电路。数字电路中的组合逻辑部件都由逻辑门构成，如编码器、译码器、数据选择器、数据分配器、加法器等。

（1）基本逻辑门电路有三种，分别为与门、或门、非门。这些基本逻辑门电路可以组成其他复合门电路。

在实际应用中，二极管组成的与门电路和或门电路，尽管有结构简单等优点，但是由于二极管有正向压降，经过多级门电路后容易造成逻辑错误，因此常在与门电路和或门电路后面加一级非门电路，组成与非门电路、或非门电路、与或非门电路等复合门电路。

（2）按照采用的电子组件的不同，集成门电路分为 TTL 和 CMOS 两类。

1）TTL 是晶体管-晶体管集成逻辑门电路的简称。TTL 集成电路内部由双极型晶体管组成。由于 TTL 具有结构简单、制造工艺成熟、性能稳定等特点，在集成电路中应用广泛。

2）CMOS 集成逻辑门电路是互补金属-氧化物-半导体场效应管门电路的简称。它是由增强型 PMOS 管和增强型 NMOS 管组成的互补对称 MOS 门电路。CMOS 集成逻辑门电路具有微功耗、抗干扰能力强、电压范围大、噪声容限大和扇出系数大等优点，因此它在大规模数字集成电路中得到广泛应用。

根据逻辑功能的不同，数字电路可分为组合逻辑电路和时序逻辑电路两类。常用组合逻辑部件是指具有某种逻辑功能的中规模集成组合逻辑电路芯片。组合逻辑部件的种类很多，常用的有编码器、译码器、加法器、数据选择器、数据分配器、比较器等，组合逻辑部件具有体积小、适用性强、兼容性好、功耗低、可靠性高和应用广泛等特点。

8. 触发器 是医疗设备数字电路中常用的一种电器组件。触发器是能够存储 1 位二进制的逻辑电路，即 0 和 1 两个稳定状态，它是组成时序逻辑电路的基本单元。在输入信号时，它可以从一个稳定状态翻转到另一个稳定状态。当输入信号消失后，它能维持现有状态不变，所以触发器具有记忆功能，能储存二进制信息 0 和 1。触发器按逻辑功能，可分为基本 RS 触发器、JK 触发器、D 触发器、T 触发器等。

（1）基本 RS 触发器：把两个 TTL（或 CMOS）与非门电路的输入端和输出端交叉连

接，即可构成基本 RS 触发器。基本 RS 触发器有两个稳定状态，当直接位置端和复位端都处于 1（即高电平）时，此时触发器保持原态不变，可实现存储或记忆功能。

（2）同步 RS 触发器：基本 RS 触发器的翻转过程是直接通过输入信号来控制的，而实际情况是要求在规定时刻按各自输入状态同步触发触发器翻转，做到统一控制。为此，需要引入一个外加时钟脉冲信号（CP），由脉冲信号控制基本 RS 触发器，便组成了同步 RS 触发器。

（3）主从结构 JK 触发器：是由两级同步 RS 触发器和一个非门电路构成。时钟脉冲通过一个非门倒相，使两个触发器形成相反的时钟脉冲输入，触发器先后翻转，也就是说其状态直接由输入信号决定，故称主从触发器。主从触发器在 CP=1 时，输入信号暂时存储在主触发器中，为触发器翻转或保持原态做好准备；当 CP 下跳为 0 时，存储的信号起作用，使触发器翻转或保持原态。

（4）T 触发器：是用 JK 触发器的 J、K 端接在一起作为输入端，也被称为主从 T 触发器。T 端为触发器的控制端，当 $T=0$ 时，时钟脉冲作用后触发器状态不变；当 $T=1$ 时，触发器具有计数逻辑功能，每经过一个 CP 脉冲，触发器就会翻转一次。

（5）D 触发器：由 JK 触发器加非门电路组成。D 触发器只有一个输入端，输入端接 J 端的同时，经非门反相后接 K 端。当 $D=1$，即 $J=1$ 和 $K=0$ 时，CP 的后沿触发器翻转为 1 的状态；当 $D=0$，即 $J=0$ 和 $K=1$ 时，CP 的后沿触发器翻转为 0 的状态。

9. 时序逻辑电路　寄存器是由触发器组成的一种基本时序逻辑电路，用来存放系统中的数据和代码，应用十分广泛。在各种数字电路中常将需要处理的数据或代码先存放起来，以便需要时随时取用。基本寄存器具有接收数据、存放数据和清除原有数码三种功能。寄存器有时除了寄存数据或代码外，为了处理数据，需要将寄存器中的各位数据在移位信号控制下，依次向高位或低位移动 1 位，我们将具有移动功能的寄存器称为移位寄存器。

计数器的基本功能是统计时钟脉冲的个数，它是电子计算机和数字逻辑系统中的基本逻辑组件。它可以进行加法和减法计数。计数器的种类有很多。二进制计数器可分为同步二进制加法计数器、异步二进制加法计数器和集成电路计数器。二进制计数器结构简单，但是读数麻烦，所以在有些场合采用十进制计数器比较方便。十进制计数器是在二进制计数器的基础上设计出来的。用 4 位二进制数来代表十进制的每一位数，即二-十进制计数器。十进制计数器可以用 4 个分立的 JK 触发器组成，更方便的是用集成电路计数器来组成，如集成电路 74LS161 和一些控制门电路组成的十进制计数器。

三、模拟信号与数字信号的相互转换

习惯上把从模拟信号到数字信号的转换称为模数转换（analog to digital conversion，ADC），简称 AD 转换。将实现 AD 转换的装置称为模数转换器，AD 转换的基本步骤一般包括采样、保持、量化、编码四个过程。ADC 芯片的品种和型号有很多，其内部功能强弱、转换速度快慢、转换精度高低有很大差别，但从外特性看，各种类型的 ADC 芯片都必不可少地包括四种基本信号引脚端：模拟信号输入端、数字量输出端、转换启动信号输入端、转换结束信号输出端。

习惯上把从数字信号到模拟信号的转换称为数模转换（digital to analog conversion，DAC），简称 DA 转换。将实现 DA 转换的装置称为数模转换器。早期的 DAC 是出分立组件组成，目前 DAC 已经实现了单片集成的革命性发展。集成 DAC 芯片种类繁多，功能和性能也存在差异，按其性能不同，常用的有通用 DAC、高速 DAC 和高精度 DAC；按其输入方式不同，有并行输入 DAC 和串行输入 DAC 两种；按其输出模拟信号的类型不同，有电流输出型 DAC 和电压输出型 DAC；按其位数不同，有 8 位 DAC、12 位 DAC 和 16 位 DAC 等。

AD 转换和 DA 转换在医疗设备电路中已得到了广泛应用。

第二章　医疗设备管理

长期以来，人们只重视医疗设备的购置和使用，而忽视医疗设备的管理。医疗设备管理水平的高低，不仅直接影响医疗工作的开展、医疗水平的提高和医疗质量的安全可靠，还影响医院的经济效益和社会效益。

由于医疗设备涉及面广、管理难度大，同时医院管理人员变更及医院管理者对医疗设备管理认识程度的不同，对建立规范化医疗设备管理体制造成了一定困难，在此以《医疗器械监督管理条例》为依据，结合日常工作中一些需要关注的问题，对医疗设备管理工作进行全面的梳理和介绍。

第一节　《医疗器械监督管理条例》解析

建立完善、科学、合理和可行的医疗设备管理制度是医院管理者的重要职责。医院管理者要完成这项任务，首先要了解国家对医疗设备相关管理的法律法规。国家政府部门一直对医疗设备管理十分重视，出台了一系列相关法律法规和管理办法，如《医疗器械监督管理条例》《大型医用设备配置与使用管理办法》及固定资产管理办法和招标采购管理办法等。在这些管理办法中，《医疗器械监督管理条例》（以下简称《条例》）是一个宏观管理条例，在全面学习和理解的基础上，把《条例》中的规定和要求转化成具体实施的办法和制度。

2014年版《条例》是在原有《条例》的基础上，历经6年的修订工作，于2014年2月12日国务院第39次常务会议修订通过，自2014年6月1日起施行。2019年又推出了《条例》修正版。《条例》是在中华人民共和国境内从事医疗器械的研制、生产、经营、使用活动的行政法规，对加强医疗器械监督管理、保障医疗器械安全有效及促进我国医疗器械产业的发展起积极作用。

《条例》（2017修正）共八章八十条，对研制、生产、经营和使用这四个主要环节提出了不同的有针对性的要求，根据部门所处环节不同，对《条例》学习内容也应该有所侧重。本书的读者群体主要是在医院工作的医护人员和医院管理者，因此学习重点放在使用环节上。对于研制、生产、经营环节中的要求，可做适当了解。学习时应该重点关注如下几个问题。

一、《条例》加强了对医疗设备使用环节的管理

《条例》（2017修正）对使用环节的重视，体现在对各个环节都提出了具体要求，现列出《条例》使用环节中的6条规定。

第三十四条　医疗器械使用单位应当有与在用医疗器械品种、数量相适应的贮存场所和条件。

医疗器械使用单位应当加强对工作人员的技术培训，按照产品说明书、技术操作规范等要求使用医疗器械。

医疗器械使用单位配置大型医用设备，应当符合国务院卫生计生部门制定的大型医用设备配置规划，与其功能定位、临床服务需求相适应，具有相应的技术条件、配套设施和具备相应资质、能力的专业技术人员，并经省级以上人民政府卫生计生部门批准，取得大型医用设备配置许可证。

《大型医用设备配置管理办法》由卫生部、国家发展和改革委员会、财政部制定。大型医用设备目录由国家相关部门会同国务院有关部门提出，报国务院批准后执行。

第三十五条 医疗器械使用单位对重复使用的医疗器械，应当按照国务院卫生计生主管部门制定的消毒和管理的规定进行处理。

一次性使用的医疗器械不得重复使用，对使用过的应当按照国家有关规定销毁并记录。

第三十六条 医疗器械使用单位对需要定期检查、检验、校准、保养、维护的医疗器械，应当按照产品说明书的要求进行检查、检验、校准、保养、维护并予以记录，及时进行分析、评估，确保医疗器械处于良好状态，保障使用质量；对使用期限长的大型医疗器械，应当逐台建立使用档案，记录其使用、维护、转让、实际使用时间等事项。记录保存期限不得少于医疗器械规定使用期限终止后 5 年。

第三十七条 医疗器械使用单位应当妥善保存购入第三类医疗器械的原始资料，并确保信息具有可追溯性。

使用大型医疗器械以及植入和介入类医疗器械的，应当将医疗器械的名称、关键性技术参数等信息以及与使用质量安全密切相关的必要信息记载到病历等相关记录中。

第三十八条 发现使用的医疗器械存在安全隐患的，医疗器械使用单位应当立即停止使用，并通知生产企业或者其他负责产品质量的机构进行检修；经检修仍不能达到使用安全标准的医疗器械，不得继续使用。

第四十一条 医疗器械使用单位之间转让在用医疗器械，转让方应当确保所转让的医疗器械安全、有效，不得转让过期、失效、淘汰以及检验不合格的医疗器械。

二、加强对医疗设备风险的管控意识

《条例》按医疗器械风险程度实行分类的原则，对不同风险程度，其管理制度要求也略有差异。

第一类是风险程度低，实行常规管理可以保证其安全、有效的医疗器械。

第二类是中度风险，需要严格控制以保证其安全、有效的医疗器械。

第三类是较高风险，需要采取特别措施严格控制以保证其安全、有效的医疗器械。

医疗器械风险管理是现代医学发展的产物和趋势。随着各种治疗性的设备（如呼吸机、血液透析机、碎石机和微创手术器械等），以及越来越多植入人体的医疗产品，用于支持和维持生命，这些产品和器材给患者带来福音的同时，也增加了医疗风险，风险即可能对患者造成伤害的概率。把所有植入性产品列入第三类管理。

根据风险等级划分的原则，国务院食品药品监督管理部门负责制定医疗器械的分类规则和分类目录。作为医疗器械使用部门只需要关注分类目录即可。另外，使用部门还应该知道第一类风险等级的医疗器械实行的是产品备案管理，第二类和第三类医疗器械实行的是产品注册管理。在购置第二类和第三类医疗器械时应由厂商提供产品注册证。

根据医疗器械风险管理理论，有些医院设备管理部门提出了按设备风险分类采取不同的管理办法的方法，以便加强对三类医疗设备的管理力度，这种做法值得提倡。在医疗设备管理实践中，我们的体会是"医疗无小事，处处有风险"。高风险设备要严格按照操作规范管理，低风险设备不按《条例》要求管理，低风险可以转变成高风险，踏踏实实做好本职工作是对《条例》最好的落实。

三、不良事件的处理与医疗器械的召回

《条例》（2017 修正）第五章为不良事件的处理与医疗器械的召回的管理制度。主要介绍以下 2 条。

第四十七条　医疗器械生产经营企业、使用单位应当对所生产经营或者使用的医疗器械开展不良事件监测；发现医疗器械不良事件或者可疑不良事件，应当按照国务院食品药品监督管理部门的规定，向医疗器械不良事件监测技术机构报告。

任何单位和个人发现医疗器械不良事件或者可疑不良事件，有权向食品药品监督管理部门或者医疗器械不良事件监测技术机构报告。

第四十八条　国务院食品药品监督管理部门应当加强医疗器械不良事件监测信息网络建设。

由于这项条款的内容是在国务院食品药品监督管理部门的主导下，涉及医疗器械生产经营企业、使用单位和医疗器械不良事件监测技术机构的一个系统工程，医院要认真学习和落实有关不良事件的处理与医疗器械召回的有关规定，结合医院的职能和具体情况，建议医院做好以下三项工作。

（1）广泛开展有关医疗器械不良事件的普及教育。

医疗器械不良事件发生在临床使用中，可能涉及医院的每一个科室和个人，因此医疗器械不良事件不仅是医院管理部门的职责，也是广大医护人员的职责，在医务群体中开展广泛的医疗器械不良事件的普及教育十分必要。

（2）医院应当建立医疗器械不良事件监测管理制度和相应的组织机构，把责任落实到人，配备专（兼）职人员承担本单位医疗器械不良事件监测工作。

医院有义务开展医疗器械不良事件监测工作，未按规定进行监测和报告，应承担《条例》（2017 修正）第六十八条规定的法律责任，即由县级以上人民政府食品药品监督管理部门和卫生计生主管部门依据各自职责责令改正，给予警告；拒不改正的，处 5000 元以上 2 万元以下罚款；情节严重的，责令停业停产，直至由原发证部门吊销医疗器械生产许可证、医疗器械经营许可证。

（3）医院医疗器械不良事件管理人员要认真学习相关的文件，提高专业技术水平。除了《条例》（2017 修正）有关规定外，国家市场监督管理总局和国家卫生健康委员会于 2019 年发布了《医疗器械不良事件监测和再评价管理办法》。如何具体实施不良事件监测和进行报告是医院应该十分关注的问题，也是落实这项举措的难点。

在具体实施中要特别关注《医疗器械不良事件监测和再评价管理办法》中第四条（二）"医疗器械不良事件，是指已上市的医疗器械，在正常使用的情况下发生的，导致或者可能导致人体伤害的各种有害事件"。医院管理人员上报不良事件时一定要严格落实是否在正常使用的情况下发生的事件，也就是由于使用者操作上的失误造成的伤害，不要作为不良事件上报。

四、医疗设备质量控制

《条例》（2017修正）第六章为监督检查内容。

第五十六条　食品药品监督管理部门应当加强对医疗器械生产经营企业和使用单位生产、经营、使用的医疗器械的抽查检验。抽查检验不得收取检验费和其他任何费用，所需费用纳入本级政府预算。

省级以上人民政府食品药品监督管理部门应当根据抽查检验结论及时发布医疗器械质量公告。

卫生计生主管部门应当对大型医用设备的使用状况进行监督和评估；发现违规使用以及与大型医用设备相关的过度检查、过度治疗等情形的，应当立即纠正，依法予以处理。

上述《条例》对运行中医疗设备的质量控制显然回避了有关医疗器械计量管理问题。在日常工作中医院每年都要投入大量的人力、物力进行医疗设备的计量检测，有些医院还为此专门成立了计量室。计量检测对医疗设备质量控制的实际效果、计量检测标准和项目、收费标准、计量检测周期、计量检测部门资质及医院资金来源等诸多问题一直是社会关注的问题，在此不进行详述。长期以来我国对医疗器械的质量控制和行业管理相对比较滞后，计量管理的具体实施办法值得医疗设备管理部门学习与借鉴。

以上内容重点介绍了《条例》（2017修正）需要掌握的内容。作为医疗设备管理的基本法规，其内容不仅是医疗设备管理者需要掌握的知识，也是全院医护人员需要掌握的基本常识。

第二节　医疗设备分类

医疗设备分类方法种类较多，主要体现在不同的关注角度，形成了不同分类的方法。究竟哪种分类方法更科学，目前尚无统一的要求和规定。可以归纳出以下几种分类方法。

1. 从医疗设备监督管理的角度分类　在《医疗器械监督管理条例》中明确了国家对医疗器械实行分类管理。根据医疗器械风险程度的不同，把医疗器械分成三类管理，分别用第一类、第二类和第三类表示。

2. 按照医疗器械分类规则分类　我国实行医疗器械分类规则指导的目录分类制，医用设备可分为医用电子仪器设备、医用X线设备、内镜设备、医用超声仪器及临床检验分析仪器等。

3. 按照设备的功能属性分类　通常可以将用于X线诊断、超声、生化检验等设备归为诊断设备；将用于手术治疗、放射治疗、核医学治疗等功能的设备划归为治疗设备；将用于血液冷藏、中心吸引、中心供氧、高温高压消毒、医用数据处理等功能的设备归为辅助设备。

4. 按照设备应用范畴分类 可以分为医学测量设备、医学信息传递和处理设备、医学图像显示设备、生物刺激与治疗设备，以及功能辅助和修复设备等。

5. 按照临床科室的配置分类 可以分为影像诊断设备、急诊抢救设备、心脑功能检测设备、呼吸治疗设备、妇科与妇产科设备、生化检验设备等。

从上述简要介绍的五种医疗器械分类方法可以看出，如要简明、系统地论述医疗器械是一件十分困难的事情。如果要使本书达到通俗易懂和简明实用的效果和目的，显然不论按照哪种分类方法都很难达到预期的目的。根据临床实践，权衡利弊，本书以临床科室的配置分类为主，结合一般综合性医院将科室分为医技科室和临床科室两大类的现状，再吸取其他分类方法中的优势因素，本书把医疗设备分为医技科室医疗设备、临床科室医疗设备和通用医疗设备三大类。

医技科室一般指为治疗性科室提供技术支持的科室，如放射科、核医学科、超声影像科、检验科、供应室等。这些科室有两个显著特点：一是其工作主要依赖医疗设备；二是主要为临床诊断提供图像与数据，很少对患者实施治疗工作。医技科室是使用医疗设备的主要科室，也是各种大型医疗设备集聚的部门。

临床科室一般指为患者提供治疗的科室，如内科、外科、妇产科、儿科、重症监护病房（ICU）、眼科、口腔科、耳鼻喉科、中医科、康复理疗科等。随着医疗设备普及性的应用，这些科室也大量使用各种医疗设备直接为患者服务。有些设备与其专业有着密切联系，如口腔综合治疗台仅限于口腔科使用，检眼镜仅限于眼科使用等。

医院还有一些属于许多科室都需要的设备，如监护仪、输液泵、病床、治疗车等。这些设备在内科、外科、急诊科和 ICU 等都得到了广泛的应用，为了使本书的内容更加简洁和系统化，暂且把这类设备称为通用医疗设备。

采用这种分类方法还有一个优势，就是使医疗设备的配置更加与临床需要相结合，尤其是为新建医院或扩展科室业务时配置何种设备提供参考资料。

第三节 医疗设备配置论证、采购与验收管理

医院如何合理配置和采购医疗设备是一项非常复杂和艰巨的任务。这项工作的好坏直接关系到医院的建设和发展，具有十分重要的意义。

一、医疗设备配置论证

早在 1994 年 9 月 2 日卫生部颁发了《医疗机构基本标准（试行）》。该标准提供了各类各级医疗机构的基本设备名单，是卫生行政部门核发《医疗机构执业许可证》的依据。随着社会的发展，一些医疗设备的配置标准早已远远滞后于医院实际的需求与发展，配置高精尖的医疗设备已经成为大型公立医院在市场竞争的必要手段之一。合理配置医疗设备是医院生存和发展的重要方面。

（一）医疗设备配置论证的重要性

随着医疗设备现代化的快速发展，各种依靠设备的诊疗方法已经深入到临床医疗的各

个领域，也正在潜移默化地改变着一些传统的诊疗方法。以前门诊医生给患者看病，多凭经验。现在医生诊断病情依靠各种检验单和检验报告。在处理医疗纠纷时，要求医院举证倒置，于是进一步增加了医生在诊疗过程中依赖医疗设备检查结果的现象。医生对医疗设备的配置和质量要求越来越高。同时，现代医疗水平与设备的配置息息相关，如没有腔镜类设备就无法开展微创手术；没有数字减影血管造影（digital substraction angiography，DSA）设备就不能及时在心脏血管中安置支架，挽救患者的生命；没有放疗设备就无法对肿瘤患者进行放疗，因此合理配置医疗设备对提高医疗水平和医院声誉至关重要。

宏观上院级管理者与科室管理者对医疗设备配置既有相辅相成的因素，也有不同的地方。科室管理者主要从本科室业务发展角度考虑医疗设备的配置，而院级管理者考虑的问题更加复杂，要从医院整体规划和业务发展的角度综合考虑医疗设备的配置。院级管理者应尽可能多地学习和掌握与医疗设备有关的专业知识和市场行情，做到心中有数，尤其是要加强对本医院尚未配置的医疗设备的相关信息的了解和学习。

（二）医疗设备合理配置的经济效益与社会效应

经济效益是引进医疗设备需要关注的重要因素之一。目前，大部分公立医院都实行了成本核算制，科室经济收益与医护人员的收入挂钩。医疗设备既是科室成本支出的重要款项，又是收入的主要来源，因此医疗设备的合理配置直接关系到科室和医院的经济效益。

在医学工程学术中大型医疗设备经济效益成本核算是一个重要的方面，这种核算方法和作用与目前的医疗体制密切相关，加强成本核算可以避免造成设备的闲置与浪费，最大限度地调动使用人员的积极性，但是如果过分强调经济效益，通常又会促成一些不必要的过度服务，给患者和国家造成经济损失。由此可见，尽管经济效益是引进设备的重要依据之一，同时也应兼顾社会效益，尤其是公立医院应该把社会效应放到第一位，具体体现在设备论证时首先要考虑设备的实用性和治疗/诊断效果，对于一些治疗/诊断效果差，却有较好的经济效益的设备不建议引进或滞后引进；而对于一些治疗/诊断效果好，经济效益可能较差的设备应优先引进。购买设备的前期论证和调研是保障经济效益和社会效益的重要环节，事先预判影响设备经济效益和社会效益的因素，一般主要有三方面的因素：①有些医疗设备主要用于医疗服务，短期没有良好的经济效益，如除颤器等；②不符合医院实际情况，盲目引进会造成病源不足，医疗设备闲置；③医疗设备耗材或维修成本过高。医院在引进医疗设备时要充分注意以上因素。

（三）医疗设备采购立项论证与报批

（1）医疗设备采购立项论证是医院每年重要的工作项目之一，涉及医院的发展和效益，因此医院应该建立医疗器械管理委员会（以下简称器委会）和拥有一套具体申报立项论证的管理办法。

医疗设备采购论证程序一般先由使用科室填写医疗设备购置申请表（表的格式和内容由医院依实际情况而定），然后将申请表交到医院设备主管部门，设备主管部门汇总后统一上报院领导，院领导经过初选，委托设备主管部门协同使用部门一起对申报项目进行市场调研，包括产品质量、品牌和价格等信息。器委会定期召开医疗设备采购论证会，会上由申报使用科室阐明申报原因；设备主管部门汇报设备性能和市场调研结果。会上也可请厂商分别介绍产品性能，并现场解答委员的质询。最后器委会综合大家的意见，确认推荐立项项目。

（2）公立医院把经过器委会确认的医疗设备采购计划报上级财政管理部门审批。在立项和审批的过程中还要关注国家涉及医疗设备采购管理的法律法规。

1）2018 年国家卫生健康委员会发布了《大型医用设备配置许可管理目录（2018 年)》，正式公布了最新的甲类、乙类大型医用设备管理目录（2018 年)，对需经许可配置的甲类、乙类大型医用设备进行规范。具体分类目录如下。

甲类（国家卫生健康委员会负责配置管理）：①重离子放射治疗系统；②质子放射治疗系统；③正电子发射型磁共振成像系统（PET/MR)；④高端放射治疗设备，指集合了多横态影像、人工智能、复杂动态调强、高精度大剂量率等精确放疗技术的放射治疗设备，目前包括 X 线立体定向放射治疗系统（Gyberknife）、螺旋断层放射治疗体系（Tomo）HD 和 HDA 两个型号、Edge 和 Versa HD 等型号直线加速器；⑤首次配备的单台（套）价格在 3000 万元人民币及以上的大型医疗器械。

乙类（省级卫生计生委负责配置管理）：①X 线正电子发射断层扫描仪（PET/CT，含PET）；②内镜手术器械控制系统（手术机器人）；③64 排及以上 X 线计算机断层扫描仪（64 排及以上 CT）；④1.5T 及以上磁共振成像系统（1.5T 及以上 MR)；⑤直线加速器（含 X 刀，不包括列入甲类管理目录的放射治疗设备）；⑥伽马射线立体定向放射治疗系统（包括用于头部、体部和全身）；⑦首次配置的单台（套）价格在 1000 万～3000 万元人民币的大型医疗器械。

2）根据《中华人民共和国政府采购法》和有关法律法规，财政部制定了《政府采购进口产品管理办法》（财库〔2007〕119 号）。文件中第八条和第九条具体规范了申请进口产品需要的手续和审批办法。

进口产品分三种情况：限制、鼓励和其他。对这三种情况采取不同的申报要求。医疗设备属于其他进口产品范围，除需要提供政府采购进口产品申请表外，还需提供政府采购进口产品所属行业主管部门意见或者政府采购进口产品专家论证意见。在实际工作中很少有以行业主管部门意见为依据申报进口采购计划，大部分都采用专家论证意见表为依据。目前，随着国产医疗设备水平的提高，主要以技术参数为依据的专家论证意见表很容易引起质疑或投诉。因此采用行业主管部门意见审批的形式值得推广，公立医院购买医疗设备款项是由国家财政全额拨款。例如，医院申请购买进口电动病床，很难从技术要求上说明国产电动病床不能满足临床使用要求，而行业主管部门可以从社会效应或资金等因素考虑是否购买。另外也可以尝试一些改革措施，如医院申报进口设备，主管部门可以按国产设备批复购置资金，不足部分由申报医院自筹资金解决，这样既满足了医院的需求，又可以避免没有节制地使用国家资金的现象。

二、医疗设备采购

目前医疗设备采购是社会上十分关注的焦点问题，既涉及廉政建设，又涉及具体实施中的技术问题等。医院管理者只有充分理解其内在规律，才能做到灵活运用，既符合法律法规，又能达到医院利益最大化。

（一）医院医疗设备采购中的廉政建设

目前医院中医疗设备采购、药品采购和后勤基建是公认的三大"风险"岗位，医疗设备采购涉及金额高、品种多、技术复杂和市场等因素备受社会的关注。

（1）目前加强公立医院医疗设备采购中的廉政建设与社会体制密不可分。20 世纪 80 年代以前医疗设备的制造、销售和使用三个主要环节都是在计划经济体制下运行。20 世纪 90 年代后随着国有体制改革，生产环节和销售环节逐渐进入市场经济体制。出现了许多民办医院，这些医院按市场经济模式经营，因此三个环节也能顺畅衔接。但在公立医院采购医疗设备是国家财政拨款，生产和销售如何与使用环节对接是国家和医院管理者面临的一个难题，其中廉政建设与政府招标采购等措施的出台，其背景就是要弥补对接中出现的问题。

（2）为了进一步完善医疗设备采购中的廉政建设，一些医院在组织和体制上出台了一些措施。例如，把医疗设备纳入医院物资采购统一管理，这种管理模式不利于医学工程专业队伍的发展和建设，同时由于采购环节与设备运行保证息息相关，两者脱节会给后期设备的正常运行和维修带来许多麻烦。有的医院还建立了采购管理人员定期轮换制。笔者认为要通过全面审核，把具有廉洁奉公素质的管理人员选配到医疗设备采购岗位上才是重中之重。

（二）医疗设备采购实施办法

医院采购计划经批准后进入采购招标实施阶段。具体实施办法大致可分为医疗设备选型、制定招标文件、招标采购和落实招标结果。

1. 医疗设备选型 医院当确认引进某种医疗设备后，选择什么类型的设备首先要对这种设备的性能、配置、市场占有率、售后服务等信息有全面的了解，尤其是在引进一些新型设备时，此项工作更加重要。对引进的新型设备项目，建议医院重视"前期意向"使用人员的培训。"前期"即在没有引进设备前，就要对使用人员进行技术培训；"意向"即表明了医院采购方的意愿，又不与政府采购招标的形式相抵触。这种"前期意向"使用人员的培训，目的是在培训中使用人员可以对引进设备的性能、品牌和配置有更客观的了解和向医院提供更科学的依据。仅以腹腔镜手术器械为例，厂商提供的配置清单侧重经济利益，而是否符合医疗业务开展，医院领导者很难判断，这就需要听取培训医生的意见。在有条件的前提下，建议医生可以选择使用不同品牌设备的医院进行培训或咨询，这样对不同品牌的设备的认识更客观。这种前期社会调研投入的人力、物力，避免一旦决策失误造成的重大经济损失。

2. 制定招标文件和招标采购 目前公立医院采购医疗设备的资金主要源于政府，因此普遍需要通过政府公开招标的方式进行采购。评标时评标专家是根据投标文件决定中标结果，也就是说医院市场调研结果不一定就是中标结果。在制定招标文件和招标采购的过程中涉及相应的法律法规，其专业性强，因此应该对国家规定的相关法律法规有所了解，尤其是负责招标采购的专业人员应该认真学习。

（1）招标投标相关法律文件简介：1999 年第九届全国人民代表大会常务委员会通过了《中华人民共和国招标投标法》，该条例共六章六十八条。2011 年国务院常务会议通过了《中华人民共和国招标投标法实施条例》，该条例主要是为了规范当时建筑行业中的招标投标行为，同时为今后实施政府采购制定需要遵循的原则。2002 年第九届全国人民代表大会常务委员会通过了《中华人民共和国政府采购法》（以下简称《政府采购法》）。《政府采购法》共九章八十八条。2014 年国务院常务会议通过《中华人民共和国政府采购法实施条例》（国务院令第 658 号），该条例共有九章七十九条。2017 年财政部公布了修订的《政府采购货物和服务招标投标管理办法》（财政部令第 87 号），该管理办法进一步落实了招标投标工作中的一些实际问题。

在实际应用中如何掌握几个法律文件之间的联系和差别，主要有三个原则。

1）上述法律法规虽然细节各有不同，但是其基本原则都一样：招标投标活动应当遵循公开、公平、公正和诚实信用的原则。①公开原则即信息透明，公开是公平、公正的基础和前提。②公平原则即机会均等，招标人不得在招标文件中含有倾向投标人的内容，不得以不合理的条件限制投标人。否则，将承担相应的法律责任。③公正原则即程序规范，标准统一，要求所有招标投标活动必须按照规定的时间和程序进行；评标委员会必须按照招标文件事先确定并公布的评标标准和方法进行评审、打分和推荐中标候选人。④诚实信用原则即诚信原则，是以善意真诚、公平合理为内容的强制性法律原则。

2）"新法压旧法"。这些条款随着时代的变迁，需要不断地改善条款以适应招标投标的具体情况，因此如果出现新旧条款矛盾的地方以新条款为准。

3）"大法压小法"。以上条款分别出自全国人民代表大会、国务院和财政部，因此如果出现实际情况与条款矛盾的地方以"大法"为准。

（2）制定招标文件：目前医院采购医疗设备首先要制作招标文件，招标文件的制定直接影响招标工作是否顺利进行。

1）医院选择有经验和有技术实力的招标代理公司是做好招标文件的首要条件。一般招标文件主要由商务条款和技术参数两部分组成。其中在商务条款中除了一些格式化条款外，如何合理运用综合评分法则制定招标文件是评价招标代理公司水平的重要依据。

2）目前广泛使用的综合评分法，在招标文件中技术参数部分具有举足轻重的作用。在一般的评标文件中一个负偏差就需要扣 1~2 分，一个#号负偏差要扣 2~3 分，其分值的权重远超过价格分等因素，因此制定招标文件的技术参数成为招标投标过程中的一大难题。大部分医院和招标投标代理公司没有制作设备参数的技术能力，只能由厂商提供技术参数，而有些厂商出于某些原因，提供的技术参数通常带有明显的倾向性。医院和招标投标代理公司聘请有经验的专家对招标文件中的技术参数进行合理修改和把控，对于减少投诉和质疑至关重要。

3）医院在购买设备前一般都做了大量的调研工作，不要误认为既然委托给招标公司，就一定能达到自己提出的目标。做好招标文件是首要条件，评标专家是根据招标文件上的文字进行评标，因此医院做好采购招标基础工作是顺利招标的必要保障。

4）如前所述，评标工作要坚持公开、公平和公正的原则，其中公开原则和公正原则容易把控，难点在于如何落实公平原则，这也是招标过程中容易引起质疑的主要原因。站在不同的角度对同一个条件可以产生不同的认知，招标投标实质上是一种选择，选择是根据差异而定，或者说人为设置一些门槛，这种差异与门槛很容易被视为排他条款。医疗设备涉及多种学科，结构复杂，在招标文件的技术参数中做到绝对的公平合理是一件十分困难的事，出现质疑案例也属于正常现象。

（3）选择采购方式及注意事项：根据《政府采购法》第二十六条规定，政府采购采用以下方式：①公开招标；②邀请招标；③竞争性谈判；④单一来源采购；⑤询价；⑥国务院政府采购监督管理部门认定的其他采购方式。

上述几种政府采购方式不再逐个介绍，详情可参考《政府采购法》。此项规定条款中最后一条为"公开招标应作为政府采购的主要采购方式"，也就是说选择哪种采购方式，并不是医院任意选择，而是需要有相应的条件要求，一般都需要采用公开招标的方式。另外在日常工作中还会遇到竞争性谈判和竞争性磋商两种情况，哪种情况适用于竞争性谈判或竞争性磋商可参考《政府采购非招标采购方式管理办法》第二十七条或《政府采购竞争性磋商采购方式管理暂行办法》。两种采购方式的评标专家都可以通过与厂商的沟通落实一些具体环节和事宜，同时厂商可以通过二次报价公平竞争。这两种评标方式主要区别是竞争性谈判在其他情况满足的情况下最低价中标；竞争性磋商需要采用综合评分法确认中标投标商。目前竞争性谈判和竞争性磋商适用于服务性项目采购方式。

（4）投标文件的制作：评标专家评标的依据是招标文件与投标文件，因此投标文件的内容和制作水平是中标的重要依据。

1）投标文件粗制滥造是较为常见的现象，尤其是竞争力不强的厂商制作的投标文件。有些厂商不认真阅读招标文件中的商务条款要求，如需要签字盖章和提供原件等细节，未按要求提供而造成废标。

2）在招标文件中有具体的评分要求，评标专家是根据这些要求进行评标，有些投标文件并不按照招标文件的评分要求进行材料组合，目录与材料不对应。造成这种现象的主要原因是投标商为了降低成本，一件多用，而不是针对此次招标文件的具体要求制作投标文件。一件多用的投标文件通常还体现在充斥了大量与评分标准无关的材料，不仅造成了浪费，还影响评标效率。

3）有些投标文件照抄招标文件中的原文技术参数，这是一种极不负责的态度。如招标文件中监视器要求≥13 英寸，投标文件中需要填写投标产品的具体尺寸，而不能照抄≥13 英寸。

4）从理论上讲技术参数中的正偏差，即投标文件中的参数优于招标文件的参数应列为加分项，有利于买方获得性能更优质的产品，实际上有一定困难，尤其是投标产品的参数或检测原理与招标文件的要求不相符，投标商标注为正偏差，判别这种误差不仅需要评标专家了解医疗设备的结构和测试原理，还需要具有相应的临床知识，其难度较高。

5）早期（*）条款被列为废标项，其目的是防止厂商可能发生的不正当竞争行为。目前有的招标文件中把（*）列为重要扣分项。有些招标文件中充斥大量（*）条款，这种做法不仅违背了公平竞争的原则，也留下了质疑隐患。

（5）评标：在评标的过程中评标专家的主观意向是十分有限的，也就是说评标结果虽然取决于专家评分的数值，但是专家评分的数值主要取决于投标文件提供的客观材料。目前综合评分法主要分为两大部分，一部分为客观分，一部分为主观分。客观分主要包括价格、技术参数、销售业绩及一些具体资质要求等，这些客观分是评分的主要依据。主观分主要包括企业实力、品牌信誉度、售后服务和培训方案等。招标文件中最好也要把主观分落实在有据可依的条款上，如保修期长短、是否提供备用机、厂家维修承诺书等，减少人为主观因素对评标结果的影响。

（6）废标与质疑：实践中采用公开招标方式有时会发生废标的现象。一旦出现废标就需要重新启动招标程序，上网公示，有时甚至延误了上级财务部门规定的拨款时限，因此医院应该知道在哪种情况下可能出现废标。《政府采购法》第三十六条规定在招标采购中，出现下列情形之一，应予废标：①符合专业条件的供应商或者对招标文件做实质响应的供应商不足三家的；②出现影响采购公正的违法、违规行为的；③投标人的报价均超过了采购预算，采购人不能支付的；④因重大变故，采购任务取消的。

在上述四项废标的条款中最为常见的是第一条，主要表现在有些投标商工作不认真，没有按照招标文件中的要求提供必要的商业条款材料，尤其在一些设备价值较低的标书中更为突出。还有一些招标文件中要求的一些细节，如签字盖章等，这些细节虽小，但是也是商务条款的组成部分，商务条款不合格则直接失去了评标资格，由此可能导致供应商不足三家，造成废标。

上述四项废标的条款中的第二条，即出现影响采购公正的违法、违规行为。由于此项条款造成废标的现象极为少见，一旦发生，对医院、招标公司及投标商都有较大的影响，处理此类事件十分棘手，具体体现在投标文件技术参数与实际设备性能不符、虚假注册证等。由于同类产品的厂商对各自产品都十分了解，对于虚假应标问题会提出质疑或投诉，一旦虚假应标成立，投标公司将被列入黑名单，取消经营资格，同时也会影响医院的正常采购计划。规避这种事件的方法有很多，其中重要的是医院要选取有技术力量和信誉的招标公司进行操作；在前期准备工作中不但要考察设备的性能与型号，还要对产品的经销商有所了解，尽量选取信誉好、长期稳定的代理商。医院主管人员要廉洁自律，主动规避代理商的一些不合理的经济诱惑，使采购计划和方案经得起验证。

（7）落实招标结果：抓紧时间落实招标结果，是医疗设备招标采购过程中的重要环节。在签订供货合同时一定要细心审查有关条款，切不可疏忽大意，尤其是设备型号拼写是否准确，设备型号的不同尾数不仅性能有差异，价格上也有一定差别。

协议一般是对需要强调和特别关注的问题进行规定，具有与合同同等的作用和效力，是对合同某些条款的补充和说明，尤其是通过竞争性谈判购置医疗设备时，一定要先拟定好协议条款，再签订货合同。因为合同有标准的格式条款，必须符合《中华人民共和国经济合同法》的有关规定，有些内容只是双方的约定，没有必要或不便写在合同中。所以，通过协议书的形式将某些特殊内容加以明确，如人员培训、售后服务和合作研究等，有时协议还对今后双方的合作具有指导和限定作用。

三、医疗设备验收

（一）医疗设备验收前期准备工作

医院在设备尚未到位之前，要提前做好准备工作。在院领导的统一协调下，明确使用科室与设备管理部门的各自职责，避免相互推诿。要落实好新进设备相应的水、电和计算机网线等配套设施。有些设备安装在楼房内，对于重量较大的设备，要提前让建筑工程师做好楼板承重预测工作，需要加固的土建工程应提前落实。要提前准备好设备安放位置，对于需要暂时存放的大型设备，预先落实存放地点。存放地点尽量距离安装地点较近，不要阻碍通行，注意防火防盗，在有条件的情况下，尽量安放在有监控摄像的地点。

有些运送大型设备的货车，车身较长，因此医院要预留好行车路线，避免因车辆堵塞而影响正常装卸。尤其是医院在市区中心，大型货车进入和驶离都有时间限制，一旦出现上述情况处理时会比较麻烦。另外，设备的装卸方式医院一定要和供货商提前落实。卸下设备包装箱的数量和有无破损等，医院、供货商和运输部门三方要一一查对，做好交接手续，也可拍照留档。

（二）医疗设备验收过程

医疗设备验收首先要核实设备的实际到货期是否与合同相符，医院与中标公司在签署购货合同时有设备到货日期的约定。一般情况下中标公司会提前供货，但也有个别延误到货的情况，出现这种情况可以按合同或与公司协商，提出适当赔偿，如果公司通过经济赔偿方式解决有困难，医院可以要求适当延长保修期等补偿措施，并以文字形式留档。

厂商的工程师在把医疗设备安装调试后进入设备验收阶段，对于大多数医院来说按照设备的性能和技术指标来验收有一定的困难，即使外请专家也很难做到在技术上进行实质性的验收。医院需要做好如下几项工作。

（1）根据购货合同查对产品的型号，配件是否齐全，根据装箱单查对货物是否齐全和有无破损。

（2）有些医疗设备安装精度十分重要，因此在安装调试设备时，科室使用人员和设备科工程师应该全程跟随厂商工程师共同参与设备的调试，只有全程参与才能对设备的实际精度做到心中有数，把好验收质量关。

（3）开机验收，在厂商工程师的指导下，使用人员按操作手册试用设备各种功能，直到使用人员满意。

（4）查验相关质量保障文件。我国实行的是医疗器械注册制度，进口设备需要具有经过国家市场监督管理总局审批的医疗设备进口许可证。因此应核对许可证注册的设备型号是否与实际设备相符。医疗器械产品注册证书有效期为四年，医疗器械及其外包装上应当按照国家市场监督管理总局的规定，标明产品注册证书编号。有些医院在招标文件中还对产品提出了要求符合美国 FDA（Food and Drug Administration）和 CE（European Conformity）认证，在美国市场销售的医疗器械产品都应获得美国 FDA 认可和批准。CE 是欧共体质量认证安全标志，欧共体成员国生产的医疗器械产品，境外生产而在欧共体成员国内流通的医疗器械产品，以及欧共体成员国出口其他国家的医疗器械产品，都应有 CE 标志。

（5）有些设备需要通过计量部门等的认证方能使用，因此在签署购货合同时要把相关的协议写清楚，如检定费用和不合格的处理方法等，在通过这些部门验收后再签署验收报告。

（6）满足上述条件的情况下，应由供货商、使用科室和设备主管部门签署验收报告。医院一定要关注验收报告的签署日期，一般合同中都规定设备保修期从验收之日起，如果设备验收后由于种种原因不能投入使用，也要算在保修期内，超过保修期设备一旦出现故障将会给医院带来不小的经济损失。

验收过程中的所有文件和材料妥善保存，纳入档案文件管理。

第四节　医疗设备运行与维护管理

《医疗器械监督管理条例》第三十六条提出：医疗器械使用单位对需要定期检查、检验、校准、保养、维护的医疗器械，应当按照产品说明书的要求进行检查、检验、校准、保养、维护并予以记录，及时进行分析、评估，确保医疗器械处于良好状态，保障使用质量。

一、医疗设备运行管理

目前学习和掌握医疗设备运行操作的主要方式有三种。

（一）厂家进行操作技术培训

根据招标文件的要求，医院与厂商签订的购货合同中，对技术培训都有明确的文字表述。一般厂商工程师将设备安装完毕后都会对医院使用人员进行操作技术培训，直至使用人员能够基本掌握设备的操作。这种培训方式主要取决于厂商培训工程师的专业水平、设备复杂程度和使用人员工作经验等因素。有两个问题值得关注：①前期技术培训一般只解决了基本操作方法的问题，在具体实践中还会遇到许多实际问题，使用设备一段时间后厂商工程师还需继续对使用人员进行技术培训，解决使用人员提出的问题，这称为跟进式培训；②有些医疗设备的性能与临床诊断治疗有着密切关系，厂商通常会聘请有实践经验的临床医生作为培训工程师，而这些医生虽然有丰富的使用经验，但是通常缺乏对医疗设备结构的了解。

（二）医院内部技术培训

以老带新是医院内部医疗设备技术培训最常见的方式之一。日常工作中有些医疗器械过了保修期，厂商一般不会因为医院人员变动而再次进行技术培训，这就需要沿用老师带学生的方式进行技术培训。带教老师可能存在操作不规范，因此医院建立完善的医护人员医疗设备专业知识培训系统是亟待解决的问题。

（三）自学培训

《医疗器械监督管理条例》中要求设备使用人员按照产品说明书、技术操作规范使用医疗器械，这点突出了认真学习产品说明书的重要性。无论是国产设备，还是进口设备使用说明书中都有"请认真阅读使用说明书"的提示。养成认真阅读的习惯和看懂说明书是掌握各种医疗设备必备的基本功，同时也是管好和用好设备的必要技术保证。

目前上述培训方法，其重点都只是解决了如何操作的问题，而关于这些医疗设备的结构、原理等有关的专业知识培训，长期以来一直处于短缺状态。掌握医疗设备的结构、原理对于管好、用好医疗设备具有十分的现实意义，能够做到知其然，并知其所以然，对于深入发挥设备的潜能和确保设备与患者的安全都有重要作用，加强医疗设备知识的普及性教育对提高医疗设备安全运行具有十分重要的意义。

二、医疗设备维护保养管理

（一）医疗设备保养

做好医疗设备保养工作也是落实《医疗器械监督管理条例》第三十六条的重要内容之

一。根据医疗设备使用说明书内容的不同，具体保养各有不同，但是总体上可分为日常维护保养、中期维护保养和周期性维护保养。

1. 日常维护保养 参阅使用说明书和根据使用的实际情况而定。日常维护保养的重点是确认这项工作由科室使用人员负责，并由科室管理者负责监督检查，做好这项工作对设备正常运行和减少故障的发生都有十分重要的意义。

2. 中期维护保养 一般由医院设备科工程师负责操作，保养内容比日常维护保养又进了一步，可以打开设备外罩，对一些设备总成和零部件进行维护保养，如清理风扇电机和清除电路上的灰尘等，检查易损件和易坏部位。根据损坏程度制订更新计划，对于购买周期长的部件需预定，以免影响使用。如果医院工程师水平较高，并有相应的检测仪，可以对设备技术指标进行调试，以确保设备性能安全可靠，同时也可以对日常维护保养给予评价，提醒科室负责人应该注意的问题。

3. 周期性维护保养 是指设备运行一定时间后，需要厂商工程师对设备进行全面的检查和维护，尤其是在保修期内或设备维修外包期内，周期性保养内容和时间都要写在合同上，以便落实查验。

医院管理层和使用科室不仅要重视设备维护保养工作，而且要充分理解这项工作的复杂性和风险性。举一个典型案例，某彩超设备由于未能及时清理过滤网上的尘土，造成通风不畅，设备过热导致电路板烧毁，造成不小的损失，这个案例说明保养的重要性，但是同时也要看到在维护保养的过程中存在着一定的风险。在实践中也发生过设备使用良好，经过维护保养后使用者反觉得不好用，甚至设备损坏。这种现象虽然很少见，但是一旦发生影响很大，给保养者带来巨大的压力。越是资深的工程师越是对这些工作顾虑重重，甚至抱着多一事不如少一事的心态。为了降低保养过程中的风险，建议工程师务必重视以下几条事项：①保养时尽量不要插拔电路板，有时插拔电路板很可能造成电路板与底座接触不良，这种故障没有规律，判断起来十分困难；②必须拔电路板时，一定要注意人体静电，高压静电有可能损坏电路板，工程师尽量穿纯棉工作服，还要提前做好人体放电措施；③各种接头接线插拔连接不要出现差错，对于不太熟悉的设备可以做好标记或拍照，以免发生错插接头的问题。

（二）医疗设备维护管理

医疗设备维护管理主要是指对医疗设备进行检验和校准，以确保设备性能的准确性。医学工程学中把通过检验和校准保障设备的质量，称为质量控制。质量控制的目的是符合现行监督管理条例中的要求：确保医疗器械处于良好状态，保障使用质量。目前有关如何确保在用的医疗设备质量问题，可行的具体办法比较欠缺，没有形成一整套管理办法。在检验医疗设备质量方面目前只有两个比较成熟的办法，一是计量检测，二是使用专用检测仪。2009 年前后，卫生部医院管理研究所组织翻译了美国某公司的《临床工程指引：医疗仪器设备临床应用分析评估》一书，自此在医学工程学界兴起了两个概念：风险评估和预防性维修，同时该公司还推出了一些检验仪器，用于检测除颤仪、呼吸机、监护仪和高频电刀等医疗设备，后来一些国外公司也跟进销售类似的医疗设备检测仪。一些大型医院配备了这种设备检测仪，并作为检验和校准医疗设备的重要手段，但是这些检测仪价格高，使用率低，未能普及。

三、医疗设备维修管理

有关医疗设备售后服务逐渐成为社会和医院越来越关注的问题。近年来医院感觉到医疗设备售后服务质量下降，服务质量突出表现在维修不到位及进行技术封锁等。维修难、维修贵已经成为医疗设备售后服务的焦点问题。为了缓解设备维修问题带来的压力，医院管理者需要注意以下几个问题。

（一）重视医疗设备售后服务的市场价值规律

20世纪八九十年代是医院与厂商直接洽谈以购买设备，厂商只有通过良好的售后服务赢得医院的信任与口碑，售后服务的好坏直接影响产品的销售，因此厂商通常采用销售与售后服务捆绑的方式，从高额设备销售利润中拿出一部分维持售后服务。近年来随着政府招标采购的普及，设备价格日趋公开化，这种捆绑式销售必然会增加招标价格，厂商将售后服务费用剥离出去以降低成本，增强投标竞争力。售后服务机构需要有经济效益支撑，高额的维修费用立刻显现出来，使医院感觉到巨大的经济压力。

忽视医疗设备售后服务的市场价值规律，最突出的表现是医院认为售后服务应该是低价的甚至是免费的。实际上医疗设备维修市场没有免费的"午餐"，经常会在投标文件中见到要求保修期为2年或3年，投标代理商在商业条款中的应答也满足招标文件中的要求，但是在投标文件中又附有生产公司保修期为1年的承诺书，这样就给医院带来较大的风险。风险主要来自代理商的不确定性，厂家出于自身利益，代理商授权取决于代理商能否和医院签订单。如果代理商不向产品生产公司购买延长保修期，就很难兑现对用户的维修承诺。

（二）医疗设备维修方式

医疗设备过了保修期，医院维修设备主要有三种方式：医院向生产设备厂商购买保修、向社会第三方购买保修和以医院工程师为主体结合社会力量维修及保修设备。

1. 医院向生产设备厂商购买保修　是大型医院维修工作最常用的办法。这种方法简便易行，能有效保障设备的正常运行，只是需要雄厚的资金做依托，这种购买保修的方式深受厂商的欢迎。医院采购高精尖进口设备时就要对今后高额保修费用做好充分的财务预算和心理准备，以此适应市场价值规律。随着设备的老化，维保费用也不断增加，卖保修利润丰厚且稳定，因此就不难理解为什么近年来，医院工程师抱怨厂商进行技术封锁，垄断维修技术和设备配件供应，迫使医院只得选择向厂商购买售后服务保修业务。

2. 向社会第三方购买保修　是中小型医院常用的办法，更准确地说，此法是向社会化的维修公司购买维修。这种保修方式的优点是经济实惠，极大降低了维修费用，但缺点是这种方式维修价格比较灵活，医院领导要承担较大的风险，同时如果第三方是个人或者是经济实力不强的公司，在维修的过程中万一发生设备损坏，可能造成较大的麻烦。

3. 以医院工程师为主体结合社会力量维修及保修设备　具有快捷、经济和易于管理三大优势。

（1）快捷是医院工程师维修设备的最大优势。医疗设备一旦出现故障，必然对临床诊疗工作带来影响，很可能引起患者不满，甚至投诉。厂商在投标文件上的售后服务时间承诺只是文字上的表述，在实际运作中公司要调配维修工程师，克服交通等问题，再及时的服务也不如本院的工程师能及时到达现场。

（2）经济也是医院工程师维修设备不可或缺的优势。大型设备保修有丰厚的利润，但是一些低值常用设备出现故障，如果也请厂商来维修，则成本非常高。这些设备虽小，但是也关系到医疗工作的正常运行，这种缺少经济效益的工作只能由医院的工程师负责维护。

（3）外请工程师代表的是公司利益，医院工程师代表的是医院权益，遇到同样的维修问题，医院工程师必然更加尽职尽责。

（三）建立一支高素质的医学工程专业队伍是做好设备维修的必要保障

建立高素质医学工程专业队伍的理念已经得到许多医院管理者的认同，尤其是一些中小型医院由于受资金不足等问题的困扰，深感培养医院维修工程师的重要性，积极引进医学工程专业人才，才可尽快解决医疗设备维修的问题。

（1）培养优秀的维修工程师是一项长期而艰巨的任务，维修工程师不仅要有相应的专业知识，还要有丰富的实践经验，因此培养一名维修工程师需要较长的周期。目前外企与医院维修工程师的收入待遇差距较大，这也是影响医院培养人才稳定性的重要因素。

（2）管理也是医院维修工程师的重要职责之一，医院维修工程师还应肩负对外修进行监管的职责。如果设备维修监管完全由厂商控制，维护医院的经济利益只是一句空话。设备维修是一项专业性很强的工作，有些设备的零部件十分昂贵，这些零部件该不该更换，应该由具有专业知识的医院维修工程师确认，因此不提倡有些医院以行政管理人员替代维修工程师的职能的做法。

（3）给设备建立维修档案，是维修工程师快速学习和提高维修技能的好方法。利用文档项目移动功能，把同样的设备故障现象进行比对和总结，不仅可以掌握可能出现同样故障的规律，也使得维修处理方法变得十分简便。

（四）医疗设备售后服务问题应该引起社会高度重视

先简要地算一笔经济账，如果不把医院维修人员的人力成本计算在内，按医院向厂商购买保修的市场行情粗略统计，每年医疗设备维修费应为全院设备的总价值的5%~7%，如果全院设备价值为6000万元，那么每年的维修费用预算应该为300万以上。由此可见，全年的设备维修费用可能不低于某些年份的新购设备的投入。有些大型医院医疗设备的总价值可能为数十亿元，那么每年的维修费用相当可观，对于如此重大的经济支出，应该引起政府有关部门的高度重视。

近年来，政府部门对医疗设备采购管理十分重视，并且出台了一系列政府招标采购程序等措施。设备维修与设备采购资金相比，也是一笔巨大的开支，希望能出台一些对售后服务维修资金来源与监管的管理措施。

第五节　医疗设备档案管理与报废管理

一、医疗设备档案管理

根据《医疗器械监督管理条例》第三十六条：对使用期限长的大型医疗器械，应当逐台建立使用档案，记录其使用、维护、转让、实际使用时间等事项。记录保存期限不得少于医疗器械规定使用期限终止后 5 年。

随着信息化的发展，医疗设备信息管理模块已经成为医院信息管理系统（hospital information system，HIS）重要的组成部分，通过扫描设备上的条码，可以获取设备的全部信息，但是这种电子信息再全面也不能替代纸介文件，因此建立医疗设备档案主要是全面收集和整理涉及该设备的所有相关的纸介文件，如论证报告、招标文件、购货合同、安装验收报告、维修记录，以及报废申请和审批等。因此目前信息化管理并不能替代档案管理。

档案管理还规定了借用技术档案手续，未经批准不得外借等，因此医疗设备档案管理需要投入大量的人力和物力。这些管理工作没有直接的经济效益，因此医院常把医疗设备档案管理看作一种可有可无的负担，得不到应有的重视。目前，医院医疗设备档案管理主要有两种方式：集中管理和分散管理，两种管理方法各有优缺点。集中由设备科统一管理比较规范，资料不易丢失，但缺点是需配备人力和借阅不方便等。由使用科室管理的优点是使用方便，缺点是不易宏观管控。

二、医疗设备报废管理

医疗设备报废管理应该引起医院管理者的高度重视，否则将会给医院造成严重的后果。医疗设备报废管理主要分为两个环节：设备报废标准和设备报废手续，其中报废手续是重点。

目前，我国尚未出台医疗设备强制性报废标准，因此尽管在医院设备报废管理制度中列举了许多条款，在具体执行时都是酌情而定。其中，使用年限最有可能成为强制性报废标准。财政部门按固定资产要求电子医疗设备使用期为 5 年，但是在实际应用中，由于医院的情况不同，设备的使用频率有很大差异，有的设备可以使用 10 年以上，有的设备未满 5 年就申请报废。在设备报废标准中有许多人为因素，其中经济效益是重要因素之一。

设备报废具体程序：临床科室提出申请，填写报废申请表—设备科工程师技术鉴定—设备科主任确认—财务部门确认（资产管理部门确认）—主管院领导确认—院长确认—送财政局国有资产管理部门进行审批。审批通过后，清点报废设备数量，交由财政局授权的物资回收公司。

在实际管理中最大的问题是做到使用科室、设备科和财务部门账物统一，这也是许多医院最容易出问题的地方。如果在报废过程中设备处理与科室、设备科和财务部门的账目之间不能保持同步，很可能造成账目与实物不符，给医院管理带来难以解决的问题。

第六节　医院医疗设备管理部门建设与发展

医疗设备管理科室人员配备与科室建设这个议题，历时近 40 年的实践与探讨，至今仍然面临着许多问题。为了更全面地阐明这个问题，简要回顾一下我国医疗设备发展及相应科室的建设历程。

一、医疗设备发展以及相应科室建设历程

20 世纪 50 年代，当时医院的医疗设备只有血压计、显微镜、X 线机等少数医疗设备。20 世纪 60 年代一些国产医疗设备开始兴起，由于在当时的条件下医疗设备简陋，医生治病主要依靠临床经验，医院不会设置相关的医疗设备科室。自 20 世纪 70 年代初开始，美国各医院开始相继成立临床医学工程部，并建立临床工程师和医学工程技术人员国家考试与资格认定制度。1977 年我国恢复高考制度后，高等教育医学院及时捕捉到这一学科前沿的动态，1978 年北京第二医学院（现北京首都医科大学）率先开设了医学工程专业，同时浙江医科大学也开展了同样的教学尝试。1987 年国家教育委员会正式批准首都医科大学建立医学工程系，学制五年。

20 世纪 80 年代随着我国改革开放的进程，大量进口医疗设备不断被引进，CT、MR、DSA、B 超和血液透析机等现代化医疗设备逐渐成为医院医疗水平的重要标志之一。这些医疗设备在临床的广泛应用，必然孕育而生与之相适应的医学工程专业。随着医学工程的发展，各种专业性的组织和协会相继建立。中华医学会医学工程学分会于 1993 年 10 月在北京香山卧佛寺饭店召开了成立大会。

中华医学会医学工程学分会积极开展各项学术会议，对推动医学工程发展与建设起到了重要作用。一些学术刊物，如《医疗设备信息》和《中国医疗器械信息》等相继问世，成为社会上颇有影响力的期刊。《医疗设备信息》后更名为《中国医疗设备》，为中文核心期刊。

在这种社会发展的大形势下，医院的医疗设备管理人员和科室建设有了跨越式的发展。1987 年北京市人事局下发文件：凡是在医院从事医疗设备管理和维修人员，只要在本岗位上工作满 5 年以上的工人可以转成专业技术干部。医院成立药械科，卫生局设立药械处，一些大型医院率先打出"医学工程处"科室名，医院的医疗设备管理科室人员配备与科室建设进入了一个黄金发展期。

二、医院医疗设备管理科室建设与人员配备

从 20 世纪 80 年代医学工程学科的兴起，到现在已经历时近 40 年，但是现今医疗设备管理科室的建设与人员配备仍然存在着一些问题，并且这些问题没有得到根本解决。

（一）医疗设备管理科室的名称

医疗设备管理科室名称多样：医学工程处、器械科、设备科和药械科等。作者认为"医疗器械处（科）"为宜。"器"代表了医疗设备，"械"代表了各种手术器械和耗材，这种命名通俗易懂，适用于各种规模的医院。"医学工程处"简称"医工处"，是在大型

医院较为通用的名称，医学工程适用于学科命名，而医院更重视以科室的职责命名。"医疗设备处"只局限于对医疗设备的管理与维护，而忽略了医疗耗材是临床医学工程的重要组成部分。

（二）医疗设备管理科室职能

目前医疗设备管理科室的职能主要有两种。

（1）有些医院把医学工程处或医疗器械处归属医院医技科室管理，其职能为负责医疗设备和医疗耗材的采购、技术培训、维修和档案管理等。这种管理方式的优点是设备和耗材从购入到使用、报废实行一条龙服务，由一个管理部门统一管理，对采购和使用中的两个环节连接紧密，避免了许多矛盾。这种管理方式对专业人员的配置和培养创造了许多有利条件。

（2）有些医院把医疗设备管理部门一分为二，医疗设备维修工作纳入设备管理科室，而医疗设备和医用耗材采购纳入医院采购中心职责范围，采购中心负责全院各种物资的采购管理。这种管理模式主要源于社会大力提倡的物流管理理论。这种体制管理下有 3 个特点：①医院采购中心的职责范围不断扩展，不仅负责采购各种医疗设备和医用耗材，而且负责售后服务，如大型设备的保修等；②医院设备维修部门的人员配置和工作积极性不断萎缩；③随着后勤社会化的不断深入和发展，实际上原有后勤物资管理部门的工作量不断下降，而医用耗材，尤其是植入性高值耗材的日益增多，医疗器械已经成为采购中心的主要职责范围，为了确保医疗器械的使用安全，对采购中心工作人员的专业知识提出了更高的要求。

采用哪种管理体系取决于医院的实际情况和领导的决策，不论实行哪种管理方式，加强医疗设备专业知识的普及性教育都应该引起高度重视。

（三）医疗设备管理科室人员结构与配置

1. 科室领导　目前，医疗设备管理科室领导结构比较复杂，大多数来自医护人员或党政管理部门。随着科室专业化的不断发展，具有生物医学工程学历的科室骨干日渐成长，今后选用科室领导也会像其他专业科室一样，专业资质为聘任医疗设备管理科室领导的重要指标之一。

2. 维修工程师　医疗设备维修工程师是科室人员的重要组成部分，对保证设备正常运行和医院的经济效益至关重要，而建立一支高素质的维修工程师队伍是各级医院面临的一个难题。现在，有些中小型医院由于资金和效益问题，开始十分注意培养自己的工程师，这种做法不仅是领导者的明智之举，也是医院工作的实际需求。

3. 普通管理人员　较有规模医院设备管理部门还包括采购、库房、档案、计量和专职会计等管理人员，这些管理人员的组成以有技术职称和有一定的临床实践经验的人员为宜。

（四）医疗设备管理科室归属

一般医院科室大致分为临床科室、医技科室和后勤行政科室，临床科室和医技科室都是由医护人员和医技人员组成，后勤行政科室由行政干部和工人组成。如果医疗设备管理部门纳入医技科室范围，有望按医技科室规定实行人员配备和享受经济待遇。如果医疗设备管理部门纳入后勤行政科室范围，人员结构相对比较复杂。

三、医学工程专业人员在医院职能展望

展望医学工程专业人员在医院中的作用与职能，应该重点关注以下两点。

（1）医学工程专业人员在临床诊断和治疗中应该具有操控设备的资质。目前医院医技科室人员操作 X 线机和检验设备等都要具有相应的资质，根据医院医疗设备发展和普及的具体情况，医学工程专业人员应该借鉴全科医师认证方式，认证具有操控各种医疗设备的上岗资质，除 X 线机和检验设备外，也可以操作血液透析机、呼吸机、碎石机等，以便充分发挥医疗设备在临床诊断和治疗中的作用。

（2）在医院工作的医学工程专业人员职称应纳入医学技术系列，即技师、主管技师、副主任技师和主任技师。因医学工程专业人员工作性质不宜纳入工程系列，即助理工程师、工程师、高级工程师和教授级工程师。

第七节　医院配备国产医疗设备的可行性

自 20 世纪 80 年代起大量进口医疗设备替代了国产设备，尤其是大型进口医疗设备。近年来随着国产设备的不断发展，大型公立医院能否配备国产医疗设备再次引发社会和各级医院的关注。

一、国产医疗设备市场状况

近年来国产医疗设备有了快速发展，行业知名企业在部分领域的技术与国外先进技术不相上下，有些产品已经跻身国际市场，出口额连年增长。我国已经成为亚洲乃至世界医疗器械生产大国。随着国产医疗设备的发展，一些国产医疗设备跻身原来被进口设备垄断的医疗市场。目前一些国产医疗设备品牌逐步被医疗市场认可，在激烈的市场竞争中不但站稳了脚，还呈现出快速发展的趋势。

尽管国产医疗设备有了可喜的进展，但大城市的二、三级医院大型设备几乎全部采用的是进口设备，就连一些医疗社区服务中心主要的设备也要配备进口设备。国产医疗设备如何克服市场对国产设备的偏见，进军高端产品领域，赢得市场的信任是我们需要关注的话题。

二、提高国产医疗设备质量是赢得医疗市场的重要因素

医疗器械行业是融合多学科、汇集当代最先进技术的特殊行业。医疗设备产业能够真实地反映一个国家科学技术的水平，同时医疗设备又是一个终端产品，需要各种零配件的拼装组合，而这些零配件的安全性、可靠性和先进性等涉及众多产业，甚至关系到钢材，以及每一个电子元器件的质量。因此，医疗设备产业不仅可以代表一个国家的科技实力，也能够反映一个国家的基础工业水平。

探讨国产医疗设备价格与质量问题，离不开中国制造形成的整个市场背景。国产医疗要占领高端医疗市场就必须在质量上下功夫，用质量赢得市场的信任。医疗设备的质量因素已经远远超过了价格因素，因此切不可为了增加价格的竞争力，而粗制滥造，这种做法

不仅会被市场淘汰，还会殃及整个国产医疗设备的声誉。

三、国产医疗设备核心技术与创新

我们绝不能把改革开放提出的引进、消化、吸收、创新的方针演变成改革开放就是引进资金和技术，忽视消化、吸收、创新的重要环节，甚至认为自主研发劳民伤财，不如拿来主义实惠。西方发达国家绝不会把最先进的技术转让给我国，市场竞争实质上是国家集团利益控制与反控制、发展与制约的博弈。如果我们不加强自主研发的梯队建设，掌握核心技术，国产医疗设备与国际品牌医疗器械的差距会越来越大。

对于影响国产设备的技术瓶颈，可以在政府有关部门的资金支持和协调下研发攻关。鼓励企业研发并掌握核心技术，尤其是数字成像和一些关键零部件的研发。

四、国产医疗设备售后服务

按理说国产医疗设备售后服务应是其最大的优势，实质上这种优势多发生了逆转。不论是国产设备还是进口设备，做好售后服务都需要资金的支持。进口设备高额的保修费，医院多会诚然接受，而国产设备的保修费医院总觉得贵。进口设备有雄厚的保修费作为支持，可以高薪聘请有经验的工程师，以及拥有完善备件库等，使进口设备售后服务处于良性循环状态。国产医疗设备售后服务多呈现缺少资金支持，又缺少社会理解的局面。

五、创建国产医疗设备知名品牌

随着我国市场经济的发展，品牌意识深入人心，品牌是质量和信义度的集中体现，品牌已成为市场竞争的有力武器，国产医疗设备要参与市场竞争就必须重视树立品牌意识。国家各级政府部门应对已有的医疗设备品牌给予适当的保护措施，尽量避免跨国集团通过兼并或者变相收购名优国产医疗设备品牌，而达到全面控制和垄断我国医疗设备市场的目的。

六、政府要为发展国产医疗设备排忧解难

为了发展、振兴国产医疗设备，政府有关部门做了大量的工作，如出台扶植中小企业的政策、拨款投资国产医疗设备新产品的研制与开发等。但是，如何解决国产医疗设备发展面临的一些实际问题，还需政府对一些细节给予关注。政府应该给国产医疗设备创造一个宽松的市场发展空间和公正竞争的社会环境，对于发展和振兴国产品牌医疗设备尤为重要。

目前，公立医院设备拨款制度仍然是制约国产设备普及的重要因素。为特殊人群服务的民营医院应该是高档进口医疗设备的消费市场，而带有公益性的公立医院应该是国产医疗设备主要的消费市场，然而实际情况有时恰恰相反，一些民营医院成了国产医疗设备的主要消费市场，而公立医院却成了高档进口设备的消费市场。

提倡使用国产医疗设备。把国产医疗设备逐渐推向公立医院医疗市场，医院结合实际情况管好、用好国产医疗设备。

不论政府给予多大的支持，医院给予多大的信任，最终还需要国产医疗设备厂商努力提高质量，做好售后服务，开拓创新，引领科技前沿，展示国产设备新貌。

第三章 医院计算机管理系统

早在 20 世纪 80 年代医学工程学科开创时，计算机专业知识就是重要的内容。当时除了计算机基础知识，还有以 Z80 单片机为主的学习内容，因为计算机技术在医疗设备中越来越得到了广泛应用。直到 20 世纪 90 年代末期，随着个人计算机的普及和应用，医院才开始采用计算机进行财务和物资管理，当时就有学者敏感地意识到计算机发展的潜能，提出建立医学工程信息管理部门的建议，这种组合可以充分发挥医学工程技术人员维修硬件技能优势和计算机专业人员的软件特长，使这两个专业技术人力资源都得到充分的发挥，然而这种意见并没有引起医学工程学术界的认可和支持。进入 21 世纪后，计算机网络系统得到快速发展，医院信息系统（hospital information system，HIS）逐渐形成，为 HIS 服务的计算机科室逐渐形成。随着网络系统的发展，放射科出现了 RIS 局域网、检验科出现了实验室（检验科）信息系统（laboratory information system，LIS），后来出现的影像归档和通信系统（picture archiving and communication system，PACS），这些网络系统实际上是医疗设备检测结果的一种传输方式，与设备接口技术息息相关，应该是典型的医学工程学科内容。

第一节 概 述

医院通过信息管理系统极大提高了工作效率和服务质量，使得患者在就医过程中享受到更快捷和周到的医疗服务，医院信息管理系统在发挥越来越重要作用，有些问题值得关注。

目前医院医疗与管理对计算机系统的依赖越来越强，以至于一旦医院计算机管理系统出现故障，将会严重影响医院正常业务的开展。例如，计算机菜单中含有药品的规格和药价信息等，如果管理信息系统瘫痪，会造成医生给患者开药困难的问题。医院和患者的许多经济信息都存储在计算机系统的存储器中，一旦误操作或系统出现故障，将会造成重大的责任事故，因此计算机管理系统运行的安全性已经成为医院十分关注的重要问题之一。

尽管医院计算机管理系统采取了多种防护性措施，但是任何设备都存在运行风险，尤其是目前医院的计算机管理系统已经从完全封闭的局域网逐渐与社会的物流网、互联网等广域网相连，这就导致医院计算机系统容易被病毒和黑客攻击，增加了信息系统运行风险，因此防止医院和患者信息的泄露和维护信息数据安全，也是大家十分需要关注的重点议题。

医院计算机管理系统实际上体现了医院管理者的管理思路和措施，计算机系统只是实现这种管理思路的一种工具和手段。医院的管理者管理思路必然也体现在计算机管理系统上，这就造成了目前医院都在使用和开发自己的计算机管理系统，也就是"计算机孤岛效应"。

随着医院计算机管理系统的不断发展和完善，计算机系统的投入和产出问题也将逐渐引起大家的关注。许多人认为医院计算机信息管理系统越庞大、越复杂、越全面及投入越多越好，有的甚至堆积了一些无关紧要的数据，表面上看系统更加全面客观，实质上劳民伤财。目前公立医院的计算机管理系统的建设与运行维护的经费是多由国家负担，因此经济效益的利害关系不显著，不容易引起医院管理者的关注，如何用最简洁的投入，获取最佳的管理，是今后科学地规划全院的计算机管理系统的一项重要任务。

第二节　网络相关知识简介

计算机网络知识作为医学工程的重要组成部分应该给予充分的重视，然而由于计算机网络系统的一些特殊性，使得学习相关知识有一定困难。其主要原因：①计算机网络系统一些概念比较抽象，不易理解；②有许多标准都是源于某个实验室或某个学会组织，甚至是生产厂家自行制定的标准，因此不仅标准繁杂而且掌握困难；③许多网络核心技术都掌控在外商手中，全面了解网络的实质比较困难；④网络技术发展速度较快，相关知识更新快，给学习最新网络技术带来了许多困难。

一、计算机网络基础知识

（一）数据通信方式

1. 信号　是指在数据通信中表示数据的物理量。只有把数据表示成信号，才能对数据或信息进行处理和传输，如将电压的高低表示成二进制的 1 和 0。

2. 模拟通信系统　如果通信子网只允许传输模拟信号，该系统则称为模拟通信系统。现代计算机都是用数字信号表示数据。模拟信号与数字信号变换的设备称为调制解调器，将数字信号转换成模拟信号的过程称调制，将模拟信号转换成数字信号的过程称解调。

3. 数字通信系统　如果通信子网允许传输数字信号，该系统则称为数字通信系统。为了提高通信质量，在发射端需要对计算机传输的原始数字信号进行变换，这个过程称为编码；在接收端需要将信号再变换成原始数字信号，这个过程称为解码。

4. 串行通信方式　是一次传输一位二进制数，在发射端与接收端之间只需要一条通信信道，但是由于计算机内部采用的是并行传输方式，所以发射端要将并行传输的字符按照由低位到高位的顺序依次发送，在接收端再将收到的二进制序列转换成字符。

5. 并行通信方式　一次可以同时传输多位二进制数（通常是 8 位），在发射端与接收端之间存在多条数据线。显然，并行通信方式传输效率高，但是由于需要多条数据线，在远程传输时造价高，所以实际应用中多采用串行通信方式。

6. 传输同步　在通信中，要想让接收方能够正确地识别发送方发送的数据，就要求通信双方的设备在时间基准上保持一致。在传输过程中需要解决位同步和字符同步两个层次的问题。

（二）数据通信指标

1. 数据传输速率 是指每秒传输的位数：$R=1/T$，其中 R 为传输速率，T 为脉冲宽度。常用单位有 kbps、Mbps、Gbps 等。

2. 码元速率 又称调制速率、信号传输速率、传码率等，是指调制或信号变换过程中，每秒波形转换成次数或每秒传输波形的个数：$C=1/t$，其中 C 为码元速率，单位为波特（baud）；t 为传输一个码元的时间，单位为秒（s）。

3. 信道的带宽 带宽是信道允许传送信号的最高频率与最低频率之差，单位为赫兹（Hz），也可以理解为每传输 1bit 需要耗用 1Hz 的宽度。

二、网络体系结构基础知识

（一）TCP/IP 网络体系

TCP/IP 是美国国防部计划局组织开发的一种网络体系结构。TCP/IP 是为大型网络互联设计的，它定义了在网络互联的情况下的数据传输格式和传输过程，使接收方的计算机能够正确地理解发送方发来的数据，使分处不同网络的计算机能够相互交流信息。它允许不同的网络在内部传输数据时使用自己的协议，但是在与其他网络通信时必须使用 TCP/IP。

TCP/IP 模型分为 4 个层次，自上而下依次为应用层、传输层、互联层和网络接口层。①应用层：主要为用户访问网络提供接口。②传输层：又称 TCP 层、运输层等，主要任务是负责两个通信的主机之间建立端到端的进程间的通信。③互联层：又称网际层、IP 层，主要任务是通过路由选择将 IP 分组从源主机送到目的主机。④网络接口层：又称主机-网络层，主要任务是在一个网络内部的不同节点之间发送和接收数据帧。目前，各种以太网、分组交换网、公用电话网、数字数据网、FDDI、ATM 等网络都可以在其内部传输 IP 分组，所以各种网络都可以利用 TCP/IP 实现互联。

（二）IP 地址

网路中每个主机都有一个可识别的地址，为物理地址。不同网路有不同的编址方法，如以太网就是以 48 位二进制数编码。物理地址一般固化在网卡上，因此当主机插入一张网卡后，其物理地址就被固定了。在局域网中都是以物理地址寻址的。

网络上每一个主机都属于一个逻辑网络，在逻辑网络中都有一个唯一的地址，这个地址有主机所属的网络号和主机在网络中的编号两个信息，这样一个带有位置信息的地址称为逻辑地址。在 TCP/IP 中这个逻辑地址称为 IP 地址。

IP 地址与物理地址的主要区别：IP 地址带有位置信息，物理地址没有位置信息，仅是一个标识符；IP 地址是全网统一编址，在互联网上都使用 IP 地址标识主机，而物理地址在不同类型的网络物理地址的编址方案是不同的。

到目前为止 TCP/IP 先后出现了 6 个版本，第一个被广泛使用的版本为 IPv4。在 IPv4 编址方案中，IP 地址由 32 位二进制数组成，这 32 位二进制数被分成 4 组，每组 8 位，各组之间用"."分隔，由于二进制数不便书写和阅读，为了便于表示，将每组二进制数写成十进制数，每组数的取值范围在 0～255。例如，一个 IP 地址二进制表示为

10000010.00001001.00010000.00010000，用十进制数表示为 130.9.16.8。从结构上看 IP 地址由两部分组成，一部分代表网路号，用于标识主机所属的网络；另一部分代表主机号，用于标识该主机是网络中第几号主机。

（三）广播

在网络传输中，向所有连通的节点发送消息称为广播。广播数据帧构成的数据流量，以广播地址为目的地址，告之网络中所有的计算机接收此帧并处理它。广播域是指网络中能接收任何一台设备发出的广播帧的所有设备的集合。

（四）源代码

源代码（也称源程序）指可读的计算机语言指令，是将文本翻译为计算机可以执行的二进制指令，生成目标代码，即计算机可以识别的代码。这种过程称编译，通过编译器完成。

程序员编写程序的过程需要他们的"语言"，那么程序员工作的语言就是"源码"。源码其实就是编写的最原始程序的代码。平时使用软件时就是程序把"源码"翻译成可直观的形式，供我们使用。

一个程序不必用同一种格式的源代码书写。例如，一个程序如果有 C 语言库的支持可以用 C 语言，而另一部分为了达到比较高的运行效率，则可以用汇编语言编写。较为复杂的软件，一般需要数十种甚至上百种的源代码的参与。

如果按照源代码类型区分软件，通常被分为两类：自由软件和非自由软件。自由软件一般是不仅可以免费得到，而且还公开源代码；非自由软件则是不公开源代码。通过非正常手段获得非自由软件源代码的行为都将被视为非法。

（五）B/S 结构

B/S（Browser/Server）结构即浏览器和服务器结构。它是随着网络技术的兴起，对 C/S 结构的一种变化或改进。它是一次性到位的开发，能实现不同的人员，从不同的地点，以不同的接入方式访问和操作共同的数据库。它能有效保护数据平台和管理访问权限，服务器数据库也很安全，特别是在像 JAVA 这样的跨平台语言出现之后，B/S 架构管理软件更为方便、快捷、高效。

三、计算机网络设备

（一）传输介质

网络中的传输介质可以分为两类：有线介质和无线介质。有线介质包括同轴电缆、双绞线和光纤。无线介质包括无线电波、微波、红外线等。

1. 同轴电缆　由内导体、绝缘层、屏蔽层和外保护层组成。联网时还需要使用专用连接器件。同轴电缆分为基带同轴电缆和宽带同轴电缆，基带同轴电缆适合传输数字信号；宽带同轴电缆适合传输模拟信号。在局域网络中最常用基带同轴电缆，数据传输率为 10Mbps。用这种同轴电缆连接的网络当任一连接点发生故障时，会影响到串联在整根电缆上的所有计算机，所以同轴电缆逐渐被双绞线和光纤替代。

2. 双绞线　是由两根绞合的绝缘铜线外部包裹橡胶外皮构成的，可分为两对线型和四对线型。双绞线电缆分为屏蔽双绞线电缆和非屏蔽双绞线电缆两大类。屏蔽双绞线电缆因为有屏蔽层，所以造价高，安装复杂，只在特殊情况下使用。非屏蔽双绞线电缆无金属屏蔽材料，只有绝缘胶皮包裹，价格便宜，安装维护简单，因此使用范围广。

3. 光纤　是网络传输介质中传输性能最好的一种介质，大型网络系统的主干线几乎都是用光纤作为传输介质。光纤的横截面为圆形，由纤芯、包层两部分构成。其中纤芯为光通道，包层由多层反射玻璃纤维构成，用来将光发射到纤芯上。实用的光缆外部还需有加固纤维和 PVC 保护外皮。光纤传输原理是在发射端先将电信号通过发光二极管转换为光信号，在接收端使用光电二极管将光信号转换成电信号。光纤分为单模光纤和多模光纤。单模光纤内径小于 10μm，只传输单一频率的光，用红外激光管作为光源，特点是速率高、传输距离远、成本高。多模光纤纤芯直径为 50～62.5μm，可以传输多种频率的光，用发光二极管作为光源，特点是传输距离近、损耗大、成本低。

4. 无线电波通信　是指频率在 10KHz～1GHz 的电磁波谱。无线电波主要用于无线电广播和电视节目，无线电波也可以用于传输计算机数据。

5. 微波通信　是指频率范围在 3～300GHz 的无线电波。微波通信主要采用扩频通信的原理，由于频带宽、容量大，可以用于各种电信业务的传送。

6. 卫星通信系统　实际上也是一种微波通信，它以卫星作为中继站转发微波信号，在多个地面站之间通信。卫星通信实现了对地面无缝隙覆盖，但是卫星通信要求地面设备具有较大的发射功率，因此不易普及使用。

7. 红外通信　是指利用红外线作为传输手段的通信方式。红外通信主要应用于掌上电脑、笔记本电脑、个人数字处理设备和桌面计算机之间的文件交换，计算机装置之间传输数据，控制电视和其他设备。红外通信的主要特征为价格低、带宽高、安装简单、可靠性高和轻便等。

（二）物理层上的网络设备

1. 集线器　是将网络中的站点连接在一起的网络设备。在局域网上，每个站点都需要通过某种介质连接到网络上，在使用双绞线时，由于接头的特殊性使得将多个工作站连接在一起且必须通过一个中心设备，这样的设备称为集线器。由于大多数集线器都有信号放大或再生的作用，并且有多个端口，所以集线器有时还称为多端口中继器。集线器不能识别源地址和目的地址，所以采用广播方式传送数据，即从一个端口接收数据，向除自身之外的所有端口广播。从内部结构看，集线器只有一条总线，集线器上所有端口都挂在这条总线上，一个站点传输数据时，要独占整个总线的带宽，其他站点只能处于接收状态。

2. 中继器　是一种延伸网络覆盖范围的设备，主要作用是将接收的信号再生或放大，再传输出去。直接放大式中继器是一个简单放大器，放大器把衰减的信号，经过放大传递到下个网段。再生式中继器不仅有放大功能，还可以对信号进行整形后得到"干净"的无噪声信号送入下一个网段。

3. 调制解调器　是将计算机内部使用的数字信号转换成可以用电话线传输的模拟信号；在接收信息时把电话线上传来的模拟信号转换成数字信号传送给计算机。按与计算机连接的方式可分为外置式调制解调器、内置式调制解调器、PCMCIA 插卡式调制解调器、机架式调制解调器和 USB 接口调制解调器等。

（三）数据链路层上的网络设备

1. 网卡　又称网络接口卡或网络适配器。每台联网计算机至少要有 1 块网卡，网卡一端提供与计算机总线结构相适应的接口，另一端提供与传输介质的接口，通过网卡将计算机与传输介质连接。网卡还给计算机绑定一个地址，使计算机在网络中具有唯一的标识，这个地址为物理地址或 MAC 地址。这个地址在网卡的生产过程中被写入网卡的只读存储器中。网卡主要有 7 种功能：连接计算机与网络；进行串行/并行转换；实现网络协议；差错检测；数据缓存；编码解码；发送与接收。

2. 网桥　是一个将网络互连起来的设备，它可以在数据链路层上连接两个局域网，使之相互通信。网桥有地址过滤功能，它可以识别哪些地址属于一个网络。正是由于网桥有地址过滤功能，使得网桥具有如下功能：隔离局域网的冲突；提高网络性能；提高网络的安全性；扩展网络覆盖范围。由于网桥是依赖物理地址来寻址，寻址效率太低，所以在大型的网络互联中不使用网桥。

3. 交换机　只有 LAN 口，是用于端口扩展，即扩大局域网（通常都是以太网）的接入点，能让更多的电脑共享上网。交换机在中继层，交换机根据 MAC 地址寻址。交换机可以把很多主机连起来，这些主机对外各有 IP。利用交换机的网络微分段技术，可以将一个大型的共享式局域网的用户分成许多独立的网段，减少竞争带宽的用户数量，增加每个用户的可用带宽，从而缓解共享网络的拥挤状况。由于交换机可以将信息迅速而直接地送到目的地，能极大提高速度和带宽，能保护用户以前在介质方面的投资，并提供良好的可扩展性，因此交换机不但是网桥的理想替代物，而且是集线器的理想替代物。

传统的交换机本质上是具有流量控制能力的多端口网桥，即传统的（二层）交换机。把路由技术引入交换机，可以完成网络层路由选择，故称为三层交换，这是交换机的新进展。交换机是工作在链路层的联网设备，它的各个端口都具有桥接功能，每个端口可以连接一个 LAN 或一台高性能网站或服务器。

交换机主要是从提高连接服务器的端口的速率及相应的帧缓冲区的大小来提高整个网络的性能。一些高档的交换机还采用全双工技术，以进一步提高端口的带宽。

（1）交换机为了提高数据交换的速度和效率，一般支持多种方式。

目前有许多类型的交换机，其中包括 ATM（asynchronous transfer mode）交换机、LAN 交换机和不同类型的 WAN 交换机。ATM 交换机为工作组，企业网络中枢及其他众多领域提供了高速交换信息和可伸缩带宽的能力。ATM 交换机支持语音、视频和文本数据应用，并可用来交换固定长度的信息单位。企业网络是通过 ATM 中枢链路连接多个 LAN 组成的。局域网 LAN 交换机用于多 LAN 网段的相互连接，它在网络设备之间进行专用的无冲突的通信，同时支持多个设备间的对话。LAN 交换机主要是用于高速交换数据帧。

（2）交换机工作原理：理解交换机的工作原理，必须知道交换机里面的 MAC 结构表，这个表里有 MAC 地址、端口、VLAN ID 和定时器。一个 MAC 地址对应 1 个或多个端口。当交换机接收到 1 个数据帧，在 MAC 结构表中查找是否存在 MAC 地址和接口的对应关系的表项，如果存在，就向对应接口转发，否则向所有接口转发。当向接口转发的时候，

CAM 就添加一条终端 MAC 地址和端口的对应关系。一段时间后，该表项就添加了所有接口和其他的终端 MAC 地址。再收到一个数据帧的时候，就根据端口对应关系发送。每一个对应关系的表项，都有一个定时器。每执行该表项一次，就重置计时器。如果很长时间没有使用，即超时，MAC 表会把该表项删除。

（3）二层交换机具有物理层和数据链路层，因此二层交换机和网桥一样可以识别物理地址，其工作原理与网桥类似，也是根据所接收帧的源 MAC 地址构造转发表，根据所接收帧的目的地址进行过滤和转发操作，但是其转发延迟比网桥小，端口数量比网桥多，可以将二层交换机看作一个多端口的网桥。交换机可以分为局域网交换机和广域网交换机。广域网交换机主要用于电信互联网等领域的广域网中，提供通信用的基础平台。局域网交换机应用于局域网，用于连接终端设备，如服务器、工作站、集线器、路由器、网络打印机等网络设备，提供高速独立通信通道。局域网交换机是最常见的交换机，也是我们关注的重点。

（四）网络层上的网络设备

1. 路由器　又称路径器，能将数据通过打包一个个传送至目的地，这个过程称为路由。路由器工作在 OSI 模型的第三层，即网络层。路由器可以连接多个网络，包括局域网和广域网，在网络之间传输报文分组。路由器和二层交换机的区别主要体现在：①工作层次不同，交换机工作在 OSI 体系结构数据链路层，也就是第二层，而路由器工作在网络层（第三层），因此路由器可以做出更加智能的转发决策；②数据转发依据的对象不同，交换机是利用物理地址来确定转发数据的目的地址，而路由器则是利用不同网络的 ID 来确定转发数据的目的地址；③二层交换机只能分割冲突域，不能分割广播域，而路由器可以分割广播域；④连接的网络不同，二层交换机一般用于局域网和局域网的连接，路由器用于广域网和广域网的连接或广域网与局域网的连接。两者相比，路由器的功能较交换机要强大，但速度慢，价格高。

近年来出现了交换路由器产品，从本质上来说它不是什么新技术，而是为了提高通信能力，把交换机的原理组合到路由器中，使数据传输更快。

无线网络路由器是一种用来连接有线网络和无线网络的通信设备，它可以通过 WiFi 技术收发无线信号来与个人计算机等设备通信。无线网络路由器可以在不设电缆的情况下，方便地建立一个电脑网络。

2. 第三层交换机　本质上是用硬件实现的一种高速路由器。第三层交换机既有交换机线速转发报文的能力，又有路由器良好的控制功能，因此得到了广泛的应用。第三层交换机提供了非常快的分组处理速度，适用于那些不需要路由器额外功能的网络应用。

三层交换机最重要的目的是加快大型局域网内部的数据交换，糅合进去的路由功能也是为这个目的服务的，所以它的路由功能没有同一档次的专业路由器强。三层交换机是为 IP 设计的，接口类型简单，拥有很强的二层包处理能力，所以适用于大型局域网。单纯使用路由器，则由于端口数量有限，路由速度较慢，而限制了网络的规模和访问速度，所以在这种环境下，由二层交换技术和路由技术有机结合而成的三层交换机最为适合。

（五）无线网络设备

无线网络设备在硬件构成上与有线网络并无太大差别，同样需要网络连接设备、传输介质和网卡。如果计算机所处位置被无线路由器或无线 AP 覆盖，就可以通过无线网卡以无线传输的方式连入无线网络。无线网卡大致可分为台式机专用 PCI 接口网卡、笔记本电脑专用 PCMCIA 接口网卡、USB 接口网卡和笔记本电脑内置 MINI-PCI 无线网卡。选择网卡时除了选择一个与计算机相匹配的网卡类型，还要注意网卡支持的无线标准要与无线网络连接设备支持的标准保持一致。无线路由器主要应用于用户共享上网。市场上流行的无线路由器一般都支持 xDSL、Cable、动态 xDSL、pptp 4 种接入方式。

（六）服务器

服务器是指一个进行管理资源并为用户提供服务的计算机，通常分为文件服务器、数据库服务器和应用程序服务器。运行以上软件的计算机或计算机系统也称为服务器。相对于普通个人计算机来说，服务器在稳定性、安全性、性能等方面都有更高要求，因此 CPU、芯片组、内存、磁盘系统、网络等硬件和普通个人计算机有所不同。

1. 按照体系架构区分　服务器可分为非 x86 服务器和 x86 服务器两类。

（1）非 x86 服务器：包括大型机、小型机和 UNIX 服务器，它们是使用精简指令集（RISC）或并行指令代码（EPIC）处理器，并且主要采用 UNIX 和其他专用操作系统的服务器。这种服务器价格昂贵、体系封闭，但是稳定性好、性能强，主要用于金融、电信等大型企业的核心系统。

（2）x86 服务器：又称复杂指令集（CISC）架构服务器，即通常所讲的 PC 服务器，它是基于 PC 体系结构，使用 Intel 或其他兼容 x86 指令集的处理器芯片和 Windows 操作系统的服务器。其价格便宜、兼容性好，但稳定性差、不安全，主要用于中小企业。

2. 按照应用层次划分　通常也称"按服务器档次划分"或"按网络规模划分"，是服务器最为普遍的一种划分方法。按这种划分方法，服务器可分为入门级服务器、工作组级服务器、部门级服务器和企业级服务器。

（1）入门级服务器：是基础的一类服务器。现在许多入门级服务器与 PC 的配置相似，这类服务器主要采用 Windows 或 NetWare 网络操作系统，可以充分满足办公室型的中小型网络用户的文件共享、数据处理、Internet 接入及简单数据库应用的需求。入门级服务器连接的终端比较有限（通常为 20 台左右），仅适用于日常工作网络流量不大，无须长期不间断开机的部门使用。

（2）工作组服务器：仍属于低档服务器。它只能连接一个工作组（50 台左右）用户，网络规模较小，服务器的稳定性也不像企业级服务器那样高。

（3）部门级服务器：属于中档服务器之列，一般都是支持双 CPU 以上的对称处理器结构，具备比较完全的硬件配置，如磁盘阵列、存储托架等。部门级服务器的最大特点就是集成了大量的监测及管理电路，具有全面的服务器管理能力，管理人员可以及时了解服务器的工作状况。大多数部门级服务器具有优良的系统扩展性，能够满足用户在业务量迅速增大时及时在线升级系统的需求。

部门级服务器可连接 100 个左右的计算机用户，适用于对处理速度和系统可靠性要求高一些的中小型企业网络。这类服务器需要安装比较多的部件，所以机箱通常较大，常采用机柜式机箱。

（4）企业级服务器：属于高档服务器，企业级服务器最起码是采用 4 个以上 CPU 的对称处理器结构，有的高达几十个。企业级服务器还具有独立的双 PCI 通道和内存扩展板设计，具有高内存带宽、大容量热插拔硬盘和热插拔电源、超强的数据处理能力和群集性能等特点。

企业级服务器的最大特点是具有高度的容错能力、优良的扩展性能、故障预报警功能、在线诊断和 RAM、PCI、CPU 等具有热插拔性能。企业级服务器一般为机柜式机箱。企业级服务器适合运行在需要处理大量数据、高处理速度和对可靠性要求极高的金融、证券、交通、邮电、通信或大型企业。

3. 服务器系统功能选择

（1）服务器系统的硬件构成与我们平常接触的电脑有众多相似之处，主要的硬件构成仍然包括如下几个主要部分：中央处理器、内存、芯片组、I/O 总线、I/O 设备、电源、机箱和相关软件。在信息系统中，服务器主要应用于数据库和 Web 服务。

（2）对于信息服务部门而言，选择服务器时首先要考虑服务器的体积、功耗、发热量等物理参数，因为如何在有限的空间内部署更多的服务器直接关系到部门的服务成本，通常选用机械尺寸符合 19 英寸工业标准的机架式服务器。机架式服务器的外形看起来不像计算机，而像交换机，机架式服务器安装在标准的 19 英寸机柜里面。

所谓刀片服务器，是指在标准高度的机架式机箱内可插装多个卡式的服务器单元，实现高可用和高密度。每一块"刀片"实际上就是一块系统主板。它们可以通过"板载"硬盘启动自己的操作系统，类似于一个个独立的服务器。

（3）对于重要企业和部门，则应采用具有完备的故障自修复能力的系统，关键部件应采用冗余措施，对于关键业务使用的服务器也可以采用双机热备份高性能计算机，这样的系统安全可靠。

（4）服务器的 CPU 仍按 CPU 的指令系统来区分，通常分为 CISC 型 CPU 和 RISC 型 CPU 两类，后来又出现了一种 64 位的 VLIM 指令系统的 CPU。CISC 型 CPU（复杂指令集）目前主要有 Intel 的服务器 CPU 和 AMD 的服务器 CPU 两大类。RISC 型 CPU（精简指令集）与 Intel 和 AMD 的 CPU 在软件和硬件上都不兼容。

（5）有很多形式的服务器，常用的包括文件服务器、数据库服务器、邮件服务器、网页服务器、FTP 服务器、域名服务器、应用程序服务器和代理服务器等。

4. 服务器质量与服务 在选配和评价服务器时，主要从以下四个方面衡量。

（1）服务器必须具有一定的"可扩展性"。在当今信息时代网络技术不断发展，如果服务器没有一定的可扩展性，在短时内很可能遭到淘汰，给用户造成重大经济损失。

（2）服务器要易于使用。服务器要实现多种功能，需要大量的软件支持，但是软件系统过多，又可能造成服务器的使用性能下降，因此除了考虑服务器的可用性、稳定性等，还必须充分考虑服务器的易使用性。

（3）服务器的可靠性十分重要。服务器面对的是整个网络的用户，而不是单个用户，医院通常要求服务器是永不中断的，必须持续地为用户提供 7×24 小时连接服务，同时在全天运行中还不得出现网络故障，而使网络中断或瘫痪，因此要求服务器必须具备极高的稳定性。为了确保服务器的稳定性，一方面要选取优质服务器，另一方面要求各配件质量过关和采取必要的技术和配套措施，如硬件冗余、在线诊断等。

（4）服务器的易管理性主要体现在如何减少网络故障和一旦发生故障如何尽快恢复的能力。服务器生产厂商为了解决这一难题提供了许多新的技术，如冗余技术、系统备份、在线诊断技术、故障报警技术、内存纠错技术、热拔插技术和远程诊断技术等，使绝大多数故障能够在不停机的情况下得到及时修复。

四、计算机网络系统

（一）计算机网络分类

按照网络覆盖的范围，可将网络分为局域网、广域网和城域网。局域网（LAN）是将有限范围内（如一个医院或一个工业园区等）的各种计算机、终端及外部设备连接成网络，共享数据和硬件功能。局域网结构简单、传输速度快，私密性强，适用于单位内部使用，医院的计算机系统基本上属于这种网络结构；广域网覆盖范围广，覆盖一个地区、一个国家或更广。局域网和广域网不仅覆盖范围不同，而且更重要的是两者使用的网络技术完全不同，广域网主要采用分组交换技术，而局域网则采用广播或帧交换技术。城域网是介于局域网和广域网之间的网络，主要采用局域网技术。

（二）计算机网络拓扑结构

拓扑是从图论演变而来，是一种研究与大小和形状无关的点、线、面的方法。网络拓扑是抛开网络中具体的设备，把计算机和各种设备抽象成为"点"，把网络中的通信介质抽象为"线"，从而抽象得出网络系统的具体结构。这种采用拓扑学方法描述各个节点之间的连接方式的图形称为网络的拓扑结构图。网络拓扑结构不同，网络的工作原理就不同，网络性能也不同。

（三）计算机网络操作系统

网络操作系统（network operating system，NOS）是一种运行在硬件基础上的网络操作和管理软件，它建立一种集成的网络环境，为用户方便而有效地使用和管理网络资源提供网络接口和网络服务。网络操作系统一般具有如下多种功能：网络文件和目录共享服务；网络安全性和访问控制；网络可靠性和系统容错，系统容错技术可以保证在网络部件出现故障时仍然能维持网络继续工作，如通过冗余技术确保服务器能够连续不断地工作；网络操作系统支持主要的网络通信协议，允许多种网络通信协议共存于同一网络系统中，使用户能透明地访问网络资源；网络操作系统支持通过网桥和路由器实现网络互联；网络操作系统支持客户采用 Windows 操作系统等入网，获取网络资源；网络操作系统可以管理网络系统，提供和管理工具及管理实用程序；网络操作系统还可以为用户提供各种网络服务，如文件服务、打印服务和数据库等服务。

（四）计算机网络体系结构

网络中各种计算机和通信设备通信时共同遵守的规则和约定被称为网络协议。网络协议有三要素，即语义、语法和时序。语义是指在数据传输中加入哪些控制信息。语法是指传输数据的格式，在网络通信中数据和控制信息组成哪种格式是语法约定的内容。时序是指数据传输的次序或步骤。

计算机网络是一个复杂的系统，网络上两台计算机通信时要完成很多工作，为了使复杂的工作变得简单，计算机网络采用了分层的设计方法，即将网络通信过程中完成的功能分解到不同的层次上，在网络通信中将复杂的通信功能分解成一个个子任务，然后针对每个子任务分别制定相应的协议，在网络术语中将这种任务分解的方法称为分层。网络的这种分层结构及各层协议的集合称为网络体系结构。

国际标准化组织（international organization for standardization，ISO）于 1977 年制定了开放系统互联（open system interconnect，OSI）参考模型，简称 OSI 参考模型。OSI 参考模型把从传输介质的网络接口到用户应用的传输过程分为 7 个层次，分别为物理层、数据链路层、网络层、传输层、会话层、表示层和应用层。其中应用层是最靠近用户的一层，物理层离用户最远，主要体现传输介质接口等特性。

1. 计算机局域网（LAN） 是在一个局部的地理范围内将各种计算机及其外围设备相互连接起来组成的计算机通信网，在局域网中可以实现文件共享、应用软件共享、打印机共享等功能。局域网是由单位或部门组建，仅供单位内部使用，具有覆盖地理范围有限、传输速率高、误码率低等特点。

局域网技术有多种，其中以太网是最常用的局域网组网方式。以太网可以使用双绞线、同轴电缆、光纤等传输介质，其数据传输速率有 10Mbps、100Mbps、1000Mbps、10 000Mbps 等几个序列。IEEE 802.3 标准给出了以太网的技术标准。它规定了包括物理层的连线、电信号和介质访问控制子层协议在内的内容。

交换式以太网是以以太网交换机为核心设备而建立起来的一种高速网络，已经逐步取代集线器，成为主要的组网设备。以太网交换机主要有 3 种交换方式：直通式、存储转发和碎片隔离。

2. 虚拟局域网（virtual LAN，VLAN） 是建立在交换技术基础上的。将一个局域网或多个局域网的多个站点按工作性质与需要，用软件方式划分成一个个"逻辑工作组"，一个逻辑工作组就是一个 VLAN。相同 VLAN 成员之间可以直接通信，不同 VLAN 成员之间不能直接通信，需要借助路由器。在实际网络应用中，由于历史条件等因素，各部门的计算机可能分布在不同的位置，有时出于工作需求，希望一个职能部门的计算机能够在一个网段上直接通信，不同部门计算机之间可以通过路由器进行通信。如果没有 VLAN 技术，就需要改变布线方法，不仅布线困难，而且造成大量人力和物力的浪费。有了 VLAN 技术，布线时只需根据建筑物具体情况合理布线，无须考虑部门通信问题，只要把属于同一网段的站点划分到一个 VLAN，即可满足工作需求。

3. 无线局域网（wireless LAN，WLAN） 是计算机网络与无线通信技术相结合的产物。无线局域网利用电磁波发送和接收数据，无须物理传输介质即可达到网络延伸的目的。与有线网络相比，无线局域网具有安装便捷、使用灵活和易于扩展等优点。IEEE 802.11 标准规范了在无线网络节点和网络基站之间或两个无线网络节点之间如何传输射频（RF）信号。无线局域网的模式相当于有线网络的拓扑结构，无线网络有两种模式：无基础设施的特定结构的网络和基础结构网络。

由于无线 AP 或无线客户端任何人都能发送和接收帧，以及侦听正在发射的其他帧，使得无线网络侵入非常容易。为此无线网络采用了加密和身份验证技术。加密用于在通过无线网络发送无线帧之前加密帧中的数据。身份验证要求无线客户端首先验证自己的身份，然后才允许它们加入无线网络。

4. 小型局域网 又称对等网络，是相对于客户机/服务器网络而言，在对等网络中所有计算机地位平等，没有专门的服务器，每个计算机都可以充当服务器，为其他用户提供资源共享；每个计算机也都是客户机，可以访问其他计算机上共享的资源。对等网络资源管理分散，安全性差。在对等网络中不需要专门的网络操作系统，各种操作系统都支持对等网。对等网广泛应用于办公室、家庭和公用机房。

5. 局域网基本模型 是通过单位主要建筑的主干网，将单位内部各个部门区域内的计算机连接起来。为单位的业务、财务管理等提供综合信息化服务。比较典型的医院信息化网络由 3 层结构组成，即核心层、汇集层和接入层。核心层的主要任务是高速交换数据包。汇集层的作用是将大量从接入层连接过来的低速链路通过少量的高速链路接入核心层，隔离接入层拓扑结构的变化。汇集层存在与否取决于网络规模的大小，当信息点较多时，就需要汇集层交换机。接入层有三个作用，一是将用户流量导入网络，二是通过采集包过滤策略控制用户访问，三是划分虚拟网。

6. 宽带网络 为了满足多用化的需求，如语音、数据、图像等，使得多媒体的需求迅速上升，使得网络建设不断向宽带化、智能化和综合化方向发展。宽带网络可分为宽带骨干网和宽带接入网：骨干网又称核心交换网，采用大容量光纤通信系统，能实现大容量、长距离的数据传输；接入网是指交换局到用户终端的网络。宽带接入可分为光纤接入、铜线接入、光纤同轴电缆混合接入和无线接入等类型。目前，宽带网络在网络视频点播、网络可视电话、视频会议、网上游戏和远程控制等领域得到了广泛应用。

（五）防火墙

防火墙是计算机硬件和软件的组合，是在网络之间执行安全策略的系统，它布置在内部网络与外部网络之间，通过检查所有进出内部网络的数据包，分析数据包的合法性，判断是否会对网络安全构成威胁，在外部网与内部网之间建立起一个安全屏障，从而保护内部网免受非法用户的侵入。

防火墙实现技术一般分两类。①网络级防火墙。主要用来防止内部网络出现外来非法入侵，分组过滤路由器负责检查所有流入内部网络的数据包，将不符合准则的数据包拒绝在防火墙之外；授权服务器负责检查用户登录的合法性。②应用级防火墙。通常使用应用网关或代理服务器来区分各种应用。例如，只允许访问内部网络的 WWW 服务器数据包通过，而阻止访问 FTP 应用的数据包通过。

第三节 医院计算机管理系统功能简介

一、医院计算机管理系统功能

目前，医院的计算机管理应用系统主要包括医院信息系统、电子病历系统、医院检验科信息系统、放射科医疗信息系统、医学影像信息系统等。

（一）医院信息系统

医院信息系统（hospital information system，HIS）是医院内主要的计算机管理系统。HIS 最初源于计算机局域联网对财务和物资管理，然后向医院的收费系统和药房管理系统发展，进而发展到医院的各个管理部门和各个医疗环节。由于在 HIS 中含有患者的主要信息，因此其他的计算机系统都要与 HIS 对接和融合，才能建立起患者的全面信息，保证医疗工作的顺利实施。

各家医院的 HIS 虽然根据本院的实际情况和对系统的运用和理解不同，各有差异，但是总体上 HIS 大致可以实现以下各种功能。

1. 挂号与预约系统　可以实现医院门诊部挂号处所需的各种功能，包括门诊安排、挂号处理、统计与查询等。

2. 划价收费系统　可以集划价、收费功能于一体，与门诊药房的库存关联，集中统一的价表管理，集成医疗保险收费项目控制，费用自动分比例，费用按医疗保险政策分段统计等。

3. 门诊药房系统　可以根据药房的不同类别分为中药房、西药房、中成药等不同药房。药房与药库连用，直接从药库出库转药房入库，与门诊收费连接直接显示划价处方药品列表。

4. 门诊医生工作站系统　可以为医生提供大量的医嘱数据，以及各种常用医嘱用语（如处方、检验、化疗等）。

5. 门诊护士站系统　可以为护士提供门诊医嘱的执行系统，包括医嘱审核、医嘱执行、医嘱取消、医嘱作废、医嘱恢复、医嘱退回等信息和操作程序。

6. 住院管理系统　包括入院登记、预交款管理、出院管理、结算方式等，包括住院登记、押金管理、住院情况查询、病历号替换、患者费用查询、出院结算、医嘱查询打印、费用查询打印、收入科室核算、数据维护等。

7. 住院医生站系统　提供不同医嘱录入方式，如快捷录入、标准录入、事后录入。所用信息根据使用频率，实现智能排列，包括患者医嘱录入、医嘱审核、医嘱终止、重整医嘱、医嘱查询、患者病历首页查询，转科、出院等。

8. 住院护士站系统　可实现病房的床位分级管理、医嘱校对、医嘱的执行，摆药查询、转科、出院申请、病历的查阅、护理病历的书写等。患者住院期间的信息管理、病房分类管理，对病房和患者信息、患者费用等相关信息的查询。

9. 住院药房系统　功能与门诊药房系统相似。

10. 药库管理系统　实现对药品的计划、采购、入库、出库、药品基本信息、数量、保质期的实时管理；对药品的库存盘点、销售金额的动态查询。

11. 耗材管理系统　对耗材实现从计划、入库、出库、库存盘点到销售金额的动态查询。对耗材发放、报损、退货任意时间段的动态查询。

12. 设备管理系统　对医院医疗物资的采购、出库、入库、调拨、存放、使用、维修、报损、报废等一系列工作实现盘点、统计、查询的科学管理。

13. 多媒体导医系统　将触摸屏一体机放置于门诊大厅，为人们提供医院的一些基本信息，包括医院介绍、科室介绍、专家介绍、就诊指南、药品价格查询、收费项目价格查询、患者就诊信息查询、就诊费用查询、常识介绍等。

14. 管理员系统　对所有的模块进行管理工作。可实现前台对数据库数据的备份、还原等操作。

15. 病案管理系统　包括患者病案编辑、病案查询、病案统计、治疗记录查询、疾病分类查询、病历维护、治疗评价、病案借阅、信息综合检索、报表打印、ICD 编码管理等。

16. 院长查询系统　是为满足医院院长等高级管理层日常工作，以及计划、决策而精心设计的。通过本系统，院长可全方位地对医疗、财务、人事、后勤物质保障等方面的动态信息进行查询，为医院提供决策性的信息支持。

（二）电子病历系统

电子病历系统（electronic medical record system，EMRS）。病历是患者临床医疗信息的载体。长期以来，纸张作为病历的唯一载体，给医院的病案管理带来了诸多问题。电子病历是指医疗机构对门诊、住院患者（或保健对象）临床诊疗和指导干预的电子化的医疗服务工作记录，是居民个人在医疗机构历次就诊过程中产生和被记录的完整的详细的临床信息资源。构建标准化、结构化的电子病历是医院信息系统建设的关键一环，是实现居民健康档案的前提和基础，也是国家卫生和健康委员会对医疗机构建立"以电子病历为核心的信息管理系统"的政策指导。

新技术支撑下的 EMRS，是全集成化、全过程化、全诊疗周期、多视图的智能化系统，其覆盖诊疗的全过程，为用药、诊疗、决策提供智能化帮助。

1. 电子病历主要功能

（1）病历书写：通过信息化技术和符合临床要求的病历模板调用，提高临床医生病历书写速度，同时排除误操作导致的垃圾病历数据；病历模板支持结构化设定和管理，满足临床书写和结构化数据存储的要求。

（2）病历质控：围绕电子病历的产生进行全过程的病历质量监管，通过系统智能监控与人工内涵审核相结合的方式提高病历质量。

（3）病案管理：归档病案应用，兼顾归档病案对外输出和对内临床调阅。

（4）临床数据集成与展现：电子病历系统与其他临床信息系统进行数据集成，将患者住院过程中产生的临床数据存储至电子病历系统中，并按照临床工作要求进行数据展现与分析。

（5）专科病历：系统具有病历模板维护功能，可按照不同科室要求、不同病种特点进行病历内容定制，进一步提高临床病历书写效率，同时可在数据基础层面建立专病的数据标准。

（6）病历数据利用：通过电子病历系统累积的病历数据要满足临床结构化检索要求，系统提供病历数据结构化检索功能。

（7）系统权限管理：系统针对临床医生的使用权限进行调整，按照相关管理要求对医院实际管理进行配置。

（8）病案无纸化管理：彻底解决纸质病案存放空间问题。

（9）系统延展功能：电子病历系统的设计要兼顾医院后续信息化建设，如集成平台、数据中心、大数据科研等方向。

2. 电子病历主要用途

（1）可实现病历书写专科化：病历格式在全院统一的基础之上兼顾不同专业、不同病种的特色需求。通过总结专科专病的内容要求，有针对性地对电子病历模板进行设计，以满足不同病种的需求。临床医生无须在单一的模板上完成某一病种的病历，只需要调取对应病种的模板就可高效、高质量地完成病历书写。

（2）可实现全流程质控监管：建立病历质量多级管理模式，通过系统的主动提醒，为临床医生自我管理与自我修正提供信息基础，科室内部和医院质控科可随时对运行病历进行内容审查，如发现病历缺陷可在系统中进行登记并与管床医生进行质控信息交互，病案室进行终末病历质控，保证归档病案质量。

（3）可实现临床数据一体化：完整、及时提供临床数据对医生工作至关重要。电子病历系统是临床医生日常工作的主要工具，系统将患者临床数据集中管理，按照临床工作要求不同进行不同方式的展现，让临床医生快捷准确地了解患者治疗过程。

（4）可实现临床数据标准化：临床数据建立统一标准是后续数据利用和互联互通的重要基础。电子病历系统支撑结构化内容与标准化数据集相关联。

（三）医院检验科信息系统

医院检验科信息系统（laboratory information system，LIS）是医院信息管理的重要组成部分。LIS逐步采用智能辅助功能来处理大信息量的检验工作，即LIS不仅是自动接收检验数据、打印检验报告、系统保存检验信息的工具，而且可根据实验室的需要实现智能辅助功能。随着IT技术的不断发展，人工智能在LIS中的应用也越来越广泛。

1. LIS主要功能

（1）检验工作站：是LIS最大的应用模块，是检验技师的主要工作平台。检验工作站负责日常数据处理工作，包括标本采集、标本数据接收、数据处理、报告审核、报告发布、报告查询等。

（2）医生工作站：主要具有患者信息浏览、历史数据比较、历史数据查询等功能。在检验结果出来之后，医生可以通过LIS第一时间得到患者的病情结果，并可对同一个患者不同时间的检验结果进行比较，并显示其变化曲线。

（3）护士工作站：具有标本接收、生成回执、条码打印、标本分发、报告单查询、打印等功能。

（4）审核工作站：主要的功能是漏费管理的稽查，包括仪器日志查询分析、急诊体检特批等特殊号码的发放及使用情况查询与审核、正常收费信息的管理等功能。该功能可以有效控制"人情检查"和私自收费现象的发生。

（5）血库管理系统：具有血液的出入库管理，包括报废、返回血站等处理，以及输血管理，包括申请单管理、输血常规管理、配血管理、发血管理等功能。

（6）试剂管理子系统：具有试剂入库、试剂出库、试剂报损、采购订单、库存报警、出入库查询等功能。

（7）主任管理工作站：主要用于员工工作监察、员工档案管理、值班安排、考勤管理、工资管理、工作量统计分析、财务趋势分析等。

2. 实施 LIS 的主要目标 是为检验室开展检验工作提供更加有效的系统支持。在实际应用中具有许多优势，具体体现在以下几个方面。

（1）LIS 为病房里的医护人员提供在线设施，使他们可以及时准确地获得检验室信息，包括标本的检验室号码、地点和状况，以及登记有患者的姓名、检查类型等在内的当前或以往累积的检验结果报告。确保检验结果的可靠性和准确性，利用 LIS 的仪器监控和质量控制，尽量减少人为误差。

（2）为检验室技术人员提供智能化的运行模式，使处理诸如按照规程审核检验结果、取消检验项目、分析及处理存在重大疑问的检验结果、执行特殊的命令和处理质量控制等问题更轻松自如，也可使检验人员更快地获得准确清晰的检验结果。

（3）减少非技术性工作时间，如接听电话查询和编辑检验统计报告、质量管理统计报告等。

（4）LIS 可以提供实时自动查找检验结果，通过审核发布或远程打印可以将计算机处理的数据传送到护理区，也可传送到患者的电子病历上，整个报告无须使用纸张。通过电子邮件等无线通信技术可将检验室数据快速传输给主诊医生。

（5）LIS 改善了检验室的操作程序，包括使用条形码标记检验标本，与检验分析仪器实现既可读取检验数据，又可程序自动控制分析仪器的双向对接，改善双边对接界面，减少重复录入检测选项的耗时，从而提高出报告结果的效率和技术人员的工作效率。

（6）LIS 可以发出清晰、规范的检验报告。LIS 可以产生准确、可靠和快速的工作量统计数据，为医院建立费用预算提供数据参考，可以有效地管理从自动检验分析仪器产生出来的大量数据。

医院 LIS 的建设需要注意两个问题：一是检验设备要配置好工作站，工作站是将设备测得的参数信息通过计算机传输到网络上；二是做好 LIS 与 HIS 的连接与融合。如果医院有体检系统，想实现体检系统同 LIS 之间的接口，必须同时得到体检系统的供应商和 LIS 的供应商的支持。同 LIS 建立接口时，只要对 LIS 进行必要的修改即可，而这种修改必须由 LIS 的供应商或其他拥有 LIS 源代码的人才能进行。

（四）放射科医疗信息系统

放射科医疗信息系统（radidogy information system，RIS）同时也是管理科内所有患者资料和科室日常工作的综合管理信息系统，是全面提高科室医疗水平的现代化信息平台。各种 X 线机、DSA、X-CT、MRI、CR、DR 等先进的设备已成为放射科的常规组成部分，并成为数字化医院建设快速发展的重要组成部分。这些日常医疗工作的条件与诊疗技术和水平的提高，必然要求与之配套的 RIS 可以全面汇总信息资源，整合科室工作环节，优化工作流程，并促进数字医疗、数字医院的发展和建设。

1. RIS 主要功能

（1）RIS 具有登录、预约自动安排功能，即可自动安排患者在指定的时间、地点就诊。自动安排医生及其他工作人员在指定的时间、地点工作。

（2）RIS 可以统计患者人数、获取和管理相关病历，并将其纳入病历管理。

（3）RIS 可以进行资源管理，包括人力资源、设备、消耗材料等资源的管理。

（4）RIS 可以对胶片及相关文件的借出、入库等进行管理。

（5）RIS 可以对医学影像学诊断报告进行制作、书写、审阅、打印等操作。

（6）RIS 可以对财务及各类统计报表进行管理。

2. RIS 优化了医院放射科工作流程管理　RIS 内包含 PACS，配合医学分类和检索、放射物资管理、影像设备管理和科室信息报表等外围模块，实现了对患者整个医疗流程质量控制和实地跟踪差错统计，为解决医疗纠纷举证倒置提供了依据，从而使放射科室管理进入清晰数字化管理阶段。RIS 与 PACS 紧密相连，构成医院数字医疗设备、影像及报告管理方案。随着 PACS 不断完善与发展，RIS 逐渐成为 PACS 的一部分。

（五）医学影像信息系统

医学影像信息系统（picture archiving and communication system，PACS）是近年来逐渐发展起来的新兴计算机管理系统。PACS 以高性能服务器、网络及存储设备构成硬件支持平台，以大型关系型数据库作为数据和图像的存储管理工具，以医疗影像的采集、传输、存储和诊断为核心，是集影像采集传输与存储管理、影像诊断查询与报告管理、综合信息管理等综合应用于一体的系统。其主要任务就是把医院影像科日常产生的各种医学影像（包括磁共振、CT、DR、超声、X 线机等设备产生的图像）通过 DICOM 3.0 国际标准接口以数字化的方式海量保存起来，当需要的时候在一定的授权下能够很快调回使用，同时增加一些辅助诊断管理功能。在临床应用上也不再局限在医院本身的局域网范围内，还可以通过互联网把图形传输到全国各地，进行远程会诊，这些功能的实现都需要医院的 PACS 的支持。随着计算机软硬件技术、多媒体技术和通信技术的高速发展及医学发展需求的不断增长，PACS 标准化进程不断推进，目前的 PACS 已扩展到所有的医学图像领域，如心脏病学、病理学、眼科学、皮肤病学、核医学、超声学及牙科学等。PACS 包含的内容和作用已超越这一名词原来的含义，现在我们提到的 PACS 普遍是指包含了放射科信息系统和医学影像存档与通信系统的医学影像信息系统。

医院 PACS 实际上是在 RIS 的基础上，扩展了医学影像通信传输和数据存储功能。医学影像通信传输首先要解决的问题是如何从医疗设备中把图像数据传输到网络上，以前各厂商的设备都有自己的传输标准，经过多年的努力，目前 DICOM 3.0 标准已为国际医疗影像设备厂商普遍遵循的标准，各大厂商所生产的影像设备均提供 DICOM 3.0 标准通信协议。在系统的输出和输入上必须支持 DICOM 3.0 标准，已成为 PACS 的国际规范。

DICOM 的全称是医学数字成像与通信（digital imaging and communication in medicine），DICOM 在制订工作一开始就考虑到一些相关标准化组织的研究成果，更重要的是为 DICOM 提供了重要的背景支持和技术。由于是面向网络环境的通信标准，对 DICOM 影响最大的是国际标准化组织的开放系统互联参考模型（ISO-OSI）。

HL7 是在医疗环境中交换电子数据的标准，目的是简化不同厂商在医疗领域中计算应用的接口实现。其主要应用领域是 HIS 或 RIS。HL7 目前主要是规范在 HIS 或 RIS 及其设备之间通信信息，如患者入院/挂号、出院或转院数据和查询、患者安排、预订、财务、临床观察、医疗记录、患者的治疗、主文件更新信息等。

为了推行 DICOM 3.0 标准的实施，《医院信息系统基本功能规范》（简称《规范》）中明确规定"数据接收功能：接收、获取影像设备的 DICOM 3.0 和非 DICOM 3.0 格式的影像数据，支持非 DICOM 影像设备的影像转化为 DICOM 3.0 标准的数据"。在该《规范》

中还规定管理和运行要求等事项，为图像数据传输与存储制定了具体要求。

PACS 另外一个最主要的功能是图像数据存储。PACS 有别于 HIS、LIS 等其他医学信息系统的最重要一点就是海量数据存储。合理设计 PACS 的数据存储结构，是成功建设 PACS 关键。一个大型的医院拥有大批现代化的大型医疗影像设备，每天影像检查产生的数据量多达 4GB 左右（未压缩的原始数据），一年数据总量约 1200GB。而随着医院的业务飞速发展和新的影像设备的引进，这一数据量还可能进一步增长。此外，如何提高在线数据随机存取的效率也是一个非常关键的问题。

基于这一原因，现有的 PACS 提供商多采用分级存储（HSM）的策略，将 PACS 存储分成在线存储和离线存储。用两种不同性能的存储介质来分别达到高容量和高效率的要求，低速超大容量存储设备（离线存储服务器）用作永久存储；高速存储设备（SAN）用作在线数据存储，确保在线数据的高效存取。对于 2 年以上的历史数据保存在离线存储设备里，在线存储设备仅保存最近 3 年的数据。

目前 SUPER PACS 数据库共有 36 个表，按用途分为公用表、数字胶片室专用表、放射专用表、超声专用表、远程专用表。其中起到关键性作用的是 Patient、Study、Series、Image 4 个主表。Patient 表用于存放患者的基本信息，应用范围涉及 SUPER PACS 的所有子系统；Study 表用于存放患者的检查信息，应用范围涉及 SUPER PACS 的所有子系统；Series 表用于图像序列表的生成，应用范围涉及 SUPERPACSR DICOM 放射系统；Image 表用于保存系统图像记录。

DICOM 文件由多个数据集组成。数据集表现了现实世界信息对象的相关属性，如患者姓名、性别、身高和体重等。数据集由数据元素组成，数据元素包含进行编码的信息对象属性的值，并由数据元素标签（tag）唯一标识。数据元素具有 3 种结构，其中 2 种具有类型表示 VR（是否出现由传输语法决定），差别在于其长度的表达方式，另外一种不包括类型表示。类型表示指明了该数据元素中的数据是哪种类型，它是一个长度为 2 的字符串，如一个数据元素的 VR 为 FL，表示该数据元素中存储的数据类型为浮点型。所有数据元素都包含标签、值长度和数据值体。

数据域表明了数据元素的值，其长度为偶数字节数，该字段的数据类型是由数据元素的 VR 所明确定义。数据元素字段由 3 个公共字段和 1 个可选字段组成。

新一代的 PACS 大多采用标准压缩算法来压缩图像文件，DICOM 支持的标准压缩算法有 JPEG、JPEG2000、JPEG-LS 和 Deflate 等。厂家用自定义算法来压缩图像的现象越来越少。目前欧美先进 PACS 厂家在推行备份和在线两级储存。备份只是为了防止意外，如火灾、地震等。在线储存用到硬盘，用 RAID（冗余存储磁盘阵列）加 NAS。而前些年 PACS 最常见的是用三级图像储存模式，即在线（on-line）、近线（near-line）和离线（off-line）。新的图像在线存在硬盘上，老一些的图像近线存在网路服务机里，再老一些的图像离线存在 MOD 或磁带里。

各国的 PACS 研究和发展各具特点，由于我国开发和引进 PACS 较晚，目前已经建立并有效运行的 PACS 并不多见。究其原因主要是标准化程度低、兼容性差，一般为封闭式的专用系统，价格昂贵，配置的硬件也不合理，对工作量大的医院缺乏强大的存储子系统，无法支持数据量巨大的常规放射影像，因此不能真正实现"无片化"管理。多数 PACS 也没有其有效的工作流程和自动化管理功能，也不能向临床诊断提供所需的全部，表现在在线信息少，响应速度慢。在网络安全、保密和符合法律要求方面还不可靠。现有的 PACS 设计大多数没有考虑技术发展和扩展需要的可能，难于与现有的 HIS 或 RIS 整合为一个系统。

在国内 PACS 重点发展方向：应严格遵守国际技术标准的系统设计和完全开放式的体系结构，基于 IHE、DICOM 3.0 和 HL-7（医疗保健）等国际标准；浏览器/服务器结构，应具有良好的兼容性；基于 Internet/Intranet 技术的网络结构，需要支持局域网（LAN）、广域网（WAN），可远程会诊；采用 TB 级甚至 PB 级存储子系统，提高响应能力；提供容错、纠错能力及更好的数据安全保障和灾难恢复能力，有高性能数据压缩技术；系统界面友好，强大的中文支持能力，易学易用；语音、图像和数据的传输等多种技术的无缝整合；完整的系统解决方案，系统利于维护和技术支持。

随着现代医学的发展，医疗机构的诊疗工作越来越多依赖医学影像的检查（X 线、CT、MR、超声、内镜、血管造影等）。传统的医学影像管理方法（胶片、图片、资料）给查找和调阅带来诸多困难，丢失影片和资料时有发生。已无法适应现代医院中对如此大量和大范围医学影像的管理要求。采用数字化影像管理方法来解决这些问题已经得到公认。目前国内众多医院已完成医院信息化管理，其影像设备逐渐更新为数字化存储，已具备联网和实施影像信息系统的基本条件，实现彻底无胶片放射科和数字化医院，已经成为现代化医疗发展趋势。

PACS 的应用给医院的管理带来许多好处。引入 PACS 后，图像均采用数字化存储，节省了大量的介质；数字化存储带来的另外一个好处就是不失真，同时占地小，节省管理费用；数字化使得在任何有网络的地方调阅影像成为可能，原来需要很长周期和大量人力参与的事情现只需轻松点击即可实现，极大提高了医生的工作效率；通过数字化，可以极大简化医生的工作流程，有助于提高医院的诊断水平；典型的病历图像和报告是非常宝贵的资源，而无失真的数字化存储和在专家系统下做出的规范的报告是医院的宝贵的技术积累；通过远程医疗，可以促进医院之间的技术交流，充分利用本院资源和其他医院资源，促进双方发展。

现有主流 PACS 厂商在研发 PACS 之初，都遵从以下标准流程。

1. 检查信息登记输入　前台登记工作站录入患者基本信息及检查申请信息，也可通过检索 HIS（如果存在 HIS 并与 PACS/RIS 融合）进行患者信息自动录入，并对患者进行分诊登记、复诊登记、申请单扫描、申请单打印、分诊安排等工作。

2. 预览表服务　患者信息一经录入，其他工作站可直接从 PACS 主数据库中自动调用，无须重新手动录入；具有预览表服务的医疗影像设备可直接由服务器提取相关患者基本信息，不具备预览功能的影像设备，通过医疗影像设备操作台输入患者信息资料或通过分诊台提取登记信息。

3. 影像获取　对于标准 DICOM 设备，采集工作站可在检查完成后或检查过程中自动（或手动）将影像转发至 PACS 主服务器。

4. 非 DICOM 转换　对于非 DICOM 设备，采集工作站可使用 MiVideo DICOM 网关收到登记信息后，在检查过程中进行影像采集，采集的影像自动（或由设备操作技师手动转发）转发至 PACS 主服务器。

5. 图像调阅　患者在检查室完成影像检查后，医生可通过阅片室的网络进行影像调阅、浏览及处理，并可进行胶片打印输出后交付患者。需要调阅影像时 PACS 自动按照后台设定路径从主服务器磁盘阵列或与之连接的前置服务器中调用。在图像显示界面，医生一般可以进行一些测量长度、角度、面积等图像后处理，在主流 PACS 中，除了测量功能，还会提供缩放、移动、镜像、反相、旋转、滤波、锐化、伪彩、播放、窗宽窗位调节等图像后处理功能。

6. 报告编辑　患者完成影像检查后由专业人员对影像质量进行评审，并进行质量分析。完成质量评审控制后的影像，诊断医生可进行影像诊断报告编辑，并根据诊断医生权限，分别进行初诊报告、报告审核工作。在书写报告过程中，可使用诊断常用词语模板，以减少医生键盘输入工作量。诊断报告审核过程中可对修改内容进行修改、痕迹保留，可获得临床诊断、详细病史、历史诊断等信息，可将报告存储为典型病例供其他类似诊断使用，供整个科室内学习使用。审核完成的报告通过打印机进行输出并由医生签字后提交，同时诊断报告上传至主服务器存储备份。打印完成后的报告不能再进行修改，但可以只读方式调阅参考。

医院信息系统除了上述几种主要的系统外，还有临床信息系统（clinical information system，CIS），移动查房和护理系统、手术麻醉信息管理系统（anesthesia information management system，AIMS），合理用药检测系统（prescription automatic screening system，PASS），成本核算系统（cost management system，CST），自动化办公系统（office automation，OA）等，同属于医院信息管理系统。

二、医院计算机信息网络需要关注的几个问题

近年来随着计算机网络系统的飞速发展，医院的计算机管理系统也不断地改造升级，尤其是互联网的发展必然影响到医院的计算机管理系统的结构与功能，在可以快速、便捷使用的同时，网络运行安全和如何保护医院及患者信息安全方面，也带来一些挑战，探讨在现代形势下，医院计算机管理系统的健康发展是我们需要关注的问题。

（一）无线局域内网与条码的应用

目前，条码管理系统已经在医院的 HIS 中得到了广泛的应用。通过条码确认患者的身份和信息已成为就医行为最基本的条件，条码还广泛应用到试剂条码管理、固定资产管理和高值耗材条码管理等，有的医院甚至开发三维码，加大条码信息含量。有的医院还根据实际情况自主开发一些条码管理系统用于日常管理工作，如利用原有 HIS 信息数据，基于原型法进行系统开发，利用数据接口，编写接口程序，获取生成条码所需的信息，采用 C/S 架构，利用 PowerBuilder（9.0.3）软件进行开发，可以很容易地开发出功能强大的图形界面访问数据库应用程序；系统使用 SQL Server 2005 数据库，利用数据库接口与 HIS 数据库实现集成，调取生成条码所需数据。

近年来，有些医院尝试建立无线内部网络，并结合条码技术，在固定资产和高值耗材等方面都取得了一定效果。为了做好这项工作，首先要解决的是如何保证无线网络的畅通和稳定，尽量避免无线信号覆盖不均匀、信道干扰大、不同 AP 间切换时间较长等，导致在使用过程中经常出现断网等情况，这些问题将影响到临床使用效果和评价。这就需要合理安装布局无线 AP，通过在核心网络区域部署多台无线控制器进行自由分配控制，以达到预期目的。

无线内部网络覆盖和 PDA 投入使用后，使用人员就可以手持 PDA 扫描所需物品的条码即可。操作时在 PDA 上点击所需管理的扫描界面，即可得到物品的各种信息，如名称、规格、价格等，还可以加入打印功能等。有些医院还把这种技术和方法应用到临床护理和治疗中。这种技术的普及和发展很大程度上取决于手持 PDA 使用终端产品的发展，如何小型化、智能化，做到使用方便、性能稳定和价格低廉将是这项技术发展的重要因素。

（二）物联网技术在医疗设备管理中的应用

物联网（internet of things）是在互联网的基础上产生的。物联网将用户端延伸和扩展到任何物品与物品之间，进行信息交换和通信的一种网络。其定义为通过射频识别（RFID）、红外感应器、全球定位系统、激光扫描器等信息传感设备，按约定的协议，把任何物品与互联网连接，进行信息交换和通信，以实现智能化识别、定位、跟踪、监控和管理的一种网络。

目前，有些医院尝试把物联网技术运用到医疗设备管理，取得了一些效果，值得进一步梳理和探讨。根据医疗设备管理要求的安全性、准确性、效益分析、维修和维护四大特征，物联网对于解决医疗设备管理中的这些问题与矛盾发挥了重要作用。

采用物联网技术进行医疗设备管理的具体办法如下。

（1）通过 RFID 和全球定位系统对医院的医疗设备实时定位跟踪，准确监控固定资产的数量和位置，避免了传统的固定资产清查方法的费时费力及结果不准确等缺点。另外还可以根据医疗设备的使用状态，更合理地配置医疗设备资源。

（2）在网络的感知层，可以设置光敏、温湿、压力、电气等传感器，实时采集医疗设备的各种状态信息；在网络层，医疗设备智能监测装置间信息汇聚和交互后，通过无线或有线网络将实时数据传送至云端服务器；在应用层，对采集的数据进行多方位综合分析，保证医疗设备的质量控制和为预防性维护提供数据依据。

（3）应用有源电子标签、读写器等，自动识别目标对象，读写医疗设备相关信息，如设备的产品信息、维保信息、报废信息等，为医疗设备全周期管理提供完备的大数据服务，优化医疗设备的效益分析。

（三）医院计算机网络安全

近年来随着医院计算机管理系统的发展，已经成为医院日常工作中必不可少的技术支持平台，一旦发生系统运行瘫痪将会给医院正常工作带来巨大的困难，因此计算机网络安全的矛盾日益突出，尤其是目前 HIS 已不再是完全封闭式的内部局域网，有许多接口与互联网相通，如网上挂号、医保付款等，都需要与互联网接通，这就给 HIS 网络安全带来新的风险。

1. 目前计算机网络安全中存在的问题

（1）病毒的威胁：计算机病毒是在计算机程序内植入的一种具有破坏性的程序或指令，用来破坏计算机内存储的数据，影响计算机的正常使用和工作。其特点是具有较强的隐蔽性，能够自行复制和传播，计算机病毒潜伏性的特征及传播迅速的特征，能够在短时间内通过网络肆意蔓延，通常会造成大量计算机系统瘫痪、数据丢失或文件破坏，破坏性巨大并且对杀毒软件具有免疫力，电脑病毒波及范围越广，造成损失越大。

（2）黑客的攻击：黑客针对网络系统的漏洞，利用自己的特殊技术在未经许可的情况下对他人电脑原有程序进行改编，破坏对方电脑里存储的数据，造成数据损失无法修复，或控制用户的计算机来盗取自己所需要的资料。黑客的攻击和侵犯，增加了计算机网络的风险系数，给用户带来极大的隐患。

（3）系统的漏洞：在设计或编写程序和应用软件时产生的漏洞为系统漏洞，系统漏洞并没有任何威胁，但不法分子和黑客利用系统漏洞进行网络攻击，造成计算机瘫痪、数据损失，对网络安全造成了极大威胁。网络黑客常使用侦听的方法来截获、检查和分析相关数据，最后将 TCP 的系列号通过推测进行获取，修改传输路由表，实现其对数据进行破坏的目的。

（4）信息缺乏保护：开放和广域是计算机网络最显著的特征，但是目前针对数据信息保密和安全方面的技术还没有达到一定的标准，如账号泄露、非法操作、访问不安全网站、安全配置不到位等，当前大部分计算机用户用的是局域网，IP 地址被盗是一种常见的计算机网络系统安全事故。

2. 计算机网络安全防范技术的措施

（1）运用网络访问控制技术：操作系统可以通过访问权限设置、字符限制和密码修改设置，加上屏幕锁定技术，强化系统安全性。在设置账户密码时，要尽可能地提高密码的密保性，数字、符号、字母随意混合的较长的密码安全性能更高，被盗号木马破解的可能性较小。远程登录、文件传输等是计算机网络系统提供的功能，需要运用网络访问控制技术，利用路由器的信息流量或系统文件的权限确认访问是否合法，增加计算机网络安全的防范系数。

（2）加密技术：是对网络系统中存储和传递的信息进行加密，这样即使信息被攻击和截获，对方也无法了解信息内容，可以有效保护信息。加密技术主要包括签名识别、数字验证、密钥技术等，链路加密、节点加密和端到端加密是加密技术的三种方式，这些加密技术的使用可有效减少信息传递的危险性。

（3）硬件安全措施：防火墙芯片是计算机硬件上的一种程序芯片，通过特定的应用程序植入，芯片中的应用程序可过滤数据和木马病毒，使计算机的病毒防御能力增强，安全性能提升。防火墙是计算机安全体系的重要保障，起屏蔽的功效，还具有监控审计、数据包过滤、日志记录通知等功能。它在网络之间设置访问控制系统，对信息存取和传递进行监管，防止外部用户访问内部网络，同时在内部用户访问外部网络时进行控制。防火墙还可以监视记录，通过它的所有访问，还可进行信息和数据统计，以此来提供网络安全审核和预警。

（4）防范计算机病毒技术：杀毒软件主要功能是查杀病毒，对感染病毒程序和文件进行隔离、清除，使病毒复制路径被阻断，为网络安全提供保障。例如，360 杀毒软件及金山杀毒软件，都是比较基础的杀毒软件。防范计算机病毒应定期扫描系统，查杀病毒；及时更新木马库，更新系统补丁；下载软件时尽量到软件相应的官方网站或大型软件下载网站下载；在安装或打开来历不明的软件或文件前先杀毒。

（5）备份和还原技术：使用计算机网络过程中，可能会因为某些原因如病毒、操作失误、电脑故障等使个人数据丢失，造成不必要的损失，数据备份技术可以很好地避免上述原因造成的数据丢失，数据还原技术则是在数据丢失之后的补救措施，可以及时还原数据，挽回损失。

（6）及时下载漏洞补丁程序：为了防止计算机原本就存在的漏洞，必须给电脑及时地下载漏洞补丁程序，不要随意打开陌生邮件，不要乱下载没有安全保护的软件和文件。

（四）医院计算机网络升级改造

医院计算机网络升级改造是目前许多医院面临的实际问题。升级改造主要解决两个方面的问题：一是扩容；二是从硬件和软件方面完善现有的计算机网络系统。

扩容问题比较简单，根据医院的发展和建设增加使用终端，一般在改造的过程中大部分不只是简单地增加使用终端，而是对系统中的交换机、服务器等进行相应的调整和增补。

对现有的计算机系统进行升级改造比较复杂，要根据现有网络的实际情况和预期达到的目的制订详尽的改造计划。这种升级改造的经费一般来自政府财政拨款，并且大多数金额较大，因此需要采用政府公开招标采购方式确认改造方案和承包厂商，这就给医院在具体实施的过程中带来许多问题和难题。首先，升级改造所需的硬件都是知名品牌，一般可以满足标书的要求，问题是软件的质量无法把控。这个问题主要是由网络系统建设特性决定的，在升级改造的标书中医院只能对具体功能提出要求，而如何通过软件编程来实现这些功能取决于投标商的承诺。因此，投标商都承诺能够达到用户要求，这就是在此类标书技术偏离表中基本没有负偏差的原因。由于投标厂商不会把编程的源代码告知用户，因此医院无法判别编程的优劣。投标厂商都会承诺完成标书要求，采用什么样的软件出入很大，这就是此类投标文件中可以造成较大的价格差的重要原因。另外，医院计算机网络升级改造工作相对于新建计算机网络难度更大，因为承接升级改造的厂商如果与原系统的厂商不是同一家时，会在两种系统衔接中产生问题，一旦出现相互推诿的现象，医院处理起来会有一定的难度。

三、医院计算机信息网络系统发展趋势

随着计算机技术的突飞猛进，集成平台、互联网+医疗、云技术、大数据深度挖掘及人工智能技术都在医院的信息化建设和区域医疗业务协同中被越来越多地运用，并且逐渐成为医院精细化管理，以及提高医疗质量、惠民便民的有力抓手，对于提升医院的核心竞争力起到至关重要的作用。

卫生信息化是深化医药卫生体制改革的重要内容，也是促进深化医药卫生体制改革的重要支撑和保障。国家"十二五"规划明确指出以信息共享、互联互通为重点，大力推进国家电子政务网络建设，整合提升政府公共服务和管理能力。确保基础信息网络和重要信息系统安全。建立完备的卫生信息化体系，对于方便群众就医，规范医疗服务行为，提高医疗卫生服务质量和效率，进一步满足人民群众日益增长的医疗卫生服务需求，促进人人享有基本医疗卫生服务具有重要意义。

根据上述国家对医疗信息化建设的主导意见，有些地区开始建设区域性医疗信息网络平台，把区域内所有各级医疗单位的信息资源组合在一起，进行统一管理，形成一个涵盖每个居民健康情况的大数据平台。在建设中也要吸取医院在信息化建设中的经验和教训，如一个医院的信息化系统由多家开发商组合完成，造成许多需要相互协调的问题。以北京市为例，目前各区县都在根据本地区的实际情况和对区域性网络的认识开发居民健康状况

信息化平台，在建设中一定要注意管理系统的实用性、隐秘性和协调性。首先要清醒地认识到政府投入大量资金，组合居民在各个医疗单位的健康信息，其实际目的是什么，要解决什么问题，不要为了信息化而信息化；健康状况是个人隐私的重要组成部分，目前通过网络系统出卖个人信息已经成为一个严重的社会问题，在网络建设中如何处理好个人隐私问题值得关注；医院各自开发的计算机管理系统是造成医院信息"孤岛化"的重要原因之一，如果各区县都在开发各自的居民健康信息网络平台，一旦全市或全国需要建立统一的信息化平台是否会带来许多问题，因此在建设区域性信息化平台时，加强区域的相互协调，建立适当的统一模式，对今后居民健康网络信息化建设的发展，具有重要的现实意义。

第四章 医技科室医疗设备

医技科室旧称辅助性诊疗科室，因为不设病床，不收患者，也称为非临床科室。医技科室工作主要是借助各种专用仪器设备和专门技术开展业务工作，为临床科室诊断和治疗患者提供重要的技术依据。随着医疗设备现代化的发展，临床医生在诊断和治疗患者的过程中越来越依靠医技科室提供的检验报告，因此配置先进的医疗设备对提高医院的医疗水平至关重要。

医技科室的划分和功能并没有绝对的标准，医技科室使用的设备有些既有诊断功能又有治疗功能，因此我们采用大多数医院医技科室的划分方法，重点放在医疗设备使用较多的科室。本章重点介绍放射科、医用磁共振室、核医学科、超声科、检验科、病理科、内镜室、消毒供应室、核医学科、手术室所需配备的医疗设备，尤其对新建医院或扩展医院有较大的参考价值。

第一节 放射科设备

1895 年德国物理学家伦琴发现了一种人眼看不见但能穿透物体的射线。因为当时无法解释它的原理和性质，故借用了数学中未知数"X"作为代号，称为 X 射线（简称 X 线）。由于 X 线具有可以穿透人体的功能，利用这种原理制成的各种 X 线机被广泛地应用到医学影像领域，成为临床诊断学中最重要的医疗设备。自医用 X 线机诞生至现在，历经了一百多年的发展，虽然现代 X 线影像设备采用了大量的计算机数字化技术，但是其基本成像原理没有改变。

放射科历来是医院最重要的医技科室之一。放射科 X 线影像设备是医院医疗设备总资产的重要组成部分，一般 X 线影像设备都属于大型贵重医疗设备，不仅价值高，而且都需要足够大的空间和良好的 X 线防护装置。以 X 线为放射源的医疗设备涵盖了医院医学影像大部分领域，现代医学已经离不开这些设备提供的影像资料作为诊断的依据。随着医疗设备的不断发展，如 MRI、DSA 等设备的涌现，对传统放射科的内涵提出了挑战，"放射"是因 X 线具有放射性质而命名。目前在学术上提出医学影像科的理念，医学影像科将涵盖除了上述放射科设备，还有超声、内镜、核医学等设备，这种提法在实际管理上有一定的困难。在此仍然以比较传统的方式介绍放射科设备的配备。

放射科有多种类型的 X 线机，这些设备大多由 X 线装置、图像信号读取装置、操作控制系统和机架等几个主要部件组成。其中信号读取装置的差异，决定了设备的不同类型，用影像增强器来显示 X 线量分布的大小的为透视机；用胶片来显示 X 线量分布的大小的为普通 X 线机；用 IP 板来显示 X 线量分布的大小的为 CR；用非晶硅平板探测器来显示 X 线量分布的大小的为 DR；用探测器将这些 X 线剂量转变成电压，再经过计算机重建技术处理的为 CT。无论哪种机型都离不开 X 线装置，X 线的产生和性质是成像原理最基本的物质保证，因此了解 X 线的产生与装置是最基础的必要知识。

一、X 线产生的原理与性质

自从伦琴发现 X 线成像后，经过各国科学家的反复实践和研究，逐渐揭示了 X 线的本质，证实它是一种波长极短，能量很大的电磁波。X 线穿透物质的能力与 X 线光子的能量有关，X 线的波长越短，光子的能量就越大，穿透力也就越强。X 线的穿透力与物质密度有关，密度大的物质，对 X 线的吸收多，透过少；密度小者，吸收少，透过多。利用差别吸收这种性质可以把密度不同的骨骼、肌肉、脂肪等组织区分开，这就是透视和摄影的物理基础。

高速运动的电子撞击到金属原子内部，使原子核外轨道电子发生跃迁而放射出来一种能量。因此，产生这种现象必须具备几个条件：真空条件；有一个提供高速电子的电子源；要使电子流做高速定向运动，需要在运动方向的两端外加一个电势差；具有一个金属靶面，金属靶面受到高速运动电子的轰击，将电子携带的能量转化成 X 线和热能。

实际中高速电子要与靶面经过多次碰撞才失去能量，其能量损失分成碰撞损失和辐射损失两种情况。碰撞损失是高速电子与靶原子外层电子作用的结果，这种能量损失将全部转化为热能，约占总动能的 99%。而辐射损失是高速电子与内层电子相互作用的结果，其中小部分以 X 线的形式辐射出来，不足总动能的 1%。由此可见 X 线管球散热系统和热容量参数的重要性。在产生的 X 线辐射中又分为轫致辐射和特征辐射。轫致辐射产生的 X 线能谱有连续的波形。当 K 层电子被击出，其他层电子跃迁到 K 层所产生的辐射称为 K 系特性辐射，相应的，L 系、M 系也存在特性辐射。在实际医学诊断中仅 K 系特性辐射 X 线是有用的。

目前 X 线管都是选用钨作为灯丝材料，因为钨的熔点较高，在高温状态下有较好的电子发射能力。大多数诊断用 X 线管的灯丝都绕成螺管状。

灯丝电压一般为 5～10V，灯丝电流为 2～12A。当灯丝通电后，灯丝温度上升到一定时开始发射电子，发射电子的数量取决于灯丝温度的高低。调节灯丝电压，加大灯丝电流，灯丝温度升高，发射出的电子增加，有更多的电子在高压电的作用下飞向阳极，即管电流（mA）增加。管电流增加产生的 X 线增多，射向受检者的放射剂量增多。根据灯丝温度与发射电子特性曲线，灯丝温度越高，钨丝蒸发越快，其寿命越短，因此灯丝温度必须限制在最高额定值以下。

根据阳极特性曲线，管电压（kV）升高到一定数值时，灯丝产生的电子全部飞向阳极靶面，此时的管电压称为饱和电压。到达饱和电压后，再提升管电压，管电流基本上保持不变。这样使得两个参数可以分别调整，即调整 mA 改变 X 线的数量；调整 kV 改变 X 线的能量。

二、X 线产生装置

X 线产生装置主要包括 X 线管球、高压发生器和高压电缆。

（一）X 线管球

X 线管球是所有 X 线影像设备必备的部件，用于产生 X 线，是由 X 线管和管套两部分组成。X线管是一个内部真空的玻璃管，管内设有灯丝和阳极靶面。把X线管放置到管套内，在真空状态下向管套内注入变压器油，然后密封使用。X线管球是高值易损品，尤其是CT管球非常昂贵，并且要定期更换。管套中央有一个圆孔，称为放射窗，是由透明塑料或有机玻璃制成的凹形窗口，窗口向内凹进，以减少油层对X线的吸收，使输出剂量增加。通过窗口还可以观察X线管灯丝亮度。管套的两边装有高压插座，以便与高压电缆连接。如前所述高速电子的能量99%都转化成热量，因此一般管球采用风冷方式降温，大功率管球还设有专用的油冷却系统。

医用X线管主要包括固定阳极X线管、旋转阳极X线管和特殊X线管。

1. 固定阳极X线管　主要由阳极、阴极和玻璃壁三部分组成。X线管的阴极是由灯丝、阴极头和阴极套组成。阴极头是由镍或铁镍合金等制成，并在其前方开有直槽或阶梯槽，称为集射罩，灯丝就放置在集射罩的槽内。它的作用是发射电子，并使电子聚焦轰击阳极靶面。X线管灯丝电阻多为$0.5\sim2\Omega$，加热电压随X线管的型号不同而有所差异。多数X线管在同一个阴极上装有两个灯丝以获得两个大小不同的焦点，以适应不同摄影的需求，此种X线管被称为双焦点X线管。

X线管的阳极由阳极头、阳极帽和阳极柄三部分组成。固定阳极的靶面一般由钨制成，其作用是接收电子轰击产生X线。由于钨的导热率低，热量不易散发，因此将钨靶焊接在无氧铜体上，构成阳极头，利用铜具有良好的导热性，解决钨靶散热的问题。在阳极前端加上一个用无氧铜制成的金属罩，被称为阳极帽，金属罩的轴向有一个开口，阴极电子束由此口射入阳极靶面，侧面有一个圆形洞口，X线由此射出。现代X线管还在射出口处加上一层厚$1\sim2mm$的金属铍片，以增加X线管对软线的吸收，提高使用效率。

X线管的玻璃外壳用来支撑阴阳两极和保持管内高度真空的器件，通常由耐高温、绝缘强度高和膨胀系数小的硼酸硬质玻璃制成。X线管的真空度应保持在$10^{-6}mmHg$以下，以保证灯丝的正常加热和电子飞向阳极的速度。

固定阳极管球的功率小，焦点大，而且电子轰击的部位不变，很容易造成阳极靶面的损伤，以致影响图像质量，但是这种管球具有结构简单、造价低、稳定性好等优点，因此现代一些小型的X线机上仍然采用这种管球。

2. 旋转阳极X线管　固定阳极X线管球由于焦点面受温度影响限制了它的功率。旋转阳极X线管的靶面呈一个圆环状，圆环高速旋转后，尽管焦点很小，但是瞬时单位焦点所承受的热量变小，这样既满足了小焦点图像高清晰度，又解决了靶面温度的问题，可以达到瞬时大功率摄影的要求。

旋转阳极X线管也是由阳极、阴极和玻璃壁三部分组成。它与固定阳极X线管相比，除了阳极有较大差别外，其余差别不大，不再赘述。

旋转阳极X线管阳极是由靶面、转子、轴承和转轴组成。靶面由圆盘状钨板制成，钨盘中心固定在一个钼杆上，钼杆的另一端与电机转子的铜管相连。现代旋转阳极的靶面多用钼基铼钨合金等，提高抗热胀性，减少靶面龟裂。旋转阳极为台状圆盘形，靶面倾斜$6°\sim17.5°$。转子由无氧铜制成，转子轴上装有微型轴承，以使阳极高速运转，转子和轴承封闭在高真空的玻璃壁内。电机的定子装在管壁外面，定子的结构与单项异步电机相同。

在摄影时必须转动到额定转速后才能接通高压，否则有引起焦点面熔化的危险。在其电路中都设有一套启动保护装置，当阳极转速未达到额定转速时，保护电路控制设备不产生高压。管球曝光结束后阳极仍然可以继续转动 30min 左右，使轴承加速磨损，因此多数 X 线机设有制动电路，给定子线圈加一直流电，产生恒定磁场，使阳极迅速停止转动。医务人员要建立观察管球阳极转动状况的意识，平时可以养成听取转速声音的习惯，当发现转动声音异常时应及时报修检查。

旋转阳极 X 线管一般内置两个大小不同的灯丝，通过改变灯丝长短、粗细和阳极轨道（阳极角）均可获得双焦点。典型焦点面积分别为 $0.6mm^2$ 和 $1.5mm^2$。这样医生可以根据临床不同的需求来选择灯丝的大小，获取高精细图像时可以使用细灯丝；需要高强度和短时间曝光，减弱由于患者器官运动造成图像模糊的现象可以选择粗灯丝。

目前旋转阳极 X 线管向着大功率、大电流、小焦点和高速运转方向发展。

3. 栅格控制 X 线管球 常用于数字摄影成像、血管造影成像和 CT 中的短时间曝光控制。这种管球在灯丝外面安装一个带负电的聚焦罩，起电子聚焦和防止二次电子撞击的作用。聚焦罩还可以起到调节电子束和控制电子束开关的作用。改变聚焦罩上负电压即可控制电子束宽窄，从而控制管电流。如果将聚焦罩负电压提高到一定值，从灯丝上发射的电子流将会完全被阻断。施加一个脉冲控制电压即可开闭电子束，产生陡峭的 X 线束短脉冲。

4. 钼靶 X 线管球 阳极靶是由钼制成，钼靶可以产生 K 系特征 X 线，而钨靶则不能。这些钼的特征光子在 X 线光谱低能部分有较高强度，从而提高软组织的分辨率。钼靶 X 线管球主要用于软组织摄影，如对乳房等软组织进行摄影。如果采用普通钨靶 X 线管球，虽然管电压可降低至软组织摄影要求的 30kV 左右，但是因为它的波长较短，穿透力强，软组织大部分被穿透，摄影后不能显示乳房等细微结构和微小病灶。

5. X 线管球技术参数

（1）结构规格包括阳极靶面的倾角、灯丝有效焦点尺寸、冷却和绝缘方式、旋转阳极的转速、管壁的滤过当量及最大允许工作温度等。

（2）电参数包括管电压、管电流、曝光时间和 X 线管的容量等。①管电压是指加在 X 线管两极间的最高电压峰值。以千伏（kV）为单位（常用 P 来表示电压峰值，也可写成 kVP）。②管电流：指 X 线管在某一管电压和曝光时间内所允许的最大电流平均值，以毫安（mA）为单位。③曝光时间：指 X 线管在某一管电压和管电流下，所允许的最长工作时间，单位是秒（s）。④X 线管的容量：又称负荷量，X 线管在使用时要求限制在安全负载范围内，此负载量称为 X 线管的容量。由于供给 X 线管的能量 99%以上变为热量，使阳极等温度快速上升，超过一定温度将导致损坏，因而有些设备能显示热容量超标，并自动停止曝光，降温后才能再次启动拍片。容量以千瓦（kW）为单位，用 P 表示。

在更换 X 线管球时要对管球的各项参数认真审核，每个管球都会提供更加详细的特性说明，如灯丝加热特性曲线、灯丝发射特性曲线、阳极特性曲线、曝光极限特性及散热冷却特性等。

（二）高压发生器

X 线管球灯丝产生的电子要高速飞向阳极，就需要在阴阳两极之间加上一个高电压，这就需要有高压发生器为管球提供高电压，因此高压发生器是 X 线发生装置的重要组成部分。高压发生器的工作原理与一般变压器相同，也是由铁芯、初级绕组、次级绕组和次级绕组中心接地等组成。初次级电压和匝数之间关系应为

$$\frac{V_1}{V_2} = \frac{N_1}{N_2} = K$$

即初级电压（V_1）与次级电压（V_2）之比等于初级线圈匝数（N_1）与次级线圈匝数（N_2）之比。K 称变压器常数，是变压器主要技术参数之一。

虽然高压发生器与普通变压器工作原理相同，但是其运行状态较为特殊，因此具有几个特点：①变压范围大，次级输出电压很高，诊断 X 线机为 30～150kV（峰值）。②诊断 X 线机摄影时，其瞬间功率负荷很大，管电流可达 2000mA，但工作时间短，其设计容量可等于最高输出容量的 1/5～1/3。在透视时虽然工作时间长，但负荷较小。③由于在绝缘油中使用，提高了各部位间的绝缘性，减少了体积和重量。由于工作时间短，因此高压发生器没有散热系统。

X 线机的高压发生器还包括 X 线管灯丝变压器、高压整流组件和高压交换闸等高压组件。现代高压发生器由于使用了高压半导体器件，因此现代高压发生器的体积显著缩小。原来许多 X 线机都是工频高压发生器，采用的是半波或全波整流方式，现代多采用高频高压发生器，其频率越高图像质量越好。

（三）高压电缆

高压发生器产生的高压电是通过高压电缆传输到管球，高压电缆两头分别有两个插头插在高压发生器和管球的插座上。双焦点管球使用的高压电缆有三个插脚。需特别注意：高压电缆插头的插拔方法对 X 线机的正常运行十分重要，在安装前不要损坏插头，否则安装后可能造成接触不良，导致高压放电。

目前使用的电缆的结构多为非同轴电缆。在实际 X 线机配置中主要有两种方式：一种是把管球、高压发生器和高压电缆组合在一起，形成一体化 X 线发生装置；一种是使用外接电缆将高压发生器与管球相连。

三、放射科几种主要 X 线设备

（一）透视机

透视机曾经是放射科最主要的设备之一，也是使用历史最长的医疗设备。透视机的工作原理是利用某些物质遇到 X 线产生荧光特性。由于 X 线波长很短，因此是不可见的，但它照射到某些化合物如磷、铂氰化钡、硫化锌镉、钨酸钙等时，由于电离或激发使原子处于激发状态，原子回到基态过程中，价电子能级跃迁而辐射出可见光，这就是荧光。荧光强弱与 X 线量成正比，通过荧光屏就可以直接观察到人体的内部结构也就是常说的透视机。

在 20 世纪五六十年代，透视机管球产生的 X 线透过人体直接投射在荧光屏上，荧光屏显示出人体的内部结构。由于荧光屏上的图像亮度十分微弱，因此透视机需要安装在暗室里。医生需要穿上防护服和戴上防护镜等才能工作，以减少 X 线辐射剂量。20 世纪五

六十年代肺结核病是主要传染病之一，这种荧光屏透视机在筛查体检方面曾经发挥了重要的作用。直到 20 世纪 80 年代影像增强器的出现才逐渐淘汰了这种原始透视方式，使隔室透视变成现实。

目前仍在广泛使用的影像增强器与荧光屏的基本原理一样，都是通过荧光屏把不可见 X 影像转换成可见光影像，只不过读取的方式不一样。影像增强透视机是通过摄像机把荧光屏上的图像转换成电信号，经过放大处理后再转换成图像信号，显示在监视器上。这样不仅无须暗室操作，还实现了隔室操控设备，避免了 X 线给诊疗医生带来的伤害，因此被广泛应用在各种类型的 X 线机上。

临床实用型透视机主要由 X 线发生器、影像增强器、机架、转动台、操作台和监视器等组成。如图 4-1 所示，X 线发生器为一体化发生器。由于透视需要的 X 线剂量较小，因此可以采用固定阳极 X 线管。管球的体积较小，可以把管球、高压电缆和高压发生器组合在一起，形成一体化 X 线发生器。这种发生器简洁、方便、造价低，但是需要专门设计制造。有些透视机也可以采用通用型旋转阳极管球，这种设计方案使得管球寿命更长，市场采购管球更方便，但是需要连接高压电缆和高压发生器，安装和使用不如一体化 X 线发生器方便；透视机一般选用 9 英寸影像增强器即可满足临床诊断需求，采用 12 英寸影像增强器显示图像面积更大，效果更好，只是造价较高；管球和影像增强器分别挂在机架的两侧，并保持一定距离，以适应胸部检测时需要的距离，机架可以在立柱上上下移动，以适应受检者的体位；设备还设有转动台，受检者站在台上，医生可以通过控制台转动台面，以此获取受检者不同转动角度的图像信息；现代透视机都设有图像自动补偿系统，医生只要踩下脚闸或按动曝光按钮，监视器上即可出现透视图像，操作简便，诊断迅速。

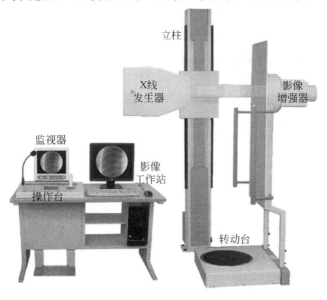

图 4-1 透视机主要结构

目前，透视机已经逐渐淡出市场被 DR 射线机替代，究其主要原因：①透视时间相对较长，对患者辐射剂量较大；②DR 射线机患者摆位、摄影更快捷；③透视机和 DR 射线机收费标准差异较大，医疗单位从经济效益考虑优选 DR 射线机。

实际上随着透视机数字化的发展，透视机在临床诊断和应用上仍然占有一定的优势。①透视机可以观察到心脏和肺部动态图像，可以通过旋转受检者的体位，医生可以观测到更感兴趣的部位，这是 DR 射线机无法做到的。②近年来随着摄像机技术的飞速发展，图像质量和数据存储技术完全可以满足临床诊断需求，在动态中获取所需截图已经是轻而易举的事情。数字化的透视机电脑工作站在打印检测报告等功能上完全可以与 DR、CR 系统媲美。③透视机购置价格远低于 DR、CR 设备。如果从实用角度考虑，现代化透视机是一种既经济又实惠的医疗设备。

（二）普通 X 线摄影机

普通 X 线摄影机俗称 X 线拍片机，X 线摄影机和透视机一样是放射科历史悠久的最基本的医疗设备。普通 X 线摄影成像是利用 X 线胶片作为记录图像的载体，目前虽然被 CR、DR 及数字化成像系统所替代，但是其基本成像原理和设备的结构组成都是源于普通 X 线摄影机，因此普通 X 线摄影机仍然是介绍的重点。

普通 X 线摄影机主要由 X 线发生系统、机架床身、胶片系统和设备操控系统等组成，其中 X 线发生系统和机架床身与 CR、DR 基本相同，此处不再赘述。

1. X 线线管机头 主要包括 X 线管球、遮光器和操作面板等。

X 线摄像机摄影时需要较高的 kV 值和较大的管电流，因此此类 X 线摄影系统一般都需要使用双焦点旋转阳极的 X 线管球和高频高压发生器。

遮线器，又称缩光器，安装于 X 线管套窗口，用于遮去不必要的原发 X 线。遮线器把 X 线照射野限制在所需的最小范围内，使者接收 X 线照射的剂量减到最小。遮线器的内部还设有一个光源，模拟 X 线管焦点的位置，用作照射野和中心线的指示。照射野指示灯设有控制通断开关，开启后到达预定时间后自动关闭灯。这样可以减少操作步骤，避免遗忘，延长灯泡寿命。遮线器通过专用连接件与 X 线管套窗口配合固定，其安装平面与 X 线管套窗口法兰盘相配合，既能可靠组合，又能在使用中在一定范围内转动。遮线器有手动和电动两种，手动遮线器多用于摄影，电动遮线器多用于透视。全自动遮线器是在电动遮线器的基础上发展起来的，基本结构与电动遮线器相同，只是在内部设有遮线板状态检测装置。全自动遮线器可以随着透视时距离的改变自动保持照射野的大小。在适时摄影时，自动转换成所选胶片规格和分割方式所对应的照射野尺寸。

机头部分还设有操作面板，有些现代 X 线摄影机的操作面板采用液晶显示器触摸屏，技师可以在机头上设置好曝光参数，并显示在液晶屏上。机头安装在机架上，通过机架的移动和机头在机架上的转动等，实现 X 线管球的三维移动和三个方向转动的功能，并各自有锁紧机构，使 X 线管球以一定的距离和角度对胶片进行曝光时机头稳定，保障图像质量。

2. X 线摄影机机架结构 首先要取决于 X 线摄影机的临床用途。根据临床用途 X 线摄影机主要分为全身机和胸片专用机两种类型。全身式 X 线摄影机为了能够对患者各个部位进行拍片检查，因此需要配备诊察床和胸片架（图 4-2）。诊察床床面可以使 X 线能够顺利通过，同时要有足够的强度，以满足患者承重的要求。床面下配有滤线器和图像采集装置。床面可以做前后、左右的移动，以适应患者投照部位的摆位需求。X 线机头可以在立柱上上下移动，以适应调焦对位。一般全身式 X 线摄影机还配有胸片架，适用于拍摄胸部器官照片。现代 X 线摄影机都具有管球自动跟踪系统，保持管球与胸片架上的增感屏中心的一致性。根据受检者身高调整增感屏位置时，管球也随之自动调整位置。

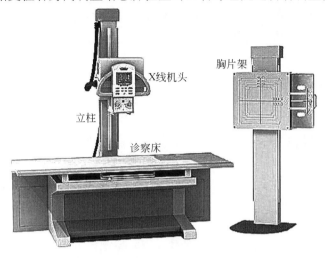

图 4-2　X 线机结构图

全身式 X 线摄影机适用于医院的放射科使用，尤其是中小型医院可一机多能，有较好的经济效益和社会效益。

胸片专用机是由 X 线管球和胸片架组成，管球与胸片架的搭配比较复杂，管球与胸片架之间的距离需要保持在 2 米左右，远距离照射可以减少肺部影像的变形。胸片专用机特别适用于体检中心。有一定规模医院的放射科可以采用不同诊室配备不同的专用机，将诊察床和胸片架分别设置在不同的诊室，操作更加简便。

安装管球的机架主要有悬吊式机架和立柱式机架两种类型。

（1）悬吊式机架：需要在机房的墙顶上安装导轨，支架由天轨、移动横轨、伸缩吊架、横臂、控制盒和机头的固定系统等组成（图 4-3）。支架安放在轨道内，这样就可以根据照相时位置的需求前后左右移动管球，同时具有伸缩功能的立柱还可以使管球上下移动。这种结构由于需要安装天轨，因此结构比较复杂，安装工作较大，造价较高，但是其优点是使用比较方便，另外由于各种电缆都是从上直接连接到高压发生器和控制台，因此减少了地面上的连线，使工作环境得到了改善。使用这种悬吊式机架很容易实现达到多用途 X 线摄影机的目的，可以在同一工作室内配备一

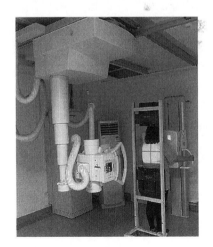

图 4-3　悬吊式机架

张摄影平床和一组胸片架，适用于人体各种部位的拍摄需求，功能转换方便。

（2）落地支架式：是将管球放置在支架上，采用这种结构也可以实现多用途 X 线摄影机的目的。在立柱下面安装可以滑动的地轨，使立柱可以沿床体纵向移动，完成摄影床和胸片架的需求。地轨有三种方式：①双轨道式，采用两根保持一定距离的轨

道，使支架保持平衡。这种方法安装简便，但轨道占地面积较大。②天地轨道式，在地上铺一根轨道，在房顶也铺一根轨道，房顶轨道不承重，既简洁安装也较为方便。③壁地式轨道，这种方式与天地轨道式基本相同，只不过把立柱的上端所需的轨道安装在墙面上，安装更简便，适合房屋过高的情况，其稳定性不如天地式轨道。总之，立柱式机架不如悬吊式机架活动范围广，使用方便，但安装简单，造价低。

3. 胶片系统　普通 X 线摄影机是采用胶片盒完成对胶片曝光的功能，因这种方式基本已被淘汰，不再详述，只是对相关的滤线器和医用增感屏做一简要介绍。滤线器可以减少散乱射线对胶片质量的影响，其内部结构由许多薄铅条排列而成，最后上下用薄铝板封装，形成滤线栅板。活动式滤线器有多种驱动方式，主要有油泵式、电机式和减幅振荡式等。医用增感屏与 X 线胶片组合使用，能将透过患者的 X 线转化成荧光，既可提高胶片对 X 线的利用率，又能显著降低 X 线摄影的曝光量。还有一些特殊用途的增感屏，如超清晰型增感屏、高电压摄影用增感屏、感度补偿性增感屏、乳腺摄影专用增感屏等。

4. 操控台系统　普通 X 线摄影机一般都采用隔室操作方式，操作台放置在操作间。医生通过操作台操控设备的运动和 X 线曝光。其中设置合理的 X 线曝光参数对胶片图像质量至关重要。胶片成像原理看似简单，但是最能说明曝光参数与图像质量的关系。

优质 X 线照片影像应具备如下几个条件：适当的照片密度；良好的照片对比度；丰富的照片层次；鲜明的照片锐利度；较小的失真度等。影响 X 线照片质量的因素较多，重点介绍设置 mAs 值与 kV 值对图像质量的影响。

当 X 线通过人体时，由于人体各组织的密度不同，对 X 线的吸收不同，致使胶片上所获得的感光度不同，从而获得 X 线的影像。胶片感光的强弱与 X 线量成正比，即常说的增加放射剂量提高密度分辨率。增加 X 线量可以通过加大管电流（mA）或增加曝光时间（s）来实现。

图像对比度有多种因素，其中肢体对比度又称指数，是受检体固有的。受检体对吸收系数的差别称为肢体对比度（$\Delta\mu$），是形成对比度的基础。利用管电压（kV）控制照片的对比度。

由于普通 X 线摄影机不像 CR、DR 等数字化设备可以对图像进行后处理，因此要想取得一张优质的图片就需要操作技师根据检查部位和受检者的具体情况合理选择相应的 mAs 值与 kV 值，兼顾密度与对比度对图像质量的影响，才能得到层次丰富的图像。

综上所述本节虽然主要介绍的是普通 X 线胶片的成像原理和影响图像质量的因素，这些基本理论同样适用于数字 X 线摄影系统。

（三）CR 系统

计算机 X 线摄影成像（computed radiography，CR）设备在硬件部分与传统普通 X 线胶片设备没有较大的差别，也有 X 线管球、高压发生器、诊察床、机架和操控台等，区别就在于 CR 系统利用成像板（imaging plate，IP）代替了胶片作为信息载体。IP 曝光后送入图像读出器读取 X 线影像信息，再由计算机进行存储和显示。CR 是一种较为成熟的数字化摄影方式。

1. CR 系统成像流程　可分为信息采集、信息转换、信息处理、信息存储与记录等。

①信息采集：经 X 线曝光后，在 IP 中的光激励荧光体中记录影像信息，入射到 IP 的 X 线量子被成像层内荧光颗粒吸收，释放出电子，其中一部分电子散布在成像层内呈半稳定状态，形成潜影。②信息转换：将 IP 放入影像读取器中，通过激光扫描使得存储在 IP 荧光体中的信号转变为可见光信号。光量子随即由光电倍增管或电荷耦合组件检测到，并被转换成电信号，再经过 ADC 转化为数字信号。③信息处理：根据诊断需要由计算机对获得的数字信号进行相应的图像后处理。④信息存储与记录：把处理好的图像传输到存储器和显示器。

2. IP 结构　IP 主要由保护层、荧光层、支持层和背衬层组成。①保护层：由一层非常薄的聚酯类纤维制成，能弯曲、耐摩擦、透光率高。其作用是保护荧光层不受外界的损伤。②荧光层：是将 PSL 物质混于多聚体溶液中，涂在基板上干燥而成。PSL 物质晶体颗粒的直径为 4~7μm，以保证影像的清晰度。③支持层：材料是聚酯树脂纤维胶膜。基板的作用是支持和固定 PSL 物质层，保护 PSL 物质层免受外来的损伤。④背衬层：其材料与表面保护层相同，是为了防止使用过程中 IP 之间的摩擦损伤。

3. 激光扫描读出装置结构原理　激光扫描读出装置，又称光激励发光扫描仪或 PSL 扫描仪。激光扫描读出装置主要的功能是读取被 X 线曝光过的 IP 中的信息。其读取原理：首先用一束微弱激光瞬时粗略地对 IP 扫描取样，获得潜影的基本信息，以此为基础计算机确立扫描方案及相关参数，自动调整光电倍增管的灵敏度及放大器的增益等。高精度伺服电机带动 IP 均匀运动，高强度的激光束及光学系统在计算机控制下同步运动。受激产生的荧光被高效传导系统输入到光电转换器。经光电倍增管或 CCD 进行光电转换和放大后，再经模数转换为数字图形信号。

目前这种 PSL 扫描仪大多采用高强光灯清除残影，从而使得 IP 可以重复使用，同时 IP 板曝光后要及时读取，否则荧光中的潜影将衰减，影响图像质量。

4. CR 计算机图像处理系统　PSL 扫描仪把 IP 读取的图像数字信号传输给 CR 的计算机图像处理系统。

计算机图像处理系统通过各种特定的处理软件功能，为医生提供具有较高诊断价值的影像。

CR 系统的影像处理功能如下。①曝光数据识别处理功能。影像读出装置建立了一个自动设定每幅影像敏感性的功能，自动控制影像的密度，即弥补由于曝光过度或曝光不足产生的影像密度缺欠。②显示功能动态范围压缩处理，是指将原始影像信号的范围按照诊断要求，用适当的处理函数进行压缩处理，使不需要的信号被压缩掉，需要的信号被清楚地显示出来。③显示功能谐调处理，也称层次处理，主要用于改变影像的对比度、条件影像的整体密度。实现对对比度和光学密度的调节，达到影像的最佳显示。④显示功能空间频率处理，是指系统对空间频率响应的调节，主要用于改变影像的锐利度。CR 系统中使用的空间频率处理称为不鲜明蒙片处理。处理中使用一个不鲜明的图像作为蒙片影像以增加空间频率响应。另外，还可以通过增大对比度和增大敏感度，使病灶的结构、形态显示更清晰，结合边缘增强效应使病灶边缘更加清晰、易辨、提高诊断的准确性。⑤减影处理是通过采用一定的技术来消除无关结构的背景影像，使需要观察的结构能更清楚地显示。⑥灰阶处理即为窗口技术，是数字影像所共有的。CR 读取影像时将影像信号在需要的范围内变成数字信号，调整某一数字信号以黑白灰度再现。通过对窗宽（WW）、窗位（WL）

的调节，使显示的影像符合诊断的需要，如四肢摄影后，使用不同的窗口技术，可分别得到骨小梁或软组织的影像信息。

5. CR 系统的应用 CR 系统的优点：①与原有 X 线摄影系统兼容性好，也就是说要把原有的 X 线摄影系统改成 CR 系统只需把原有的胶片盒换成 IP 板，其他设备结构无须变动，因此改造成本低，易于普及和推广。②量子探测效率高于胶片系统，因此降低了曝光的剂量。③采集动态范围大，能够同时采集到极强和极弱的信号，所以曝光宽容度大，减少重拍率。④实现数字化后可进行多种图像后处理操作，使图像更好地显示、存储、传输和管理，尤其是适用于医院的 PACS。

CR 系统也因为一些明显的缺点，制约了其在临床中的应用和发展。①操作程序烦琐，技术人员工作量大，使用 IP 替代胶片盒，实际上增加了一个读取机的环节，增加了工作量，同时也会出现配备多少块 IP 更适合实际工作量的问题。②时间分辨率低，不能实现动态成像。③空间分辨率低于胶片成像。由于 CR 系统存在上述几个缺欠，代之而起的是发展迅速的 DR 成像系统。

（四）DR 成像系统

数字化 X 线摄影（digital radiography，DR）是 20 世纪 90 年代发展起来的 X 线摄影新技术，因更快的成像速度、更便捷的操作、更高的成像分辨率等优点，成为 X 线摄影技术的主导方向，并得到世界各国临床机构和影像学专家认可。DR 核心技术是平板探测器，平板探测器是一种精密和贵重的设备，对成像质量起着决定性作用，熟悉探测器的性能指标有助于提高成像质量和减少 X 线辐射剂量。

目前除了极少数胶片 X 线摄像机外，几乎所有的数字化 X 线影像设备都可以称为 DR 系统。实际工作中大家常仅把具有平板探测器的 X 线摄影机称为 DR 系统。

1. 平板探测器的种类与性能

（1）CCD 探测器：是由大面积 CsI 晶体平板、反射镜面/透镜、定焦镜头、CCD 芯片和相应配套的电子线路等构成。

X 线经大面积 CsI 晶体平板转换成可见光，通过反射镜/透镜和定焦镜头投射到 CCD 芯片上，从而产生模拟电信号，最后经过 A/D 转换为数字化图像。CCD 芯片不要与非晶硒型和非晶硅型的平板相混淆。由于 CCD 芯片生产工艺的限制，目前 CCD 芯片最大有效面积仅为 $2.5\sim5cm^2$。因此要采集到 $43cm\times43cm$ 视野的图像，CCD 探测器必须采用光学压缩技术。目前主要的压缩技术有反射式光学压缩技术、直照式光学压缩、光纤式技术光学压缩技术、平板移动采集技术等。CCD 探测器实际上相当于把原来的影像增强器中的模拟摄像机换成了具有 CCD 芯片的数码摄像机。

（2）非晶硒平板探测器：又称为直接转换平板探测器。探测器是以非晶硒（a-Se）作为光电材料，利用其光电导特性，将 X 信号直接转换成电信号，形成全数字化动态或静态影像。X 线使硒层产生电子空穴对，在外加偏压电场作用下，电子和空穴对向相反的方向移动形成电流，电流在薄膜晶体管中形成储存电荷。每一个晶体管的储存电荷量对应于入射 X 线的剂量，通过读出电路可以知道每一点的电荷量，进而知道每点的 X 线剂量。以硒作为光导材料主要有两个原因：①光敏电阻自身具有的高分辨力特性；②用更厚的光导吸收层，可获得更高的 X 线灵敏度。硒可以直接将 X 线能量转换为电信号。

非晶硒平板探测器主要由四部分组成：X 线转换单元、探测器单元阵列、高速信号处理单元和信号传输单元。①X 线转换单元：主要实现 X 线信号到电信号的转换。当 X 线照射到非晶硒层时，产生一定比例的正负电荷，这些电荷在 6kV 偏移电压作用下，在光电导层内沿电场方向移动，并被探测器单元阵列收集。②探测器单元阵列：像素矩阵位于检测野非晶硒的底层，用薄膜晶体管技术在玻璃基层上组装几百万个探测单元阵列。每一个测试单元含有一个电容和一个起开关作用的薄膜晶体管（thin film transistor，TFT），对应图像的一个像素。当 X 线照射转换单元时，产生的电荷聚集在电容中。TFT 被来自高速处理单元的地址信号激活时，聚集的电荷就会被以电信号的形式读取到高速信号处理单元中。阵列直接将 X 线转变成电信号。③高速信号处理单元：该部分产生地址信号，用来激活探测阵列单元中 TFT。由高速信号处理产生的地址信号顺序激活各个 TFT，每个存储电容内的电荷按地址信号被顺序读出，形成电信号，然后进行放大处理，再送到 ADC 进行 A/D 转换。④信号传输单元：该部分用以将各个像素对应的电信号转变成数字信号，并对数字信号的固有特性进行补偿，再将影像数据传输到主计算机，并由计算机将该影像还原在监视器上，由医生观察监视器直接进行诊断。目前动态影像的采集达到每秒几十帧，完全可以满足人们的视觉要求。

在这种直接转换平板探测器中，由于没有可见光的产生，不发生散射，空间分辨率取决于单位面积内薄膜晶体管矩阵大小。矩阵越大薄膜晶体管的个数越多，空间分辨率越高，随着工艺的提高可以做到很高的空间分辨率。从成像原理上讲这种非晶硒平板探测器具有很大的优势，但是在实际应用中由于这种探测器对 X 线吸收率较低，在低剂量条件下图像质量较差，并且硒层对于温度较敏感，对环境条件有较高的要求等因素，使得非晶硒平板探测器的市场占有率较低，只有少数品牌的 DR 采用这种探测器。

（3）非晶硅平板探测器：又称间接转换平板探测器。非晶硅平板探测器由利用荧光材料的碘化铯（CsI）闪烁体构成，位于探测器表面的闪烁体将透过人体后衰减的 X 线转换为可见光，闪烁体下的非晶硅光电二极管阵列又将可见光转换为电信号。每个像素的存储电荷量与入射 X 线强度成正比，在控制电路的作用下，扫描读出各个像素的存储电荷，经 A/D 转换后输出数字信号，传送给计算机进行图像处理，从而形成 X 线数字影像。它的核心是由非晶硅和薄膜晶体管构成的矩阵板，矩阵板的每一个单元包含一个存储电容和非晶硅的场效应管。其好的密度及空间分辨力代表了目前发展的主要方向。

非晶硅平板探测器其结构主要包括荧光材料层、探测元阵列层、信号读取单元和信号处理单元四部分。①荧光材料层：由 CsI 闪烁体构成，CsI 闪烁体能够将吸收的 X 线转换成可见光。铯具有较高的 X 线吸收能力，掺入铊后，CsI 激发可发出 500nm 的可见光，正是非晶硅光电二极管光谱的峰值。这样 CsI 与非晶硅的结合可具有最高的量子检出率。目前常见的闪烁体涂层材料有两种：碘化铯和硫氧化钆，两者各有优缺点。②探测元阵列层：由非晶硅光电二极管 TFT 组成。像素矩阵每个探测单元对应一个像素，TFT 像素的大小直接决定图像的空间分辨力。每个探测单元包括一个非晶硅光电二极管和起开关作用的 TFT。③信号读取单元：读取时给 TFT 一个电压（地址信号）使其打开，电荷就会由二极管沿数据线流出，以电信号的形式读到信号处理单元，这种结构的探测器阵列称作 TFD 阵列。也有采用光电二极管-晶体管构成探测器像素的结构形式，这种结构的探测器阵列则称为 TFT 阵列。位于同一行所有像素的行驱动线相连，位于同一列所有像素的列读出线相连，以此构成探测器矩阵的总线系统。④信号处理单元：从信号读取单元数据线流出的电荷以电信号的形式读出到信号处理单元。

非晶硅平板探测器有较高的量子探测效率，可在较低剂量曝光情况下获得高质量的图像。由于成像快，可用于透视及时间减影等领域，极大增加了 X 线检查的使用范围。由于在这过程中可见光会发生散射，对空间分辨率产生一定的影响。

2. 三种探测器性价比分析　非晶硅平板探测器是目前 DR 使用最广泛的探测器，虽然这种探测器与 CCD 都将 CsI 闪烁体作为把 X 线转换成可见光的媒介，即都是间接转换平板探测器，但是在读取光信号的方式上截然不同。在非晶硅平板探测器中 CsI 闪烁体发出的可见光直接照射到 TFT 上，通过晶体开关二极管把电信号传输到信号处理单元，转变成图像数字信号。中间转换过程中光子损失量少，因此理论上量子检测效能比较高。

由于 CCD（或 CMOS）的面积不能做到与 CsI 闪烁体涂层一样大，所以需要经过光学系统折射和反射后才能将全部影像投照到 CCD（或 CMOS）上，这个过程会使光子产生损耗，因此量子检测效能比较低。由于增加了摄影环节，需要 CsI 闪烁体显示更清晰，因此需要加大放射剂量，这样不仅会对患者造成更大损害，还会对 CCD 光路产生一定的影响，影响成像的质量。CCD 型探测器比较笨重、体积大，致使移动相对不方便，而非晶硅平板探测器体积小，重量轻，探测板从诊察床的片库位置转换到胸片架，抽取和安装都非常轻便，扩大了使用范围。

非晶硅平板探测器与 CCD 探测器相比在检测效能上有明显的优势，但是从性价比方面考虑则各有优势。非晶硅平板探测器制造工艺技术水平相当复杂，因此十分昂贵。有些医院为了节约资金只能选择单板 DR，这样就需要根据检查部位不断插拔转换探测器，不仅加大了工作量，而且容易造成接口接触不良或磕碰损坏探测器，一旦探测器出现问题，将会带来重大经济损失。CCD 则经济实惠，造价低。CCD 技术广泛应用到照相机和摄像机等日常家用电器中，促进了 CCD 芯片技术的快速发展，摄像自动调焦等系统不断提高，使得图像清晰度和空间分辨率不断提升，因此使用 CCD 的 DR 摄像机仍然占有一定的市场份额。

非晶硅与非晶硒两种探测器都属于价格昂贵的产品，因此大家更关注的是这两种探测器的技术性能与应用。评价平板探测器成像质量的性能指标主要有两个：量子探测效率和空间分辨率。量子探测效率决定了平板探测器对不同组织密度差异的分辨能力；而空间分辨率决定了对组织细微结构的分辨能力。判断平板探测器图像质量的好坏，通常用调制传递函数和量子转换效率来衡量。非晶硅平板探测器是间接转换探测器，要借助闪烁体涂层的可见光，再转换成图像电信号，由于可见光的介入必然存在散射等现象，使得探测器的空间分辨率不仅与单位面积内 TFT 矩阵大小有关，而且还取决于对散射光的控制技术能力，因此非晶硅平板探测器的空间分辨率不如直接转换的非晶硒平板探测器。目前还没有一款量子探测效率和空间分辨率都很高的平板探测器，所以需要考虑两者间的平衡。两种平板探测器应用中的优劣参见前文。

3. DR 摄像系统　DR 系统主要由 X 线发生装置、平板探测器、系统控制器、影像监视器、影像处理工作站等几部分组成。DR 系统这些机构与原有的胶片 X 线机没有多大区别，只不过是用平板探测器替代了原有的胶片片库，同时增加了计算机主机控制系统。DR

通过计算机对图像进行扫描，并把图像的电信号转变成数字信号，然后可以根据临床需要，对这些图像数字信号进行自动处理，如边缘增强清晰技术、放大漫游、图像拼接、调整兴趣区的窗宽和窗位，以及距离、面积、密度测量等。主处理器实时的功能有偏移量的校正和增益；污点插补；帧积累积均化等。另外由于 DR 技术动态范围广，X 线光量子探测效率高，具有很好的曝光宽容度，即使曝光条件稍差，也能通过后处理技术获得很好的图像。DR 还可以对这些图像数字信号进行存储、显示、网络传输和打印。

4. DR 数字化影像优势　目前 DR 之所以被广泛应用，是由于 DR 数字化影像有较大的技术优势。①DR 的量子探测效率可达 74%。②DR 成像速度快，采集时间 10ms 以下，成像时间仅为 3s，放射诊断医生即可在屏幕上观察图像。数秒即可传送至后处理工作站，极大提高了工作效率。③DR 具有较高的空间分辨率和低噪声，可获得高清晰图像。④数字图像可进行后处理。只要存在原始数据，就可以根据诊断的需求，通过软件，有针对性地对图像进行处理，以提高诊断。⑤DR 照片所受 X 线照射剂量显著低于 CEC 制定的辐射标准，DR 辐射剂量要比普通胶片照相系统和 CR 照片 X 线剂量小得多。⑥DR 的直接转换技术使网络工作简单化，效率高，可以实现医学影像学全数字化和无胶片化。⑦影像数据的储存和传输是 PACS 建立的最重要部分，为联网、远程会诊、实现无胶片化等奠定了良好基础。

5. DR 临床扩展功能　DR 除了能够满足日常普通拍片的需求外，还有一些扩展功能，简要介绍如下。①双能减影（DES）拍摄时，要求管电压（110～150kV）和低电压（60～80kV）之间进行切换，两次曝光获得两幅图像，曝光间隔时间应尽量短（60～70ms），以减少患者自主或非自主运动造成的成像影响。利用双能减影原理，实现软组织和骨骼分离后的软组织成像。双能减影可用于胸部、腹部、五官和喉部等部位的检查。②组织均衡（TE）技术针对图像显示的可见度，将原始信号按医学影像显示的要求进行"重新分配"，即通过设定阈值将图像像素分成高低两部分，分别进行不同的亮度和对比度调节，然后显示在同一幅图像上，从而达到同时对不同组织进行整体性观察的目的。③断层融合技术也称为三维断层容积成像技术。曝光时管球和探测器在机械装置的驱动下在一定角度范围内做同步反向运动，同时自动跟踪技术可确保管球中心始终指向探测器中心，预设的多次脉冲曝光过程控制管球依次曝光，具有快速采集能力的 FPD 可获得若干不同角度下独立的多幅数字化图像。然后采用位移叠加算法，将序列的图像适当位移后叠加融合，即可获得不同体层深度的聚焦层图像。早期普通胶片式的断层机就是利用的这个原理。断层融合在乳腺成像、肺癌筛查和矫正外科学应用中具有重要价值。④时间减影是一种较为简单的 DR 图像对比分析技术。针对同一患者、同一部位，在不同时间采集图像配准后相减，即可突出显示病灶的改变，从而分析其发展状况和变化特点。图像对比性研究在判定疾病的病理学和形态学改变方面具有重要意义。⑤常规 X 摄影成像中单张胶片的最大成像面积为 37cm×43cm，可以显示绝大多数器官。在 CR 和 DR 中也延续了这种模式，IP 和 FPD 的最大采集面积为 43cm×43cm。当影像诊断和临床治疗中需要更大的成像面积时，就必须使用多次摄影然后拼接起来，这个过程采用了图像拼接技术。DR 在自动控制程序模式下一次性采集不同位置的多幅图像，然后由计算机进行全景拼接，合成大幅图像。⑥计算机辅助检测（CAD）是利用医学影像学和医学图像处理技术等，结合计算机的分析计算开发软件系统，辅助放射科医生发现病灶，提高诊断效率和准确度。

（五）CT 机

X 线计算机断层成像（X-ray computed tomography，X-CT）的发明是医学影像检查技术最重要的突破之一，被称为 20 世纪医学影像领域最伟大的发明之一，并获得了诺贝尔医学和生理学奖。CT 扫描技术不断地发展和完善，应用范围更加广泛，目前已经成为临床诊断中必不可少的医学影像设备。

从第一代 CT 机问世以来，发展到现在已经是第五代。随着科学技术的发展 CT 机还会不断地更新换代。

第一代 CT 机采取旋转/平移方式进行扫描和收集信息，由一个笔形 X 线束和 1~2 个探测器组成。X 线管和相对应的探测器做同步平行移动，然后环绕患者旋转 1° 并准备第二次扫描。周而复始，直到在 180° 范围内完成全部数据采集。这种 CT 机虽然早已被淘汰，但是这种旋转/平移方式一直延续到二代 CT 机，并使用了较长时间。

第二代 CT 机仍然采用平动加旋转的扫描方式，即 CT 管球旋转一周，产生一个断层图像，然后诊察床向前运动一个层厚的距离，再次扫描成像。X 线束改为 5°~20° 扇形，探测器增多至数十个，缩短了扫描时间，图像质量有所提高。在 20 世纪 90 年代曾经广泛应用到临床。

第三代 CT 机 X 线管可以螺旋式地运动，即使用了滑环技术，螺旋 CT 问世。螺旋 CT 可以连续旋转扫描，患者的床也以一定的速度前进和后退，这不仅将扫描速度提高了好几倍，而且这种螺旋扫描不再是对人体某一层面采集数据，而且围绕人体的一段体积螺旋式的采集数据，被称为体积扫描。它不仅速度快，而且获得的三维信息得到了真正的三维重建图像，使血管立体成像成为可能。目前双排探测器的螺旋 CT 机已经比较少见，一般以 16 排以上 CT 机为主。64 排和 128 排 CT 机主要用于心脏检查，心脏运动速度快，64 排 CT 机一圈扫描即可采集 64 幅图像，能够满足动态心脏图像要求。

第四代 CT 机的特点是探测器进一步增加，高达 2400~4800 个并环状排列在扫描机架内 360° 圆周上固定不动，只有 X 线管围绕患者旋转，即旋转/固定式。随着第三代 CT 机探测器性能的提高和识别环形伪影的软件，使得第四代 CT 机图像质量优势不再明显，同时第四代 CT 机使用了大量的探测器，必然降低设备的性价比。

第五代 CT 机称为电子束 CT 机或超高速 CT 机。其应用电子束技术产生高速旋转的扇形 X 线束，取消了 X 线管球和探测器的机械旋转运动，利用电子束控制技术实现 X 线源的转动。与前述各代 CT 机相比，其扫描速度显著加快，扫描可在毫秒级完成，动态分辨率明显提高，主要用于心血管疾病的检查诊断。

1. CT 成像原理　CT 是用 X 线束对人体的某一部分按一定厚度的层面进行扫描。当 X 线射向人体组织时，部分射线穿过人体被检测器接收，由于人体各种组织的密度不同，所以检测器接收到的射线就有了差异。将所接收的这种有差异的射线信号，转变为数字信息后由计算机进行处理，通过图像重建，最后在显示屏上生成人体 CT 图像，这种图像称为横断面图像。

图像重建是数字成像过程中最重要的环节。CT 机中阵列处理器是专门用来重建图像的计算机，计算机将收集到的原始数据经过复杂的重建运算，得到一个显示数据的矩阵，此过程被称为重建过程。图像重建的数学处理过程是相当复杂的，而且采用的数学运算方法也很多，如直接反投影法、解析法、迭代法等，其中解析法应用最为广泛，包括傅里叶变换重建、滤波反投影和卷积反投影等。不同的运算方法的重建速度和重建后的图像效果也有很大差别，其重建速度和重建后的图像效果由扫描方式和诊断需求而定。

重建后的数字图像可以通过监视器的屏幕显示出来，而且还可以进行图像的各种后处理。重建后的数字图像还可以根据患者的需求进行存储或通过激光打印机打印出来。数字图像还可以通过 CT 机的 DICOM 接口与医院的 PACS 连接，方便临床医生诊断与治疗。

2. CT 机主要结构 CT 机主要由硬件和软件组成，其中硬件主要包括扫描机架系统、检查床、高压发射器、中央控制台和辅助设备，软件主要包括数据采集、图像处理和图像存储与显示等。

（1）CT 机扫描机架中心设有扫描孔。现代 CT 机架（图 4-4）对设计和制造精度提出了更高的要求。①扫描架在高速旋转时要确保定位精度。安装在旋转扫描架上的部件重量可达 100kg 以上，在如此巨大的负载下仍然要保持角度精度和位置精度。为了保证角度精度和位置精度，扫描架在高速旋转时应该没有明显的振动。评价 CT 设备质量时，可以通过对扫描架振动的感觉初步判定 CT 机质量。②目前直接电磁驱动技术取代了皮带机械传动，既提高了转速又降低了机械噪声。③CT 系统的另一个关键部件是滑环。利用特制的刷子滑过携

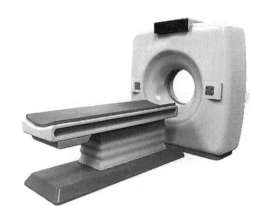

图 4-4　CT 机架

带电信号的金属条，实现电流和信号的传输，使 X 线管球的管电流和数据信号在连续旋转的扫描架和静止的 CT 部件之间通过。利用高带宽无线信号或高能激光的数据传输技术也是可行的方案。

（2）CT 机用的 X 线管球与一般 X 线管球的结构基本相同。由于扫描时间短，要求管电流较大，一般为 100～600mA。CT 管球需要有较大的热容量，故采用油冷方式冷却。

目前，有些 CT 机采用动态双焦点控制技术或飞焦点技术。动态双焦点控制技术阴极采用两组不同的灯丝，曝光时交替使用，变换速率为 1.0ms，可以极大提高管球的曝光次数；管球外的偏转线圈产生磁场，使得真空腔内带负电的高速电子流发生偏转，轰击靶面不同位置，在曝光过程中对焦点进行调整，即为飞焦点（FFS）技术。采用 FFS 技术可实现加倍采样，两组采样的时间间隔非常短（几分之一毫秒），任何患者的运动均可以被忽略。实际上 FFS 技术主要目的是消除混迭伪影。

（3）CT 机对高压电源的稳定性要求很高，CT 机的高压系统必须采用高精度的稳压反馈措施。多采用高频逆变高压技术，可以使电压一致且稳定，也可以提高图像分辨率。高频逆变高压发生器输出波形平稳，体积小，重量轻，可安装在扫描机架上，使扫描系统更简洁。

（4）探测器是由许多性能完全相同的探测单元沿着一段圆弧排列而成，每个探测单元对应 束 X 线。它的作用是接收透过受检体的 X 线并将其转换为可供记录的电信号。

目前 CT 机使用的探测器分为气体探测器和固体探测器。气体探测器主要有电离室、正比计数器和盖革计数器等。利用气体电离的原理，入射的 X 线光子与高压氙气发生光电反应并引起电离，电离电荷与入射光子的能量成正比，然后测量电流的大小得到入射 X 线的强度。固体探测器多采用闪烁晶体接收 X 线，并把它转换成光信号，再用光电倍增管或高灵敏度光电二极管接收，变成电信号送至信号采集处理器。近年来，CT 的光子计数探测器受到越来越多的重视。光子计数探测器是将 X 线直接照射在 CdTe 或 CZT 等材料上，把 X 线光子直接转换成与其能量成正比的电荷。采用这种方式测量的电荷数量是闪烁体/光电二极管探测器的十几倍，同时减少了电子噪声。目前此种探测器仍在研制开发阶段。

（5）准直器在 CT 扫描机中很重要，CT 扫描机中的准直器可以分为两种：一是 X 线管端的准直器，又称前准直器；二是探测器端的准直器，又称后准直器。

前准直器限制了 X 线束的扇角宽度和厚度，它可以减少患者的 X 线剂量和与 CT 成像无关的散射线，又决定了扫描体层的厚度。由于焦点不是理想点源，而是存在一定长度的线源，X 线束经过前准直器后在 Z 轴方向分成本影和半影两个区域。在多层 CT 中本影和半影的相对大小对剂量利用率起重要作用。

后准直器又称栅格，是由许多高衰减系数的钨薄板组成，置于探测器前方，聚焦于 X 线源。它的主要作用是阻挡散射光子进入探测器。

（6）管球产生的 X 线光子具有很宽的能谱，存在大量软 X 线，对探测信号几乎没有贡献，过滤器吸收低能射线，改善射束质量，可以使患者表面剂量明显减少。目前，主要有平板型过滤器和蝴蝶结型过滤器。

（7）CT 数据采集系统（data acquisition system，DSA）连接探测器的光电二极管，将二极管的光电流积分，并利用跨阻抗放大器把电流信号转变成电压。同时，DSA 也以几千赫兹的采样率完成模数转换，因此输出信号的质量会受到 DSA 质量的影响。影响 DSA 质量的因素有许多，如 DSA 的暗电流运行必须稳定，又如有显著漂移将导致产生伪影；DSA 的功能实际上是一个积分器，信号窜扰将可能影响空间分辨率和产生伪影；线性度是指 DSA 输入信号和输出信号之间的关系。两者的关系最好保持良好的线性关系，并可以通过映像函数软件校正；DSA 输出中包括 X 线量子噪声和电子学噪声，其中 X 线量子噪声在噪声中占主导作用；还有其他指标如动态范围、热稳定性、量化精度等。

（8）重建引擎指的是执行预处理、图像重建和后处理的计算机硬件。目前 CT 重建速度显著提高，主要得益于更快的计算机硬件和更有效的重建算法。今后重建引擎还可以完成各种图像融合和后处理等任务。也可能将其他生理信号，如心电图、呼吸监视信号等集成到 CT 重建中。

（9）检查床可以把患者送入准确的预定位置上。与 X 线束射出同方向上有定位光源，以便定位。

（10）中央控制台主要进行 CT 命令的输入与输出。

第三代以后的 CT 机中计算机系统一般有控制计算机和图像处理计算机两部分。CT 软件是 CT 机扫描控制、图像处理、显示及系统故障检查的重要工具，随着 CT 技术的不断提高，CT 软件也越来越丰富，自动化程度也显著提高，使用也越来越方便。

3. CT 有关专用名词

（1）CT 值：国际上对 CT 值的定义为 CT 影像中每个像素所对应的物质对 X 线线性平均衰减量大小。实际应用中，均以水的衰减系数为基准，CT 值定义为人体被检组织的吸收系数 $\mu_{物质}$ 与水的吸收系数 $\mu_水$ 相对差值，用公式表示为

$$CT值=\frac{\mu_{物质}-\mu_水}{\mu_水}\times K$$

式中：K 为分度因数，常取值 1000。规定 $\mu_水$ 为能量是 73keV 的 X 线在水中的线性衰减系数。CT 值的单位为 HU。水的 CT 值是 0，空气的 CT 值是-1000HU。CT 值可以通过测量不同组织的吸收系数来计算。人体各种组织的 CT 值大致在骨骼和空气的 CT 值范围内（表4-1）。

表 4-1　5 种组织和水的 CT 值范围

5 种组织和水	骨组织	脑灰质	血液	肌肉	肝	水
CT 值/（HU）	>400	28~44	13~32	40~55	50~70	0

（2）体层厚度：体层是受检体中的一个薄层，此薄层的两个表面可视为平行的平面，体层厚度是指受检体 CT 扫描的成像厚度。普通 CT 扫描的体层厚度由准直器宽度决定，一般体层厚度选择为 5~10mm，如对细微组织结构扫描可将体层厚度选为 1~2mm。螺旋 CT 的体层厚度由螺距和准直器宽度共同决定，进行薄层扫描时，由于层面内的 X 线量小，必须增强管电流量，从而增加受检体的总照射剂量。

（3）CT 剂量指数（CTDI）：与断层面垂直方向上，从-7 个断层层面厚度到+7 个断层层面厚度范围内的剂量分布的积分，除以标称厚度与一组断层扫描层数的乘积。公式为

$$CTDI=\int_{-7T}^{+7T}\frac{D(z)}{N\times T}\times dz$$

式中：T 为标称断层厚度；N 为一组扫描产生断层层数；$D（z）$ 为垂直于断层面方向的剂量分布。

（4）图像矩阵：如果每个小体积单元按照扫描过程中的顺序进行排列和编号，便形成了一个有序的数组；同时 CT 图像重建中，按照这些有序的数组计算和重建图像，这些有序的数组反映在图像平面上就形成了图像矩阵。图像矩阵中的每个元素即为像素。图像矩阵的大小根据实际情况需要和计算机能力等选取，如果图像矩阵选取过大，则加大了计算量。一般头部 CT 图像采用 256×256 矩阵即可满足要求；全身 CT 图像可选用 256×256 矩阵或 320×320 矩阵；如需要显示脊椎骨等结构的细节，则可采用 512×512 矩阵。

（5）像素：是构成 CT 图像最小的单位。它与体素相对应，体素的大小在 CT 图像上的表现即像素。用每个体素对 X 线束的吸收系数来代表它的图像信息，并变换成各组织的 CT 值，这就构成平面图像的像素值。

（6）体素：是指在受检体内欲成像的层面上按一定的大小和一定的坐标人为划分的小体积元。二维的像素加上厚度就是体素，体素是一个三维的概念，是 CT 容积数据采集中最小的体积单位，也是重建三维立体图像的基本单元。

（7）灰度与灰阶：灰度是指黑白或明暗的程度，它是在图像面上表现各像素黑白或明暗程度的量。从全黑到全白可有不同的灰度分级。显示器所表现的亮暗信号等级的差别称为灰阶。

（8）扫描时间：是指完成某个体层数据采集时，进行扫描所需要的时间。目前较好的螺旋 CT 最快的单层扫描时间为 0.3s，屏气可完成腹部的连续多层扫描。随着 CT 技术的发展扫描时间越少设备性能越好。

（9）扫描周期：是指完成一次体层扫描到下一次扫描开始所需要的时间。扫描周期通常包括扫描时间、数据采集系统的数据处理和恢复时间、床体重新定位时间等。

（10）扫描范围：是指 CT 扫描受检体的最大区域。从临床角度看，在保证图像质量的前提下，可采用最大的扫描范围，而随着扫描的范围增加，X 线在受检体上分布的不均匀性增加，产生的噪声也增加，影响图像质量。

4. 影响 CT 图像质量的主要技术参数

（1）空间分辨率：也称高对比分辨率，为 CT 系统对于鉴别图像中各种不同物体的分辨能力。用能够分辨两个点间的最小距离来表示，普通 CT 图像的空间分辨率为 1～2mm。

对空间分辨率的检测方法：①体膜测试方法，测试卡测出的 CT 空间分辨率可以达到 0.35～0.7mm；②调制传递函数法，用调制传递函数，在调制对比度为 5%时，CT 的空间分辨率可达到 10LP/cm。

影响 CT 空间分辨率有许多因素，如与管球焦点大小有关。小焦点测量精度高，图像空间分辨率则高，反之则空间分辨率相对较低；对于相同的扇形 X 线束，检测器排列的数量越多或准直器宽度和高度越小，检测器受照的有效宽度和高度越小，图像空间分辨率越高；选择薄层扫描，部分容积效应降低，图像空间分辨率则升高；Z 轴空间分辨率与螺距有关，螺距越大则空间分辨率越低；图像空间分辨率与重建范围和重建矩阵有关，图像矩阵越大，组成图像的像素越多，图像的空间分辨率也越好；图像空间分辨率与重建的算法有关，选用不同算法得到的图像质量不同，根据临床具体需求合理选择。

（2）密度分辨率：也称低对比分辨率，当物体与均质环境的 X 线衰减系数差别的相对值小于 1%时，CT 图像分辨该物体的能力。较好的 CT 对比度分辨率在 0.1%～1.0%。密度分辨率主要受噪声的影响。噪声增加，CT 密度分辨率降低，反之密度分辨率提高。

影响 CT 密度分辨率的因素有许多，如 CT 密度分辨率与扫描体层厚度有关，体层厚度增加，接收的 X 线剂量增加，图像密度分辨率也提高，但是体层厚度增加会使图像的空间分辨率降低，实际上两者要均衡考虑；增加 X 线剂量，可以减少噪声，提高图像的密度分辨率。增加 X 线剂量，患者接收射线量增加，同时降低了管球的使用寿命；影像中像素对应的体素增大，则密度分辨率提高，反之则密度分辨率降低；图像密度分辨率与重建算法有关，有些算法虽然可提高图像的密度分辨率，但有可能影响空间分辨率。

（3）对比度：CT 图像对比度表示组织器官的密度差异。组织器官对 X 线吸收差异，在 CT 图像上表现为灰度差异，数值上用 CT 值差异表示。图像中组织 CT 差值在 2～4HU，则认为对比度良好。

（4）均匀度：也称均匀性，是指均匀介质的图像中 CT 值的一致程度，是描述同一种组织在断面上的不同位置成像时，是否具有同一个平均 CT 值。通过扫描标准体膜，可对均匀度进行检测，定量地给出均匀度，这项检测是校对和验收设备时的一项。国际上对均匀度的检测要求 CT 值为±2HU。除受图像噪声影响外，均匀度还受 X 线束硬化影响。硬化在图像上的分布越不均匀，则图像的均匀度越差。

（5）噪声：是指在均匀物质的图像中指定区域内平均 CT 值的变化，噪声的大小用均匀物质的感兴趣区内的 CT 值的标准偏差来表示。图像噪声表现为 CT 值的统计变化，可以用扫描一个均匀物体的 CT 图像来检测，检测时扫描标准水模，要求 CT 值为±4HU。

影响 CT 图像的噪声有许多，如图像噪声与管电流成反比，随着管电流量的增加，有效光子量增加，图像噪声降低，反之图像噪声增加；图像噪声与管电压成反比，X 线穿透被检组织而衰减，低能 X 线被吸收，当管电压提高后 X 线穿透能力提高，在管电流不变的情况下射线量增加，图像噪声降低；图像噪声与层厚成反比，层厚增加，探测器接收的有效光子数量增加，图像噪声减少；视野和矩阵共同决定了像素的大小，像素越大，像素内含有的光子数增加，图像噪声减少；图像噪声与螺距成正比，螺距增加，扫描速度加快，探测器接收的光子数减少，噪声增加；图像噪声与重建滤过算法有关。

（6）部分容积现象：同一体积元中包含几种不同的组织成分，在这种情况下平均 CT 值不能准确与体素内任何一种组织成分的密度相对应，这种现象称为部分容积现象。CT 扫描时为了克服部分容积效应对图像质量的影响，应尽可能采用薄层扫描。

（7）伪影：CT 图像中的伪影主要是指患者体内并不存在的假象，主要有运动伪影和高密度伪影。扫描时由于患者身体的运动或器官的运动，如呼吸、心跳、吞咽等造成的生理学运动等，都会在 CT 图像中出现条纹状或叉状的伪影；如果在扫描时患者扫描部位有金属或坚硬骨组织等都会产生高密度伪影。伪影会使 CT 图像质量下降，影响临床诊断效果，因此一是要认清伪影的形状和造成伪影的主要原因，二是有针对性地采取防范措施，尽量减少伪影的形成与干扰。

5. CT 图像处理　是应用计算机技术，经过数字信息加工处理，把重建的二维 CT 值矩阵转变成可以利用的 CT 图像。用户在使用过程中一定要学会各种处理功能的使用方法和充分利用相关的软件程序，才能充分发挥 CT 机的潜在功能，在配置这些软件功能时，其成本已经折算在 CT 设备购置时的造价里。

（1）图像定位显示处理：在临床应用中每次对人体需要检查部位进行断层扫描前，都需要对检测部位的范围和体层进行图像定位处理。采用的方法是 X 线管球与探测器相对静止，使受检者随扫描床纵向匀速移动，一边移动一边曝光，进行每幅 2mm 厚度多幅扫描，然后把这些图像重建组合起来，形成类似传统 X 线图片，在图片上画出定位线，然后在这个范围内再设置好扫描层厚。

（2）窗口技术：合理使用窗口技术可以获得组织结构差异的最佳图像显示效果。

人的眼睛只能分辨出 16 个灰阶，而人体组织的 CT 值在-1000～+1000HU，也就是说每个灰阶对应约 125 个 CT 值。用 16 个灰阶与层面某局部范围内的 CT 值一一对应，把 CT 值的上限定为全白，即灰度为 0；把 CT 值的下限定为全黑，即灰度为 16，这样集中了对感兴趣区范围内组织器官的显示，更容易区分出 CT 值分布的细微差异。

窗宽（window width，WW）是显示器显示的 CT 值范围，窗宽以外的 CT 值不显示，数值上等于窗口中上限 CT 值和下限 CT 值之差。实际使用中窗宽的选择主要依据组织结构密度的差异，窗宽数值面窄，显示的 CT 值范围小，有利于如脑组织等低对比度组织结构的显示；窗宽数值面宽，显示的 CT 值范围大，有利于如肺、骨质等高对比度组织结构的显示。

窗位（window level，WL）也称窗水平，是窗口的中心 CT 值，通常为所观察组织的 CT 值的平均值，数值为最大 CT 值和最小 CT 值之和的一半。

CT 设备根据人体不同的病变组织需求设置了一些窗口显示方法，如观测胸部的肺窗、软组织窗和骨骼窗等，以便分段观察 CT 值范围差异较大的复杂组织结构，还可以采用两种窗口的显示方法；也可以设窗中窗以迅速捕捉到 CT 值范围不同段的病变组织，还可在窗宽范围内重点强调某 CT 值并给予明显标记等。

（3）图像放大：图像处理中数据的插值是放大 CT 图像最常用的方法，将小数据矩阵进行插值来增多数据矩阵的数据，使图像平滑。

（4）图像测量技术：设定某一区域为兴趣区（region of interest，ROI），ROI 可以根据具体图像中组织结构的形态选择任意形状。ROI 数据测量及分析功能可以实现定量分析、夹角测量、面积测定及箭头标记等，还可以进行统计学评价、多个测量区域存储、图像位移和旋转、图像加减和多幅图像显示等，其中体积的分析和计算是 CT 图像与其他数字 X 线影像显著区别之一。

（5）图像后处理技术：CT 图像的后处理技术主要是对多层螺旋 CT 容积扫描的图像数据，通过一定的计算机软件进行处理和重建，形成人体的表面、任意切面，甚至曲面的图像，以弥补 CT 断层图像的局限，还可以进行多方位观察。尤其是对于一些比较复杂的部位，运用图像后处理技术可以使图像具有一定的三维解剖形象，表现出各个组织器官在三维空间上的位置关系。图像后处理技术主要包括多层面重组技术、曲面重组技术、最大密度投影、最小密度投影、表面阴影显示、容积再现技术、仿真内镜显示等。这些后处理技术不但在临床诊断中具有重要作用，对于神经外科、矫形外科和模拟手术等都有重要的参考价值。每种图像后处理技术都有英文缩写，在实际操作中要熟练掌握这些缩写的意义，并能合理运用这些后处理技术，为临床诊断和治疗提供图像技术支持。

6. CT 机的临床应用 CT 机的特点是操作简便，检查无痛苦，患者易于接受。其图像密度分辨率高，可以观察到人体内非常小的病变，直接显示 X 线片无法显示的器官和病变，它在发现病变、确定病变的相对空间位置、大小、数目方面非常敏感且可靠，具有特殊的价值，因此在临床中得到越来越多的应用。

（1）临床常把 CT 作为颅脑外伤和新生儿颅脑疾病的首选检查方式。CT 对颅内肿瘤、脑出血、脑梗死、脑萎缩、脑积水、颅内感染及寄生虫疾病等都具有较大的诊断价值，但是对于脑血管畸形的诊断不如 DSA；对于脑底及颅后窝病变的显示则不如 MRI。

（2）CT 可用于诊断气道、纵隔、胸膜、膈肌、心脏、心包和主动脉疾病等。CT 对于支气管肺癌的早期诊断和显示肺癌的内部结构，以及有无淋巴结转移都比普通 X 线检查有显著的技术优势。

目前根据有关报道，采用低剂量 CT（LDCT）进行早期肺癌的体检筛查备受社会的关注。对诸多信息与观点的总结如下：①目前体检筛查大部分使用的是 DR 胸片，由于其重叠影像的局限性，肋骨等解剖结构很容易遮挡小病灶等，每年进行胸片检查并不能有效提高肺癌检出率。②CT 断层成像避免了肋骨等结构的遮挡，且拥有更佳的密度分辨率，结构细节显示更清楚，宜于肺癌的早期发现。③普通 CT 检查辐射剂量较高，不宜体检筛查，低剂量胸部扫描辐射剂量仅为常规 CT 的 1/5，极大降低了受检者的受辐射剂量。最近美国国家肺癌筛查试验（NLST）证实，与胸片相比，低剂量 CT 筛查可使肺癌死亡率降低 20%。④目前对使用低剂量 CT（LDCT）进行肺癌筛查的利弊在学术界有较大的争论。

认真学习和理解上述有关放射剂量与图像质量的关系，就可以从医学工程角度客观地认识低剂量 CT 的实质。常规胸部 CT 片要兼顾肺、心脏、食管等多器官组织的分辨率，因此自动设置了确保拍片质量的电压值和电流值。由于肺部是含气脏器，射线比较容易穿过，以肺为基准，只要能够显示出肺部小结节即可，因此采用较低的放射剂量即可达到目的。

（3）随着螺旋 CT 的广泛应用，CT 检查已成为五官和颈部疾病的重要诊断方法。尤其是对鼻咽癌、喉部肿瘤、甲状腺瘤及颈部肿块等都有较好的定位、定量和定性能力，CT 检查已经成为常规检查的手段，得到了普及应用。

（4）CT 还可用于肝、胆、脾、肾、肾上腺、膀胱、前列腺、子宫及附件、腹腔病变的诊断，对于明确占位病变的部位、大小及与相邻组织结构关系、淋巴结有无转移等具有重要的作用，但是对于胃肠道病变建议以胃肠钡餐造影为首选。

（5）CT 还可以用于脊柱病变的检查，但是显示脊髓病变不如 MRI 敏感。CT 对于检查骨关节骨皮质、关节内积液等有较高的敏感性，在判断半月板、软骨骨病和早期骨坏死时不如 MRI 敏感。此外，CT 还可以引导穿刺活体组织检查和对疾病进行治疗。随着 CT 硬件和软件的不断开发，计算机处理图像的速度不断提高，CT 的临床应用范围将更加广泛。

各种类型的 CT 机还有许多种，应用到医疗各个领域，如多 X 线管球 CT 机、多焦点 X 线管球 CT 机、放疗模拟定位 CT 机、平板探测器 CT 机、介入 CT 机、乳腺 CT 机及口腔颌面 CT 机等。

（六）胃肠造影机

20 世纪 80 年代我国开始大量引进胃肠造影机。胃肠造影机把患者固定在摇篮床上，控制室的操控系统可以使摇篮床上下移动和转动。设备配有大功率 X 线管球、影像增强器及自动点片功能。检查时患者服下钡餐，此时在透视模式下监视器清晰地显示出钡餐流经胃肠时的状况，由于钡的密度远高于人体器官而阻挡了 X 线的通过，图像中流动的钡液与人体器官之间有清晰的分界线，由此可以诊断出胃肠器官病变的部位。医生认为哪些部位有诊断价值需要保留图像，可以操控点片功能，此时 X 线胶片被迅速地插入照相位置，胶片曝光后被送到接片盒以备冲洗，医生根据这些胶片图像进行诊断和会诊等。

随着影像增强数字化进程，现代胃肠造影机采用图像冻结和保存方式，替代了以前设备上的摄影胶片功能。有的胃肠造影机不再使用传统的影像增强系统，而是采用 CCD 探测器获取图像。

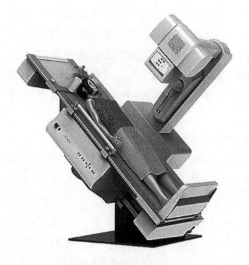

图 4-5 数字胃肠造影机

采用 CCD 摄像机成像胃肠造影机与使用影像增强型造影机工作状态基本一致,也是 X 线曝光时,通过 CsI 闪烁晶体把射线转化成可见光。两者不同的是读取这些影像的方式不同,简言之,一个是采用普通摄像机,一个是采用数码相机,数码相机也可以称为 CCD 摄像系统。CCD 摄像系统将电信号转换为数字信号,数值的大小与电信号的强度即电压的高低成正比。这些数值其实就是图像的数据。图像数字信号后处理,把数据传输给计算机,并借助计算机的数字信号处理器(DSP)对图像数据的格式、分辨率等进行后处理,编码为设备所支持的存储图像文件,然后根据需要把这些图像数据储存在计算机硬盘或转换成图像显示在监视器上,也可以被打印出来。采用 CCD 摄像系统的胃肠造影机也被称为数字胃肠造影机(图 4-5)。

现代胃肠造影机的诊察床,床体结构较旧式摇篮床更为简单,床体可以与影像系统同步转动,以及床面可以前后左右移动。

采用胃肠镜检方式虽然有诊断直观等优势,但是这种检查方式受检者痛苦和精神压力较大。采用胃肠造影方式操作简便、安全可靠、受检者痛苦小,因此仍然是胃肠检查优选的方式之一。如果配备了床旁监视器,在没有 DSA 的条件下,也可以开展一些简易的器官栓塞等血管介入手术。

(七)移动床旁 X 线机

移动床旁 X 线机是专门用于医院床旁摄片用的设备,主要用于行动不便和危重病情的患者 X 线检查,是具有较大规模病床医院放射科必备的医疗设备。由于这种照相方式是在住院病房内进行,极大地方便了患者。

移动床旁 X 线机主要由 X 线机头、影像系统、控制台及台车充电行走部分组成(图 4-6)。①X 线球管的焦点一般为 0.8mm;阳极热容量在 190kHU 以上;靶角为 14°左右。球管上设有限束器。高频高压发生器为球管提供所需电源。②床旁 X 线机在摄影时要把 X 线显示板放置在患者受检部位的下方,然后根据所需照射的距离调整好 X 线管球的位置,再曝光成像。目前 X 线显示板有胶片盒、CR 的 IP 和 DR 的平板探测器三种方式,所以在购买床旁 X 线机时一定要选择好显示板的方式,床旁 X 线机显示板

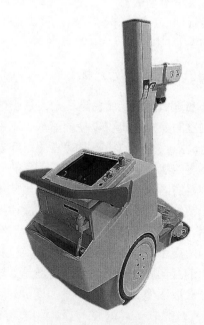

图 4-6 床旁 X 线机

的方式尽量要与科室其他 X 线摄像机同步配置。如果其他 X 线摄像机已经采用 CR 或 DR 方式，而床旁 X 线机仍然采用的是胶片盒方式，可以通过升级改造，使其与其他 X 线摄像机保持一致，这样在图像后处理等方面会带来许多好处。放置 IP 或 DR 板时要注意患者体位和运动，既要避免损坏 IP，又要注意由于患者动作造成的图像模糊。③床旁 X 线机设有控制面板，可以根据需要调整曝光功率和曝光时间等参数，有些设备还具有遥控曝光控制装置。④由于设备的整体重量较大，推动十分困难，因此设备配备了驱动电机。在推车拉杆上设有开关，压动开关，设备在电机的驱动下自动行驶。床旁机充电电能主要有两个作用，一是供床旁机行驶，二是供管球曝光。床旁机是利用电容充放电方式解决管球曝光所需电量。当选择一定的千伏并按下充电开关时，充电控制电路即触发主开关闭合，经变压和多倍压整流后形成的高压加到 X 线管两端，由于控制电路的作用，此时的 X 线管并未导通。高压达到所选千伏后，充电控制电路立即切断主开关，使充电停止，千伏表指示相应的千伏值。按下曝光按钮时，放电控制电路使控制电路输出对应的控制电压，X 线管导通曝光。达到相应曝光量后，放电控制电路通过控制电路使 X 线管截止，以终止曝光。床旁 X 线机电源技术指标要求为 220V/15kW，而一般墙面上的插座都是 10A 或 15A，最大功率也只有 3kW 左右，不能满足设备充电要求，因此需要特殊供电插座为床旁 X 线机充电。一般设备控制板上有充电状况的显示，做好床旁 X 线机的日常保养工作十分重要。

　　床旁 X 线机射线防护问题一直是关注的焦点。照相时尽量让病房中其他患者和家属回避，以减少辐射损伤，无法移动的患者应进行一定的 X 线防护措施。随着患者自我保护意识的增强，对患者非照射部位要有一定的防护措施。原装进口床旁 X 线机一般没有遥控曝光按钮，这样医生在设备曝光时会受到较大的 X 线辐射，我国医生的工作量较大，因此通常采用改装曝光按钮的办法，以减少 X 线辐射剂量。

（八）乳腺钼靶机

　　乳腺钼靶机全称乳腺钼靶 X 线摄影检查设备（图 4-7）。乳腺钼靶机与其他 X 线摄影设备的显著区别：其他 X 线设备管球阳极采用的是金属钨，而乳腺钼靶机阳极则采用的是金属钼。在曝光时钨合金靶面的管球管电压一般在 45~150kV，产生的 X 线强度大，穿透力强，俗称硬射线。曝光时钼合金靶面的管球管电压一般在 20~35kV，产生的 X 线强度小，穿透力弱，俗称软射线。乳腺钼靶机的管球一般采用固定阳极结构，同时管球与高压发生器组合在一起组成机头，以便操作。目前乳腺钼靶机的高压发生器的频率在 20kHz 以上即为高频机。数字乳腺机专用高密度滤线栅，性能远高于模拟胶片模式的滤线装置，图像更加清晰。

　　机头下方是影像接收器，此处可以放置普通胶片盒、CR 的 IP 或 DR 的平板探测器。根据目前的实际情况采用 DR 方式更适合乳腺钼靶机。普通胶片虽然

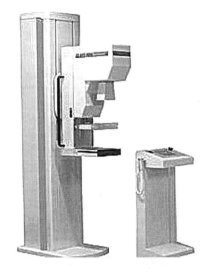

图 4-7　乳腺钼靶机

空间分辨率较高，但是有所需放射剂量较大、冲洗麻烦、不易储存等诸多缺点，基本上已被淘汰。医院如果有此类设备可以通过升级改造成数字化乳腺钼靶机，充分利用医院原有设备，在原有乳腺钼靶机上增加数字乳腺机专用大尺寸平板探测器、专用高压发生装置控制系统、乳腺数字图像采集系统等软、硬件，从而构成一套完整的乳腺数字摄影系统，使原有的管球和机架等部件得到充分的利用。采用 CR 的 IP 虽然也可以实现数字化影像系统，但是依然操作麻烦，更不适合高流量体检人群的工作需求。采用 DR 技术，成像速度快，效率高，探测器在 X 线曝光后会立即生成一张预览图像，便于操作医生快速、便捷地对拍摄部位、图像质量、患者信息等进行确认。在机头和影像接收器之间有一个平板压迫器，当把受检者的乳房放置在影像接收器上后，平板压迫器从上面向下运动，以一定的压力，压住乳房，使 X 线照射图像更清晰。机头和影像接收器，整体可以沿着立柱轨道上下移动，以适应受检者的身高。

现代数字化 DR 乳腺钼靶机还具有先进的数字图像处理技术，以及适时图像增强和丰富的图像后处理等功能；具有标准的 DICOM 格式接口，系统作为 PACS 基本单元，可与医院 HIS 和 PACS 联网，或通过 INTERNET 实现远程会诊；可以根据受检者的需求，决定是否打印图片，既降低了成本又提高了工作效率。

乳腺钼靶机是目前诊断乳腺疾病的首选和最简便、最可靠的无创检测手段。其辐射剂量也降低至每人次 0.003Gy 以下，对人体损害小。乳腺钼靶 X 线机具有照片图像清晰、对比度适宜、对整个乳腺成像和对钙化比较敏感等优点，可以检测出医生触摸不到的乳腺肿块，特别是对于大乳房和脂肪型乳房，其诊断率可高达 95%。即使临床诊断乳腺癌已很明确时，仍应进行乳腺钼靶摄影，因乳腺钼靶摄影可帮助明确肿瘤的位置、肿瘤的浸润范围、有无多发癌灶及对侧乳腺的情况，以上资料对于正确制订治疗方案至关重要。

尽管乳腺钼靶 X 线检查对于早期发现乳腺癌及提高患者的生存率具有重要的作用，但是在实践中仍然存在一些争议，有些人认为 X 线对人体的伤害不容忽视，尤其是年轻女性对 X 线比较敏感，甚至会诱发癌变，不建议采用乳腺钼靶机进行定期体检。造成这种看法的原因除了乳腺钼靶机本身的缺点，还与人们主观意识和客观现实的变迁有关。如前所述，一方面钨靶的管电压较高，穿透力强，X 线在人体内蓄积量少，而钼靶的管球产生的是软 X 线，能量低，容易造成 X 线在人体内的蓄积，增加致癌的风险，即使不会产生明显致癌的风险也会给受检者造成较大的心理压力。另一方面随着科学技术的发展，其他乳腺检查方法也得到了迅速提高，如用彩超检查乳腺技术，不论从硬件探头，还是专用软件都有了大幅度提高，而这种检查属于无伤害方法，更容易被受检者接收。再有采用磁共振乳腺专用线圈也可以对乳腺进行检查，既没有辐射的顾虑，诊断效果还更好，因而把磁共振检查诊断乳腺疾病列为首选。

（九）小型 C 形臂 X 线机

C 形臂 X 线机因其机架臂外形类似英文字母 "C"，故被称为 C 形臂。目前小型 C 形臂 X 线机主要配置在手术室，用于骨科手术中的骨骼整形、复位和打钉，以及取体内异物、部分介入治疗、部分造影术及局部摄影等，以骨科手术为主。近年来随着钢板植入手术的开展，手术在开放式视野下进行，因此骨科 C 形臂 X 线机使用率也有所下降。由于这种设备国内的生产厂家也比较多，因此市场上产品性价比较高，该型产品在医院普及率很高。

　　小型 C 形臂 X 线机主要以透视功能为主，因此一般可以采用高压发生器与固定阳极管球一体化的射线发生装置，即可满足透视需求，这种配置更加小巧，更适合手术中转动角度。也有采用双焦点旋转阳极的管球，这种管球热容量大，使用寿命长，但是由于需要高压电缆连接管球和高压发生器，因此连线比较复杂。

　　此类设备（图 4-8）一般配备 9 英寸影像增强器，现代影像增强器一般都配备高像素的 CCD 摄像机，原来模拟信号的摄像机已经基本被淘汰，CCD 摄像机把人体图像转换成数字信号，便于储存、传输和显示。

　　设备应具有透视管电压和管电流自动跟踪功能，使图像亮度、清晰度自动处于最佳状态。透视和摄影最大额定功率为 3kW 左右，因此可以使用手术室中的插座进行工作。

　　在专用平台上还配有两台高清医用专用监视器，用于手术中图像的显示。有的 C 形臂还设有手术室内、外双监视器，方便手术医生在手术室内、外自由察看，同时方便室外现场教学及实时观摩手术过程。图像动态显示可以达 25 帧/秒，完全满足人们的视觉需求。设备要有优质的图像

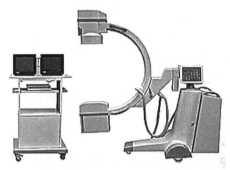

图 4-8　小型 C 形臂 X 线机

软件处理技术，使图像更加清晰，方便医生手术和诊断，同时要配备标准 DICOM 接口，便于与医院的 HIS 和 PACS 链接。

　　设备的立柱升降电动行程、C 形臂前后移动范围、沿轨道滑动角度、绕水平轴旋转角度、绕垂直轴旋转角度、C 形臂开口、C 形臂弧深度及焦屏距等数据都应满足临床需求。另外在配置 C 形臂 X 线机时一定要同时配备专用手术床，这种手术床的面板可以使 X 线顺利通过。

　　由于 C 形臂 X 线机一般都采用透视方式，虽然所需的 X 线剂量较低，但是时间较长，累积起来的放射量远超过床旁 X 线机的剂量，因此做好 C 形臂 X 线机放射性防护更为重要。

　　医院要提供足够的保护用具，并注意正确使用防护用具。在术中不仅要佩戴好防护镜、颈围、铅衣等防护用具，还要佩戴个人剂量监测计。在操作过程中不仅要做好医护人员的自身防护，也要做好患者非曝光体位的防护，特别注意保护患者甲状腺、胸腺及性腺。

　　术前要认真阅读患者的 X 线片或 CT 片，做到"心中有数"，在手术中尽量减少曝光次数和时间，降低辐射剂量，缩短使用时间。在手术通知单上注明术中要使用 C 形臂 X 线机及其照射部位，并术前访视患者，取得患者的理解和配合。

　　在手术期间可以离开的人员尽量离开，不能离开的人员也应尽可能远离放射源。两者之间距离增加 1 倍，X 线的强度就减为原来的 1/4，可以减少接收的放射剂量。总之，缩短照射时间、增大与 X 线源的距离和做好屏蔽防护是减少射线辐射的三个重要原则。

　　由于放置和使用 C 形臂 X 线机需要一定的空间，因此宜选择较大的手术室，并根据要求做好场地防护。平时做好设备的维护和保养，设备出现故障要及时维修，重点是数字化图像处理系统是否正常，在分析与维修故障时，应清楚地判断故障是图像处理系统本身损坏导致，还是控制系统或电源造成的。

（十）数字减影血管造影机

数字减影血管造影（digital subtraction angiography，DSA）是电子计算机 X 线常规摄影和血管造影相结合的一种检查方法。随着介入放射学的发展，DSA 技术作为介入放射学的重要组成部分，是血管造影和血管介入治疗不可缺少的工具，DSA 图像是心血管诊断的"金标准"。由于在实施心脏 DSA 图像诊断时，需要根据图形的具体情况酌情进行安放支架等治疗，因此有些医院把 DSA 诊疗室并不完全归属放射科，而是成立了隶属于心血管内科的一个独立的科室部门。

1. 数字减影基本原理　人体中的血管形状和血管中血液运行状况对人们的正常生活和健康至关重要，如冠心病就是供给心脏的血管出现了问题，随时可以危及患者的生命，因此人们长期以来不断地探讨通过 X 线检查的办法看清血管的运行情况。由于血液和周围组织的密度十分接近，线性衰减系数相差不大，利用普通 X 线成像对它们进行区分十分困难。人们尝试用血管中注入对比剂的方法来提高血液与周围组织的对比度，成功地进行了血管造影成像技术的尝试。这种血管造影成像技术虽然使血管图像有了明显的显示，但是由于肌肉、骨骼和器官的相互重叠，特别是在解剖结构复杂部位，血管影像十分模糊，难以辨认。于是采用减影技术制作图像照片，在人体的同一部位，分别选择两个不同时刻各拍摄一幅图像，一帧是在血管内没有注入对比剂前拍摄的图像，称为掩模像（mask image）或蒙片；一帧是在血管内注入对比剂后采集的图片，称为造影像或充盈像。把造影像与掩模像中相同图像部分相减，理论上由于两张照片在同一部位，同一摄像条件下进行，两者相减后的图像信号应该为零，两张图像唯一的差别应该只是被注入了对比剂的血管，这样在减影像中骨骼和软组织等背景图像被消除，只留下含有对比剂的血管图像，如果假定对比剂是均匀地充满血管，则对比剂图像也就是血管形态结构图像。

DSA 减影的方法有多种，如时间减影法、能量减影法、体层减影法、混合减影法和运动减影法等。①时间减影法：是 DSA 常用的减影方法之一，在对比剂达到欲检查的靶血管之前，先采集蒙片图像并保存起来，与按时间顺序出现的含对比剂造影图像组成一个减影对，做减影处理。由于这些减影图像是按时间顺序成像，故称为时间减影法。②能量减影法：是在短时间内，对同一部位，利用两种不同采集的影像组成"减影对"做减影处理，得到保留信号，而削弱背景组织的 DSA 减影方法。这种减影的方法由于只是能量上的减影，必然保留了一部分被减弱的背景，因此适用于腹部 DSA 检查。③混合减影法：是先做能量减影再做时间减影。混合减影经历两个阶段，先消除气体和软组织影像，后消除骨组织影像。这种减影方法对信号强的血管影响不大，但对信号弱的小血管显示不利。减影的方法有多种，各有利弊。在实际工作中一般显示的都是减影后的图片。

2. DSA 系统主体结构　C 形臂结构是 DSA 系统的一种常见方式，C 形臂的两端分别装有管球和影像增强器。C 形臂可自由全角度旋转，能完成心血管、脑血管、主动脉、腹部脏器血管、盆腔血管、四肢血管等全身各部位血管的成像。大型 DSA 的 C 形臂安装在一个 L 形臂上，L 形臂上端安装在天轨上，可以使整个 C 形臂沿着轨道方向移动，L 形臂还可以沿轴心转动。采用这种多维方向移动的目的是适应在造影中不同位置的需求，因此业内把这种主要用于心脏造影的 DSA 俗称大 C。

早期的大型 DSA 一般都采用影像增强器作为采集图像的主要方法，由于影像增强器技术成熟、造价低，因此被广泛地应用。近年来由于平板探测器快速发展，价格也不断下降，因此用平板探测器取代影像增强器已成为发展趋势。使用平板探测器，图像清晰度可达 2048ppi×2048ppi，采集速度可达 60 帧/秒。规模较大、有条件的医院配备大型 DSA 还可以分为心脏和外周血管两种专用 DSA，心脏 DSA 平板探测器尺寸较小，外周血管 DSA 平板探测器尺寸较大。

DSA 所用诊察床与 CT 和放疗设备等相比，相对比较简单，无须过高的运动精度，重点要求高强度碳素床面，不仅可以让 X 线顺利通过，还需要保持一定强度。在床的两侧装有铅质挡板，尽量减少 X 线对术者的放射性伤害。

在治疗室和控制室都设有图像监视器。治疗室内配置的图像监视器主要是供医生在手术时根据显示图形操控导管的运动轨迹和实施手术治疗。控制室的图像监视器，配合主控计算机测量（ECG）输入，并控制高压注射器的注射时间和注射碘液量。主控计算机控制高压发生器和管球产生脉冲曝光，X 线穿透受检者后被影像增强器采集，然后利用数字摄像机 AD 转换为图像输入计算机，用于存储、打印和诊断评价。

3. 高压注射器　是心血管造影必不可少的设备之一，它可以保证在很短的时间内将对比剂注入患者的心血管内，高浓度地充盈受检部位，以摄取对比度较好的影像。电机式高压注射器以电机为动力，驱动电机经离合器、减速器带动传动效率极高的滚珠丝杠，推动注射活塞进行注射，调节电机转速可以改变注射压力，因此控制电机的转速和动作时间，就可控制注射率和注射量。注射可受心电信号（ECG）的控制并与其同步，既能使注射在心动的每个周期进行一次，又能在同一相位上开始，同一相位上结束。这是为满足心脏造影的特殊需要而设计的，让注射在心脏的舒张期进行，从而避免收缩期注射可能引起的心脏颤动，同时也极大减少了注射量，且便于观察血流图像。

4. DSA 图像质量技术参数　DSA 成像技术难度远超过其他 X 线影像设备，如前所述，一张减影图像需要两张图像进行减影处理，而且在做心脏导管介入时需要动态图形，因此要求计算机的运行速度非常快，各国都把最先进和运行速度最快的计算机运用到 DSA 设备上。为了解决提高 DSA 影像质量的问题，首先要了解评价 DSA 图像质量的几个技术参数，才能进一步分析影响这些参数的因素和改进措施。

（1）DSA 图像噪声：一般影响观察者看清影像结构或特征的因素都可以称为噪声。DSA 系统中的噪声分为直接噪声、量子噪声和电子噪声。①直接噪声：通常是由 DSA 设备本身质量问题造成的噪声，这种噪声在处理运动图像时较为显著。②量子噪声：又称随机噪声，它是在减影过程中 X 线量子随机进程产生的空间波动导致的噪声。③电子噪声：主要来自 DSA 成像链电子流的噪声，噪声在影像上出现斑点状、网络状、雪花点等异常情况，导致了图像信噪比的降低。

信噪比（SNR）是减影图像中的图像信号与背景信号的比例。计算机减影图像中的信号是除去其背景的单纯血管信号，而背景信号则是背景区域中的平均信号。信噪比越高，图像质量越好。

（2）DSA 图像的分辨率：主要包括空间分辨率、密度分辨率和时间分辨率三种。

1）影响 DSA 图像的空间分辨率的因素：①普通的影像增强器的尺寸越大相对视野加大，但是相应的空间分辨率下降，两者之间的取舍，选取较为适宜尺寸的影像增强器；

②DSA 出现在屏幕上的图像均可被放大，而放大率的提高可导致有效空间分辨率的降低；③空间分辨率与焦点的大小成反比，合理选择焦点的大小直接影响图像的空间分辨率；④图像的空间分辨率与像素的尺寸有关。采用平板探测器的 DSA 成像系统，其空间分辨率明显优于影像增强器的 DSA 成像系统。

2）DSA 数字影像有较高的密度分辨率，由于 DSA 系统对含有对比剂的血管测试能力远高于普通血管造影，因此 DSA 数字影像高密度分辨率使得注入对比剂的图像更清晰。

3）时间分辨率为单位时间内可以采集影像的最多帧数，单位为帧/秒。它是衡量 DSA 系统对运动部位的血管的瞬时成像能力。时间分辨率越高，对运动器官成像越清晰。DSA 图像是对心脏、血管造影形态的动态观察，所以时间分辨率的大小可以直接影响其显示血管的能力。

（3）影像中的伪影：是一种最常见的现象，产生伪影的因素有很多。DSA 图像中产生的伪影主要有运动性伪影、饱和状伪影和设备性伪影。①在 DSA 成像的过程中，由于患者生理性或病理性的运动造成"减影对"匹配不良，在减影图像上呈现的伪影称为运动性伪影。这种伪影的特征是伪影在结构的边缘处最明显，结构中心部位相对轻微。匹配不良在 DSA 图像上会显示为浮雕样正性和负性的伪影。如果是生理性或病理性原因属于患者无法控制原因所致的运动，可以通过适当的药物治疗减轻运动性伪影的影响。②饱和状伪影是指在 DSA 图像的视野内，由于相邻组织密度差别过大，在视野内出现斑片状信号缺失区。造成这种伪影的原因是视野内某部位过薄或密度过低又未使用补偿滤过，造成 X 线衰减值的动态范围超过图像信号处理能力，而形成一片均匀亮度的无 DSA 信号的盲区。饱和状伪影可通过增加补偿滤过的方式加以避免。③有一部分伪影来自 DSA 系统，称为设备性伪影。在减影成像的过程中，如果设备的某一部分发生不稳定运行状况，如 X 线发射在一定范围内波动、电源不稳定和影像增强器等都可能造成设备性伪影，因此维护调整好设备的各项参数和指标对消除伪影至关重要。

5. 影响 DSA 图像质量的因素　影响 DSA 图像质量的因素可分为客观因素和主观因素。

（1）客观因素：是指 DSA 设备本身的性能对 DSA 图像质量的影响。理论上讲可以通过一些技术参数来衡量 DSA 设备性能对图像质量的影响。技术指标在一定程度上反映了 DSA 设备的性能，但是在实际中还需要对工作中不同品牌的 DSA 图像质量进行对比分析，在同样条件下产生的 DSA 动态图像会有较大的差异。建议在选购 DSA 设备时聘请有实践经验的医生对图像质量进行评价，以此作为选配设备的重要参考依据。

（2）主观因素：是指 DSA 操控人员可以通过自己的努力提高图像质量，这一点应该引起大家的关注。如何发挥人的主观能动性对提高图像质量十分重要，在具体操作中应该注意以下几个方面。①合理使用设备曝光参数，设备一般设有"自动曝光"和"手动曝光"两种方式。根据 X 线剂量与密度分辨率成正比的规律，对密度高且体厚的部位选用自动曝光方式，对密度低且体薄的部位采用手动曝光方式，并且经过曝光测试后选择最佳曝光条件。②根据血管的走向合理选择摄影体位。③合理使用遮光器和密度补偿装置可使影像密度均匀。正确选择照射野、焦点至人体距离、人体至检测器距离和焦点到检测器距离，减少 DSA 图像的放大、失真和模糊。④充分利用设备配备的多种图像后处理技术来消除伪影、减少噪声和提高兴趣区信噪比。⑤合理选择动脉法或静脉法的对比剂注入方法和剂量。⑥术前与患者说明检查过程和注意事项，争取患者术中配合，提前做好应对生理反应的治疗措施，尽量减少因运动造成伪影的产生。

6. DSA 临床应用　目前诊断血管疾病有多种方式，其中采用 DSA 技术被称为诊断血管疾病的"金标准"。正是 DSA 设备和技术的推动下，介入放射学才得以快速发展。

（1）导管置入方式：根据临床需求不同，DSA 可以分为静脉 DSA（IVDSA）和动脉 DSA（IADSA）其中 IVDSA 又可分为外周静脉法和中心静脉法。

1）IVDSA：是经静脉途径置入导管或套管针注射对比剂进行 DSA 检查。DSA 检查若将导管尖端置于上腔静脉或右心房，则为中心静脉法，主要用于主动脉及其主干病变进行 IADSA 有困难的病例，如大动脉炎、主动脉缩窄症等。

2）IADSA：采用经股动脉、肱动脉及腋动脉穿刺等途径，在特殊情况下，还有经颈动脉和锁骨下动脉穿刺途径。IADSA 对比剂无须长距离的传输和涂布，对比剂的浓度和剂量都可以适当降低。根据导管尖端注入对比剂的位置，IADSA 可分成非选择性方法和选择性方法。若将导管尖端置于主动脉受检部位近端 2cm 处造影，则称为非选择性 IADSA；将导管尖端深入到靶动脉主干或其分支，则称为选择性 IADSA。非选择性 IADSA 多用于主动脉或其主干病变的诊断，如动脉导管未闭、主肺动脉间隔缺损、肾动脉狭窄及心脏病变，如由左向右分流的室间隔缺损、主动脉瓣和二尖瓣病变及永存共同动脉干等。选择性 IADSA 多用于脏器的各种病变和累及左心、冠状动脉的病变诊断，如呼吸、消化、神经、泌尿生殖及骨骼系统等的肿瘤和其他疾病的诊断。

（2）心脏血管安放支架：冠心病是老年性的多发病症，随时会危及患者的生命安全。冠心病病因主要是供给心脏工作的血管发生狭窄或堵塞，造成患者胸部剧烈疼痛、呼吸困难，严重者可造成心肌梗死，甚至危及生命。如果医院没有 DSA 设备，一般只能采用药物保守治疗方式，即使症状得到暂时缓解，仍然存在随时复发的危险。采用 DSA 不仅能清晰地看到心脏血管狭窄的程度和堵塞的部位，而且还可以对血管狭窄部位进行有效的治疗。1984 年我国进行了第一例心脏支架介入手术。

当通过 DSA 造影图像确认血管堵塞的位置后，可以选择腿部或手腕处切口，然后将导丝导管从切口插入，顺着血管通入心脏，到达血管狭窄处撑开血管，狭窄的血管内壁是凹凸不平的，如果直接将支架铺在上面，支架不能完全撑开，血管仍会遗留不同程度的狭窄，因此要用球囊把狭窄的部位扩张一下，这个操作称为球囊扩张。这种单纯球囊扩张后的血管"畅通"都是暂时的，狭窄处的斑块仍然存在，随着血管的弹性回缩，会再次堵塞，所以需要放进一个支架加固，以防止血管回缩。扩张开的支架牢牢地贴在血管壁上，再经过数月，支架会被血管内皮包裹成血管的一部分。虽然手术支架可以有效地治疗血管的狭窄和堵塞，但是需要患者坚持服药，注意控制血压、血脂、血糖等和改变不良的生活方式，否则支架部位仍然会出现再度狭窄。

（3）安装心脏支架适应证：如果血管狭窄程度在 80%以上或血管即将闭塞，需要尽快植入支架。心肌梗死发生后心肌没有血流灌注，心肌细胞很快死亡，进而导致心力衰竭，应尽快到有条件的医院进行介入治疗，快速开通已经闭塞的血管，其心功能恢复的效果比溶栓、药物治疗都要好。由于判断血管狭窄程度和是否需要安装支架、安装多少通常取决于医生的实践经验，同时进口支架和国产支架价格都很昂贵，利润丰厚，使得支架费用成为敏感的问题，进而严重影响了合理安装支架医疗业务的正常开展。

一般情况下冠状动脉造影后就要立即决定是否植入支架，因此医生要与患者家属提前沟通是否同意置入支架，以避免二次手术带来的损伤与经济负担。

（4）支架的种类：由于安装支架要征求患者家属的意见，因此支架的种类应作为普及知识被社会了解。第一代动脉支架满足了韧硬结合的要求，在材质上选取不锈钢、镍钛合金或钴铬合金等，基本上满足了临床需求。第二代动脉支架是经药物处理过的支架。在金属支架表面"镀上"一层药膜，这种支架植入体内后，药物便会缓慢释放出来，抑制瘢痕组织在支架周围生长，保持冠状动脉通畅。第三代动脉支架是可溶性支架，这种支架和传统的支架不同，它可以在体内自行溶解，被机体吸收。这种新型支架在动脉狭窄时可以起到扩张血管的作用，当急性期过去、支架作用完成、血管重新塑形后，它可以溶解、消失，从而避免了局部炎症反应的不良后果，这种可溶性支架可能给患者留有多次导管治疗的余地，这种方法和思路代表了动脉支架的今后发展方向。

飘浮导管是借血液将导管飘入右心腔或肺动脉内，可以不用 X 线透视。导管顶端位置可根据压力曲线图形判断，有时还可根据心电图判断。飘浮导管主要用于危重患者床旁血流动力学监测。飘浮导管包括微型导管和气囊导管。

（5）DSA 导管室：有一个显著特点是需要预备多种规格和功能的导管、导丝和支架。医生根据患者的实际情况酌情选择，并不像其他高值耗材有针对性的配备，因此每个 DSA 导管室都配有导管专用柜，备好、管好和用好这些导管是 DSA 导管室的重要职责。

（6）应用 DSA 设备技术新进展：目前有一种冠状动脉旋磨术，即在 DSA 设备引导下直达血管斑块堵塞部位，用高速转动（$1.5 \times 10^5 \sim 1.8 \times 10^5 r/min$）的旋磨头将钙化和纤维化的病变斑块组织研磨及消融为 $5 \mu m$ 大小的微粒，这种微粒通过巨噬细胞的吞噬而清除，从而使管腔扩大，对正常和有弹性的组织没有明显的影响。目前这种治疗方法正在得到越来越广泛的应用。

随着微型机械工业化的提高，今后一些可以在血管内进行诊断和治疗的微型设备会不断涌现，如俗称"透视眼"的血管内超声，是将无创性的超声技术和有创性的心导管技术结合，对心血管病变进行诊断的一种方法。通过心导管将微型化的超声探头插入心血管腔内进行探测，再经电子成像系统显示心血管断面的形态和血流图形，可提供血管的横截面图像。这些技术不仅可以了解血管管腔的形态，还能直接显示血管壁的结构，了解血管壁病变的性质。它解决了冠状动脉病变诊断问题，指导介入治疗，评价支架扩张质量，改善介入治疗的效果，减少并发症，改善预后，可以随诊冠状动脉斑块病变演变，逐渐成为血管检查新的"金标准"。目前还有用于肢体血管内壁的切削机等。这些微型设备虽然各有不同，但都需要通过 DSA 影像设备进行定位。DSA 设备采用的是 X 线成像原理，X 线必然对医生和患者带来一定的伤害，但相信随着科学技术的发展，无创性的定位系统必然会替代现有的 DSA 设备影像系统。

（7）治疗恶性肿瘤：目前使用 DSA 设备介入治疗恶性肿瘤也是一种效果显著的治疗方式，得到了广泛的应用。对于一些不适于手术治疗的恶性肿瘤可以采取在血管造影图像的指引下行血管栓塞术。恶性肿瘤血管十分丰富，吸取人体大量的营养成分，如果把供给肿瘤的动脉血管堵塞，使其得不到营养补充，促使肿瘤缺血，致使肿瘤萎缩也是治疗恶性肿瘤的重要方法之一。动脉栓塞治疗中经常使用的栓塞剂多种多样，主要有吸收性明胶海绵、碘化油和平阳霉素等，操作中应注意根据病情和栓塞剂的性质进行选择。

DSA 在临床上得到了广泛应用，尤其是在诊断心血管疾病中发挥了重要的作用，但是也存在一些局限性。DSA 虽然属于一种微创的检查方法，但是对于一些年老体弱患者仍然存在一定的潜在风险。随着 CT 血管造影和磁共振血管造影成像的发展，如 64 排或 128 排 CT 血管造影就可以初步判定心脏血管狭窄的部位和程度，这种检查方法迅速、快捷、方便，而且没有创伤且更容易被患者接收。

四、X 线设备影像显示与传输系统

放射科现代 X 线影像设备最突出的一点是实现了图像数字化，数字化图像给医疗诊断和图像显示设备带来了许多变革，主要体现在胶片打印一体化，实现了资源共享；图像可以从网络传输向着"无纸化"方向发展。

1. 胶片打印与应用　尽管目前数字化 X 线图像系统得到了迅速发展和普及，图像通过 PACS 进行传输与储存，在计算机系统的用户端，医生可以非常方便地调取患者的影像资料，力图实现图像无纸化，但是目前医用 X 线胶片仍然在临床诊断中发挥着重要作用。医用 X 线胶片在业内俗称"硬拷贝"，对这种图像显示方法临床医生非常认可，认为是最能确保图像质量的显示方法。患者做完 X 线设备检查后，一般放射科医生都要根据图像出具诊断报告，患者需要把诊断报告和 X 线胶片同时送交到临床医生手中，临床医生在判断病情时不仅要参考放射科的诊断报告，还要在看片灯下自己亲自查看胶片图像，然后才作出最后的诊断意见，因此了解和掌握胶片成像原理和设备仍然十分重要。

（1）医用湿式激光胶片打印机：普通医用银盐 X 线胶片冲洗原理与一般日常照片冲洗原理相同，需要经过显影、定影、水洗和干燥 4 个流程。早期的 X 线胶片冲洗都是在暗室内手工完成，操作技术水平要求高。20 世纪 80 年代引进了国外的自动洗片机，极大提高了工作效率和图像质量。目前随着 X 线机数字化的发展，这种自动洗片机已退出市场，但是其通过滚轮的方式将胶片分别经过显影液池、定影液池和冲洗池，然后热风烘干的方法和流程仍然适用于湿式激光胶片打印机。

湿式激光胶片打印机简要总结为以下三点：①使用的是专用激光成像的胶片；②湿式激光胶片的成像属于数字式打印的一种，是把各图像的像素灰阶值输入到存储器中，在计算机直接控制下使用激光束对激光胶片上各像素单元曝光；③胶片需要进行显影、定影、冲洗和烘干等流程。由于这种打印机仍需要定期更换药液，不仅工作量大，而且有污染，因此较少使用。

（2）医用干式激光打印机：按激光光源可分为医用氦氖激光打印机和医用红外激光打印机两类。以氦氖激光器作为光源的称为氦氖激光打印机，它产生的光谱波长为 633nm，具有衰减慢、性能稳定等优点。以红外二极管激光器（半导体激光器）作为光源的称为红外激光打印机，它产生的光谱波长为 670~830nm，具有电注入、调制速率高、寿命长、体积小、使用方便等优点。由于两种激光器产生的波长不一样，因此在应用中必须选择与波长相匹配的胶片，才能保证图片的影像质量，两者不能相互替代使用。

干式激光胶片成像属于激光热成像技术。首先利用激光对胶片进行扫描，在胶片上形成潜影。曝光后的胶片，通过热敏鼓加热完成对胶片的显影和定影。热能作用于潜影，加温至 1200℃，时间约为 15s，感光的卤化银在潜影的催化下，被还原成金属银原子沉淀在潜影上，形成可见图像，未感光的卤化银保持原有状态。银原子的数量与激光光子照射量成正比，于是形成不同的灰阶度。

医用干式激光打印机主要由激光打印系统、胶片传输系统、信息传递与储存系统、控制系统和配件等部分组成。①激光打印系统：包括激光发生器、调制器、发散透镜、多角光镜、聚焦透镜、精密电机及滚筒等。激光束首先经过调制器调制和发散透镜发散、投影到多棱光镜。激光束经多棱光镜镜面折射，再聚焦成点光源照射到胶片上。多棱光镜是沿胶片 X 轴方向旋转，所以点光源随着多棱光镜镜面角度的改变，光点在胶片上沿 X 轴方向移动，完成行打印。每变换一个镜面，则完成一行打印。在行打印的同时，胶片在精密电机带动下，在 Y 轴方向均匀向前移动，完成整张胶片的打印。投射到胶片上的激光束的强度由调制器控制，调制器的调制又受图像数字信号控制。成像装置把图像的像素单元的灰度值，以数字的方式输入激光打印机的存储器中，并以此值直接控制每一个像素单元的激光强度。②胶片传输系统：包括送片盒、收片盒、吸盘、轧辊、电机及传动部件等。其功能是将胶片从送片盒内取出，经过传动装置送到激光扫描位置。再把已经曝光的胶片传送给收片盒或直接传送给自动冲洗机的输片口。③信息传递与储存系统：包括电子接口、磁盘、记忆板、电缆，以及 ADC、计算机等。它的功能主要是将主机成像装置采集到的图像信息，通过电缆及电子接口、ADC 输入到存储器进行激光打印。电子接口分视频接口和数字接口。一台激光打印机可以同时连接数台影像设备，根据影像设备的输出情况选择不同的接口。为了保证多机同时输入，激光打印机内装有硬盘，以缓冲进入的图像可以排队打印，确保连续图像输入和图像打印无锁定进行。④控制系统：包括键盘、控制板、显示板及各种控制按钮，用来控制打印程序、格式选择、打印张数的选择及图像质控调节等。⑤其他配件：如终端显示、文字打印等。其作用是可以控制终端将文字注释输入并打印在照片上。

多个数字化影像设备可以把各自获取的影像信号传输到统一的激光胶片打印机，实现资源共享。

2. 图像存储与通信系统（picture archiving and communication system，PACS）　是使用计算机技术实现医学影像的数字化采集、存储和管理，通过网络通信技术实现了数字医学影像跨地域传输。医院的 X 线机、CT、MRI、超声、核医学等设备产生的图像都可以通过 PACS 转化成标准规范的数字形式。这些数字信号可以通过计算机进行数据存储、网络传输和管理，并且医生可以通过系统中任何一个终端在授权的情况下回调和显示所需图像和相关信息。

PACS 主要由医学图像采集单元、大数据库存储单元、数据库管理单元、图像处理和显示单元和通信网络单元等组成。

（1）医院中的 CR、DR、DSA、CT、MRI、超声、内镜等医学影像设备分别有图像采集单元。各种影像设备采集起来的图像数据，转化成适用于 PACS 的 DICOM 3.0 标准格式，将压缩的图像数据传送到 PACS 的控制子系统。目前新生产的各类影像设备都有 DICOM 3.0 图像输出接口，可实现 DICOM 图像文件的存储、传送、接收、压缩、转发、查询、提取、回传等传输和管理功能。

由于设备不同采集图像方式也是各有不同，如 B 超、各种内镜等设备输出的是视频信号，采集这类视频图像数据一般采用图像采集卡，通过 A/D 转换将模拟信号变为数字信号并编码为标准 DICOM 数据后存入计算机；DR、CT、MRI 等设备本身产生的就是数字图像信号，这类设备都设有输出接口，并遵循 DICOM 3.0 标准。使不同生产厂商生产的数字设备实现互联；有些普通胶片图像也可以通过激光数字化扫描仪或 CCD 数字化仪等，将光学信号转变成电信号，再将模拟信号转变成数字信号后，存入计算机。为了尽量减少在转换过程中的失真现象，应尽量选择高空间分辨率和有足够灰度的设备。

（2）数据库存储单元主要包括信息数据库和图像存储库。信息数据库负责接收和管理患者的基本信息，该信息是文本资料，如诊断报告、临床数据、登记信息和病历等，可进行查询、分类和转发。信息数据库大多采用多级存储方式。

图像存储库是由存档服务器、图像数据库和存档库组成。图像采集计算机从成像设备获得的图像首先送到服务器，然后存储在光盘库，最后传输到现实工作站。①存档服务器：是图像存储库的中心，负责管理图像数据在 PCACS 中的流动，实现图像的存储、检索、提取、编组等，存档服务器采用压缩技术将图像压缩后存档。②图像数据库：采用大型关系数据库技术，镜像服务器备份，以保证数据库不间断地运行。图像数据库还要与 RIS/HIS 互联，从这些数据库中获得患者的信息，同时要具有分级管理和权限设定功能，以保证数据库的安全。③存档库：用于中、长期存档，离线永久存储可以采用硬盘或光盘的方式。

采用图像压缩技术能够有效提高 PACS 的数据传输率，加快传输速度。医学影像大多为静止图像，应当根据 JPEG 标准实施压缩，该标准主要适用于 X 线、DSA、CT、MRI 及超声等一切灰度图像及真彩色图像的压缩。图像压缩技术可分为有损压缩和无损压缩两种类型。顾名思义，有损压缩技术使原有图像信息部分丢失或失真，但占用存储空间小，经济实用。无损压缩技术可保留图像原始细节，几乎没有信息丢失，利于诊断，但是占用存储空间大，传输慢，工作效率低。由于医学影像的图像质量对临床诊断的影响，一般采用无损压缩技术，以保证器官图像层次丰富、结构细腻。

（3）数据库管理单元负责数据存储的管理和信息查询。此单元实现对短期、中期和长期患者信息和图像存档数据的分级管理。存储管理系统中一般有四种存储介质，分别为 RAID 用于立即访问当前图像、硬盘用于快速检索缓存、可擦除光盘用于较长期存档、WORM 用于永久存档。

（4）图像处理和显示系统负责对数据存储单元的图像进行查询、分析和处理等，并把处理结果输出到影像显示工作站。图像工作站主要有几项用途：①影像显示工作站可以采用普通配置的计算机显示器，进行影像的显示、处理、查询和影像分析；②影像显示工作站采用高分辨率的专用医学显示器，一般用于放射科诊断报告、会诊和教学，按需求进行各种图像处理和量化分析等；③影像显示工作站可以对各种图像信息和受检者的情况进行图表分析，采用概率的统计方法形成参考数据库，提高正确诊断的参考依据；④打印工作站负责胶片打印，目前新型胶片打印工作站得到了广泛的应用，这种胶片打印工作站在读取患者身份后，根据医生决定是否需要胶片打印的医嘱，自动打印胶片，同时打印出放射科的诊断报告；⑤远程会诊工作站可以采用视频采集通信系统进行医学影像及资料的远程传输。

（5）通信网络单元是 PACS 中各种数字化图像和相关信息交换的传输信道。医学数据交换标准主要有 HL7 和 DICOM，前者主要用于文本数据交换，在 HIS/RIS 中使用；后者用于图像数据交换，在 PACS 中使用。

PACS 的通信网络可以由低速的以太网、中速的光纤分布式数据接口网（FDDL）和高速的异步传输模式网（ATM）构成。目前医院内部由于距离较短，一般采用局域网传输图像，这种方法具有传输速率高、编码率低、实时传输等优点，而主干网采用千兆或百兆以太网连接。成像设备和图像采集计算机之间可采用十兆以太网连接；PACS 控制器到采集工作站或显示工作站用百兆以太网连接。

PACS 同时具有多个外联的接口和网关。HIS 网关采用 HL7 框架结构，是 PACS 与医院信息管理系统的接口，负责 PACS 与 HIS 之间的信息交换。Web 网关与 Internet 的接口，通过 Web 网关可以实现远程影像传输，进行远程会诊等业务。

3. 医院 PACS 的建设与应用　为了把医院的 PACS 建设好，首先要在宏观上对 PACS 的规模有所了解。从系统规模和应用需求的角度，可以把 PACS 分为科室级、医院级和社会级三种类型。

（1）科室级 PACS 一般是 PACS 项目建设的初级阶段，科室级 PACS 主要实现医学影像科内各种数字化医学影像设备的连接，提供基本的 DICOM 接口，主要包括患者基本信息、设备基本信息、厂商信息、医学影像信息等，可以在医学影像科范围内完成医学图像和数据文件的传输、本地储存、检索、处理、胶片打印和诊断报告打印功能。目前有些厂商提供的 CR/PACS 和 DR/PACS 均属这一类。科室级 PACS 简单，简便易行，操作方便，成本低，但缺点是功能有限。

（2）医院级 PACS 是 PACS 项目建设的第二个阶段。医院级 PACS 属于中型 PACS。医院级 PACS 不仅包括科室级 PACS 所有的功能，还可以和 RIS、HIS 等很好整合成为医院的信息化系统，将医院所有的医学影像设备连接成一个整体，实现全院不同医疗设备的图像资源及相关数据的交换和共享。利用网络框架可以连接医院所有科室的数字化设备，不仅包括医学影像设备，还有医学显微镜、数字胃肠镜、脑电图、心电图等医疗设备，利用服务器实现医学图像和数据的集中存储，利用客户端实现医学图像和数据检索、浏览和处理。医院的各个科室安装计算机客户端，其工作可以围绕医学影像和数据配合其他医生和患者的信息和数据互相协同工作，简化工作流程。医学影像医生可以通过网络系统获取患者的病历和病程的信息，提高医学影像的诊断水平，为临床医生提供更适宜的数字化图像和诊断报告。临床医生也可以通过 PACS 获取更多的影像资料和参考信息，为确定治疗方案提供更加科学的依据，实现临床医学资源共享的最大化，同时 PACS 能够降低医疗成本，可以根据实际需要减少胶片打印数量，实现医学影像无纸化存储。医院级 PACS 突出的特点是与其他系统，尤其是 HIS 的融合，才能发挥重要作用。院级 PACS 的优点是实现了各个科室间医学影像信息共享，基本满足数字化医院的标准和要求，实现医院自动化办公和无纸化要求；其缺点是系统架构和布局复杂，操作和设置也较为复杂，需要专业的影像技术人员负责日常管理和维护。由此可见医院管理者要根据本院的医疗业务和规模合理选择 PACS 建设十分重要。

（3）随着网络社会化的发展，医院级 PACS 向社会化方向发展也是一个必然趋势。在医院级 PACS 的基础上通过网络模块扩展，各个医院的 PACS 可以借助公共通信网络提供更为丰富的医学影像和数据，以及各个医院之间医患信息交换和共享。通过高速网络实时传输图像、语言、文字等多媒体数据来实现异地专家远程会诊和进行远程放射学学术交流。随着网络技术的进步与发展，PACS 正在继续融入其他高新技术，如三维成像、医学模拟人、数字云、语音识别、人工智能、虚拟现实、增强现实等技术，研究方向由医学影像领域向整个医学领域扩展。这种社会化的 PACS 为人们展示了美好的前景，可以真正实现医生和患者的资料交换和共享，大范围整合医疗大数据，有益于提高全民医疗水平，但是目前系统的发展和扩展对系统的信息安全提出了更高的要求，同时由于各家医院都是自主开发的网络系统，信息"孤岛"现象严重，如何使各家医院的 PACS 逐渐标准化，同时又要顾及医院知识产权带来的经济效益等问题，社会化 PACS 的发展任重道远。

医院在建设 PACS 过程中，首先要认真做好设计阶段的工作，明确建设信息系统的具体规模与应用范围。本着从小到大、分步实施、量力而为、分期到位的原则制订方案。医院的领导和信息主管人员要根据本院的实际情况和临床的需求与网络开发商共同拟定 PACS 使用范围，重点确认是满足影像科范围内即可，还是全院范围都可以调阅医学影像的模式，并且需要明确界定普通医学影像、CT、MRI、DR 等影像科室，还是把全部科室纳入 PACS 范围，要衡量投入与产出的关系，功能齐全、复杂的 PACS 不仅前期投入大，而且需要较大的售后服务资金，因此医院决策者不要盲目追求高大全，适合本院的方案才是最佳选择。

第二节　医用磁共振室设备

一、概述

核磁共振成像（nuclear magnetic resonance imaging，NMRI）是随着电脑技术、电子电路技术、超导体技术的发展而迅速发展起来的一种生物磁学核自旋成像技术。由于"核"常见于核武器、核污染等词汇中，为了消除人们对"核"的忌讳，故称之为磁共振成像（MRI）。MR 一般泛指磁共振设备。

我国于 1985 年引进了第一台临床 MR，随着 MRI 技术的进步和国民经济的发展，MR 在国内得到了迅速普及，在一些大型医院配备了多台 MR，许多基层医院也都配备了 MR，MRI 逐渐成为常规化检查项目。然而与 MR 迅速普及和发展相比，MRI 技术的普及工作则相对滞后，许多从事 MRI 工作的医生和技师在 MRI 的原理、脉冲序列、成像参数等方面的知识有待提高。几乎所有学习过 MRI 相关知识的影像医生和技术员都有一个体会，就是相对其他影像学而言，MRI 的成像原理复杂，其技术发展又非常迅速，这又增加了掌握 MRI 技术的难度。下面以设备结构为平台，结合设备性能具体阐述 MRI 成像原理和 MR 的基本结构，为更好地开展普及 MRI 专业知识提供参考资料。

MR 胶片影像形式与 CT 片相类似，都是采用了计算机重建原理形成的图像，但是其成像原理有着本质的不同，同时 MR 对环境的要求也与放射科设备有很大的区别，因此有些医院 MR 并不与放射科设备安装在同一区域，而是一个较为独立地方，称为"磁共振室"。

由于磁共振设备性能的特殊性安装地点的选址非常重要。磁共振室要远离震动源和有强电磁波的设备。要尽量远离交通道路，因为汽车是金属体，汽车的行驶会对主磁场产生一定的干扰。安装地点选好后，安装前要规划好设备运输通道，磁共振设备一般体积大、重量大，要避免在安装运输过程中碰伤设备，避免损坏磁体和线圈等精密设备。

磁共振室的防护设施与 X 线设备不同，X 线设备是采用包铅皮的方式屏蔽 X 线的辐射，而磁共振设备工作室要做好射频屏蔽工程。设备工作室射频屏蔽工程是用铜板和铜网把整个工作室包裹起来，避免射频信号的干扰。施工质量十分重要，特别要注意屋门和外通管路的技术处理。由于射频屏蔽工程质量对设备产生伪影现象影响较大，因此要严格把控屏蔽工程的质量。一般磁共振室主要包括 4 个部分：患者等候室、设备工作室、设备操作间和设备间。设备工作室用于患者检查、设备操作间用于医生操作设备、设备间用于放置电器柜和一些辅助设备。

二、MR 工作原理

MR 工作原理简而言之是将人体置于特殊的磁场中，人体内的氢原子核在磁场的作用下发生变化，然后用无线电射频脉冲激发人体内氢原子核，引起氢原子核共振，并吸收能量。在停止射频脉冲后，氢原子核按特定频率发出电信号，并将吸收的能量释放出来。这些能量被体外的接收器收录，经电子计算机处理后获得图像，这就是 MRI 的基本成像原理。在具体了解 MRI 成像原理和技术时主要关注核、磁、共振和成像 4 个要点。

（一）进入主磁体后人体氢质子核磁状态

人体中含有最多的原子核是 ^1H，占人体中总质子核数的 2/3 以上。^1H 存在于人体的各种组织中，氢原子可以产生较强的磁共振信号。^1H 的磁化率在人体磁性原子核中是最高的，因此成为磁共振图像的主要信号来源。需要指出的是并非所有的氢质子都能产生 MRI 信号，氢质子能否产生信号与氢质子在人体中的组织有关。常规的信号主要源于水分子中的氢质子（简称水质子），部分组织的信号也可来源于脂肪中的氢质子（简称脂质子）。人体组织进入主磁场前，每个质子自旋都能产生 1 个小核磁，氢核磁矩又称质子磁矩，用 μ 表示。在通常情况下组成物体的原子核系统的 μ 是杂乱无章分布的，每个磁矩的方向都是随意的，磁矩间的磁性相互抵消，对外不表现磁性，没有宏观磁化矢量的产生。当人体进入主磁体后，这些 ^1H 原子核在外磁场作用下，其方向处于两种平衡状态，即平行或反平行于外磁场。一种稳定平衡，势能低；一种不稳定平衡，势能高。它们的能量差计算如下：

$$\Delta E = 2\mu B$$

B 是外加磁感应强度，这种现象称为塞曼效应。从宏观上看，由于平行于 B 的分量多于反平行于磁场的分量，使得氢核磁矩不能完全抵消，于是在外磁场方向便出现一个磁矩，氢核磁矩从无序排列变成有序，产生宏观的纵向磁化矢量。某一组织产生的宏观纵向矢量大小与其含有质子数有关。磁场越强，氢核磁矩取向一致的倾向越强烈，物体表现出磁性越明显，这个磁矩（M）称为宏观磁化矢量或宏观磁矩。

（二）磁共振生成电信号

首先回顾一下基础物理知识。发电机基本原理是当运动的磁力线切割线圈时，线圈内产生电流。当人体组织进入主磁场后，人体的氢质子在磁场力的作用下产生宏观的纵向磁化矢量。矢量的方向与磁场方向平行，不会产生电信号。根据上述基本原理，如果要在 MR 中产生电信号就需要有运动的磁场，切割 MR 中的线圈，才能在线圈中产生电流。

首先解析 MR 中如何产生一个运动磁场。人体进入主磁场后，人体组织中产生的宏观纵向矢量方向不发生变化，也不会切割接收线圈，而产生电信号。如果要使接收线圈内产生电信号，就必须在组织中有一个旋转的宏观横向磁化矢量的变化。要在组织中产生旋转的宏观横向磁化矢量，需要给人体组织一个射频脉冲，这个射频脉冲的频率与氢质子的运动频率相同，射频脉冲的能量传递给低能量级的质子，质子获得能量后跃迁到高能级，这种现象称为磁共振现象。共振现象在生活中比较常见，如收音机的调台，当收音机频率与空间中存在的某一个信号频率产生共振时，收音机此时只能听到这个频道广播，其余信号被淹没。在平衡状态，由于处于低能级的质子多于高能级质子，产生与主磁场同向的宏观纵向磁化矢量。90°射频脉冲激发后，部分质子跃迁到高能级，当低能量级和高能量级的质子数相等时，宏观纵向磁化矢量消失，产生宏观横向磁化矢量。磁共振现象的结果是使宏观纵向磁化矢量发生偏转，偏转的角度与射频脉冲的能量有关，90°射频脉冲产生的宏观横向磁化矢量最大。组织质子密度越高，其宏观纵向磁化矢量越大，90°射频脉冲产生的宏观横向磁化矢量越大，切割接收线圈产生的电信号越强，MR 信号就越高；反之，MR 信号就越低。这样在 MR 图像中就能区分质子密度不同的组织了。

当射频脉冲关闭后，在主磁场的作用下，宏观纵向磁化矢量将逐渐恢复到激发前的状态即平衡状态，这一过程称为纵向弛豫，即 T_1 弛豫。横向磁化矢量逐渐减小直至消失，称为核磁横向弛豫，把宏观横向磁化矢量的这种衰减称为自由感应衰减（free induction decay，FID），宏观横向磁化矢量将呈指数式快速衰减，也称 T_2 弛豫。T_1 弛豫所需要的时间较长，T_2 弛豫所需要的时间较短。T_1 加权成像主要反映组织纵向弛豫差别；T_2 加权成像主要反映组织横向弛豫差别；而质子密度加权成像主要反映单位体积的不同组织之间的质子含量差别，也就是说图像还与氢核的密度有关。所谓加权是"突出重点"的意思，即重点突出组织某方面特性。可以通过成像脉冲序列的选择及成像参数的调整，使图像主要反映组织某方面特性，同时尽量抑制组织的其他特性对信号强度的影响，这就是"加权"成像。人体正常组织与该组织中的病变组织之间氢核密度、T_1、T_2 三个参数差异，是 MRI 用于临床诊断最主要的物理学基础。

综上所述，射频系统发出射频信号，与处于主磁场内的人体氢质子产生磁共振现象，使得原来形成的宏观纵向磁化矢量发射偏转，形成旋转宏观横向磁化矢量。当射频信号消失后，横向磁化矢量在消失和纵向磁化矢量恢复的过程中，磁场的变化切割了接收线圈，在接收线圈内产生电信号。至此我们理解了通过磁共振现象产生电信号的原理，下一步要解决如何把这些电信号转变成图像。

（三）磁共振成像原理

磁共振成像就是把接收线圈内产生的电信号转变成图像的过程。

首先要解决怎样标定受检体电信号的空间位置。一个三维物体的大小，人们一般习惯用长、宽、高来表示。然后再把这个物体按照三维坐标分解成若干个小块体积，把每块小体积称为体素，在数学分析时也可以称为一个点。把一个体素放在三维坐标系中，其位置坐标分别由 X 轴、Y 轴和 Z 轴上的数值决定。受检体每个体素都对应着一个三维坐标的数值，如果能够在三维坐标定位空间内检测到该处体素的电信号也就具备了重建该处图像的数据值。

为了解决受检体电信号的空间位置问题，我们采取了在均匀的主磁场中叠加一个随坐标位置而变化的磁场，称为线性梯度磁场。利用沿梯度磁场方向的位置不同，共振频率不同，建立起不同点的共振信号与位置坐标之间的对应关系，为图像重建提供信号定标。在 X 轴、Y 轴、Z 轴上各有一组梯度线圈，通电后产生的梯度磁场沿着相应的轴向分布，线圈组的磁场叠加起来，可得到任意方向的梯度场。①把 Z 轴上的梯度磁场形成的数值称为层面选择或称空间定位。②把 X 轴梯度磁场形成的数值称为相位编码。③把 Y 轴梯度磁场形成的数值称为频率编码。在实际应用中三坐标的命名可以酌情变换，但是其基本原理不变，即在主磁场中叠加梯度磁场，利用沿梯度磁场方向共振频率不同的特性完成体素的空间定位。

下面以 1.5T 场强的 MR 为例，主要介绍 MR 信号的空间定位层面和厚度的选择。在 1.5T 的场强下，质子的运动频率约为 64MHz。要使组织中的氢质子发生磁共振现象，需要给组织发射一个频率与氢质子运动频率一致的射频脉冲进行激发。由于主磁场总存在一定程度的不均匀性，而且要发射完全单一的频率射频脉冲也是不可能的，也就是说射频脉冲中包含一定范围的频率，而射频脉冲的中心频率及范围是可以控制的。

经过层面选择、相位编码和频率编码，把整个层面的体素一一进行标定。信号是各体素带有层面、相位和频率特征的 MR 信号的总和。为了取得各体素 MR 信号的大小，需要把各体素的信号分离出来，这个过程称为解码。计算机对这些信号进行二维傅里叶变换处理，得到具体的 MR 信号，最后根据各个体素编码对应关系，把体素的信号大小与对应的像素依次显示在荧光屏上，信号大小用灰度等级表示，信号大，亮度大；信号小，亮度小，这样就得到一幅反映各体素 MR 信号的图像。

上述从信号编码到信号采集成像过程编成程序，为 MRI 学中一个很主要的概念——序列。MRI 序列很多，最常用的是自旋-回波序列和反转恢复序列。MRI 图像与 CT、超声等图像相比最大的特点是多参数成像，改变成像序列参数或用不同序列成像可以得到不同的信息，因此如何根据临床需要应用好设备提供的各种程序是衡量医疗水平的重要依据。通过上述的理论介绍也可以对临床中遇到的一些问题给予合理的解释，有一个共识：在同一台设备上加大扫描时间图像更清晰，从序列成像原理上解释，把物体的体素分得更细，所需重建的时间必然延长，图像当然更清晰。

三、MR 主体结构

MR 主要由主磁体、射频发生系统、梯度磁场系统、感应线圈接收系统和计算机操作系统等组成。

（一）MR 主磁体

目前，根据磁场产生的方式不同可将主磁体分为永磁型和电磁型，同时由于磁场强度是设备的重要指标，习惯上用磁场强度（T）来区分和表示不同能级的磁共振设备。特斯拉（T）是目前磁场强度的法定单位。距离 5A（安培）电流通过的直导线 1cm 处监测到的磁场强度被定义为 1 高斯（G），特斯拉（T）与高斯（G）的换算关系：1T=10 000G。

1. 永磁型磁体 一般由多个永磁材料制成的磁块，按照特殊设计的空间分布拼接而成，用于生产永磁型磁体的材料通常是稀土永磁材料，如钕铁硼等，我国用于生产钕铁硼的稀土资源非常丰富。目前绝大多数低场强开放式 MRI 仪采用永磁型磁体。永磁型磁体通常采用 C 形臂、U 形臂或双立柱来支撑，一般由上下两组磁体构成，两组磁体之间的空间距离为患者的检查空间。由于永磁型磁体通常由上下两组磁体，磁力线沿上下方向分布，与受检者的身体长轴相互垂直，被称为垂直磁场。

目前永磁型磁体一般都是低场强磁共振成像仪。永磁型磁体磁共振成像仪具有以下优点：①结构相对简单；②开放性结构使受检者更为舒适，医生易于开展介入性等手术治疗；③造价相对低廉；④耗能低；⑤无须使用液氦；⑥维修费用相对较低。主要缺点：①磁场较低，永磁型磁体的磁场强度多在 0.35～0.5T，目前有国内厂家宣布研制出 0.7T 的永磁型磁体；②磁场均匀度一般低于超导磁体；③温度变化将容易造成磁场的漂移，对机房温度的稳定性要求较高；④重量较重，如放在楼内，需要考虑楼板的承重强度问题。近年来随着计算机技术的发展，永磁型磁体磁共振成像仪的图像质量不断提高，价格不断下降，有望成为普及性设备被更多的医疗单位所配备。

2. 超导磁体 电磁型磁体由导线绕成的线圈和磁介质构成，线圈通电后即可产生磁场，这种磁体方式已经被淘汰。目前市场上都是采用超导磁体，超导磁体的线圈导线采用超导材料制成，置于接近绝对零度的超低温环境中，导线内的电阻抗几乎消失，一旦通电后在无须继续供电的情况下导线内的电流一直存在，并产生稳定的磁场，目前中高场强的 MR 几乎均采用超导磁体。超导磁体多采用螺线管线圈，在磁介质不变的前提下，其磁场强度主要取决于线圈的匝数和电流，在磁体两端需要增加线圈匝数来纠正磁场强度的降低。最常用的圆筒形磁体，其超导磁体产生的磁场通常为水平磁场，磁力线与平卧的人体长轴平行。

超导磁体具有以下优点：①容易产生高磁场，目前 1.5T 高场强及 3.0T 以上的超高场强的磁共振成像仪都采用超导磁体；②高稳定性，磁场强度随时间的漂移非常小；③磁场均匀性高；④低能耗，超导线圈几乎不消耗电能。超导磁体缺点：①造价较高；②早期的超导磁体需要定期补给液氦，易出故障，维护费用较高，现代超导磁体在这方面有了较大的提高，使液氦的消耗量显著降低，减少了运行成本，甚至厂家承诺免维护。由于高场强的 MR 具有上述优势，因此高场强的 MR 成为医院购买设备时的优先选择。

（二）梯度磁场系统

梯度系统由梯度线圈、梯度放大器、数模转换器、梯度控制器、梯度冷却装置等构成，其中梯度线圈安装于主磁体内。

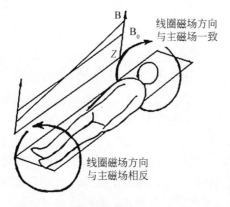

线圈磁场方向
与主磁场一致

线圈磁场方向
与主磁场相反

图 4-9 梯度磁场

梯度系统的作用是产生变化的梯度磁场（图 4-9）。以患者从头到脚纵向为例，介绍梯度磁场如何产生。梯度线圈是特殊绕制的线圈，线圈通电后，当电流流经头部通电线圈产出的磁场与主磁场方向一致，则两个磁场强度相互叠加，因此头部磁场强度增加；而当电流流经脚部通电线圈产出的磁场与主磁场方向相反，则两个磁场强度相互相减，因此脚部磁场强度降低。于是形成了磁场强度头高脚低，中心保持不变的梯形磁场分布。梯形磁场的主要作用之一是为磁共振信号进行空间定位，因此梯形磁场本身具有方向性。如果把以患者体位为仰卧位且头部先进入主磁来定义磁共振系统坐标的 Z 轴，其他相互垂直的方向分别为 X 轴和 Y 轴。在 X、Y、Z 三轴上各有一组梯度线圈，通电后产生的梯度磁场沿着相应的轴向分布，线圈组的磁场叠加起来，可得到任意方向的梯度场。

梯形磁场的主要作用：①进行 MRI 信号的空间定位编码；②产生 MRI 回波，磁共振梯度回波信号是由梯度磁场切换产生的；③施加扩散敏感梯度场，用于水分子扩散加权成像；④进行流动补偿；⑤进行流动液体的流速相位编码。此外一些快速扫描序列及梯度回波也有赖于梯度磁场的作用。它的性能决定了扫描速度、空间分辨率及图像几何失真度，良好的梯度性能也是一些特殊序列得以实现的前提。

双梯度磁场技术由于厂家开发方式不同，结构也有所不同。双梯度系统的优势是由于周围神经、肌肉刺激，梯度磁场的强度和切换率受到较大程度的限制，当需要进行大视野扫描时，采用梯度场强和切换率较低的大梯度场；而当需要进行小视野快速精细扫描时，则选用梯度场强和切换率较高的小梯度场。

梯度系统的冷却方式一般采用风冷散热，近年来由于梯度功率的增大，需要更加有效的散热措施，高场强系统逐步采用水冷散热形式，前者冷却方式简单，但噪声较大且容易使梯度设备吸附灰尘。后者冷却效率更高、噪声降低，但需要额外附加制冷系统。

（三）射频系统

射频系统由射频发生器、射频放大器和射频发射线圈等组成。射频发射线圈一般安装在主磁体内，我们平时看不到。体线圈和头颅正交线圈发射的射频磁场和接收的穿透力在整个线圈容积内非常均匀，因此既可作为发射线圈又可同时作为接收线圈。MR 对脉冲线圈有很高的要求，发射线圈应尽可能均匀地发射射频脉冲，激发感兴趣容积（volume of interest，VOI）内的质子。发射线圈所发射的射频脉冲的能量与其强度和持续时间有关，现代新型的发射线圈由高功率射频放大器供能，所发射的射频脉冲强度增大，因而所需要的持续时间缩短，加快了 MRI 的采集速度。目前绝大多数公司在低场强 MR 系统上使用的射频功率为 5～10kW，中场强系统为 10～15kW，高场强系统一般为 15～25kW。一般来说，共振频率和射频吸收随着场强增加而升高，因此随着场强的增加磁共振成像需要更高射频能量配合。在场强一样的前提下，较大的射频功率可以保证体重较大的患者也能获得清晰图像。

（四）感应线圈接收系统

在临床实际应有中，影像医生和技师主要与接收线圈直接打交道，接收线圈需要操作者来摆放于不同检查部位。接收线圈距离检查部位越近，所接收到的信号越强，线圈内体积越小，所接收到的噪声越低。各厂家开发了多种适用于各检查部位的专用表面线圈，如心脏线圈、肩关节线圈、直肠内线圈、脊柱线圈等。线圈主要分为线性线圈、正交线圈和相控阵线圈，其中相控阵线圈有 8 通道、16 通道，甚至还有 32 通道。一个相控阵线圈由多个子线圈单元构成，同时需要有多个数据采集通道与之匹配。利用相控阵线圈可明显提高 MRI 图像的信噪比，有助于改善薄层扫描、高分辨率扫描及低场强的图像质量。利用相控阵线圈与并行采集技术相配合，可以进一步提高 MRI 的信号采集速度。线圈的种类繁多，应详细了解各种线圈的功能用途。选择时应视所在医院临床实际情况而定，以免造成资源浪费。

（五）计算机系统

MR 不但成像原理十分复杂，而且计算机系统也十分复杂，MR 的发展与计算机科学的发展有着非常密切的关系。与 DR、CT 和 B 超等其他影像设备相比，MR 对计算机系统要求更高。

首先，MR 的计算机操控系统比较复杂，扫描控制系统产出序列脉冲要控制全部硬件开关信号，控制射频、梯度、采样和空间定位编码等，这些信号不但要求相互配合时序非常精准，而且对频率和磁场强度准确性要求也很高。MR 计算机数字成像系统需要实时高分辨快速成像技术，这些技术有赖于计算机硬件处理速度，特别是并行总线和并行 CPU 处理技术的发展。MRI 的计算机软件系统把非常微弱的电信号，通过更加理想的放大器和计算机信号处理软件，经过 A/D 转换和傅里叶数据计算等，最后形成 MRI 视图。

计算机的发展非常迅速，各厂家采用的硬件系统不尽相同，很难准确比较它们的好坏。一般通过重建速度、图像矩阵及硬盘容量等参数评价其性能。

功能软件包括基本软件和选购软件。前者主要包括各种常规扫描序列及一般后处理，是系统的标准配置软件。后者主要是一些特殊扫描序列和后处理，如弥散、灌注、心脏与血管分析、波谱、各种三维重建、自动移床等。需要指出的是，不同品牌或相同品牌不同系列型号的机器标准配置软件是不同的，很多选购软件的应用要依赖于相应的硬件平台，某些硬件的性能优势必须通过相应的软件来实现。如敏感性编码技术只能应用于相控阵线圈；高速的扫描速度和五通道全脊柱相控阵线圈，如果没有自动移床的软件相配合，大范围的三维增强血管成像和全脊柱成像也无法实现。这也说明磁振的选购要以应用目的为指导，首先明确临床应用项目，根据这个软件选择相应的软、硬件，使系统真正满足应用需要并得到充分的资源利用。

四、MR 主要技术参数

（一）主磁体主要技术参数指标

1. 磁场强度 目前一般以 0.5T 为代表的 MR 为低场机，以 1.5T 为代表的为高场机，大于 2.0T 为高场机。高场强 MR 主要优势表现：①提高质子的磁化率，增强图像的信噪比；②在保障信噪比的前提下，可缩短 MRI 信号采集时间；③增加化学位移效应使磁共振波谱对代谢产物的分辨率得到提高；④增加化学位移效应使脂肪饱和技术更加容易实现；⑤增加血氧饱和度依赖效应，使脑功能成像的信号变化更为明显。场强增高存在的问题：①高场强 MR 价格较高；②噪声增加；③各种伪影增加等。主磁场强度的选择应该根据医院的具体情况而定。

2. 主磁场均匀性 磁场均匀性是指在一定的容积范围内磁场强度的均匀性，即单位面积内通过的磁力线数目的一致性。主磁场的均匀性要求高的主要原因：①高均匀度的场强有助于提高图像信噪比；②场强均匀是保障 MR 信号空间定位准确性的前提；③场强均匀可以减少伪影；④高度均匀的磁场有利于进行大视野扫描；⑤只有高度均匀的磁场才能充分利用脂肪饱和技术进行脂肪抑制扫描；⑥高度均匀的磁场 MRS 才能有效区分不同的代谢产物。

主磁场的均匀度通常以主磁场强度的百万分之几（part per million，ppm）作为磁场强度偏离单位。厂家提供的主磁场强度均匀性的参数中，通常会提供多种直径的球体容积内的测量结果。ppm 值越小代表磁场的均匀性越好。

主磁场的均匀技术主要包括无源均场和有源均场。无源均场是指在磁体孔洞内壁上添加专用的均场小铁片。有源均场技术需要在机架内安装若干个小线圈组成均场线圈阵列，通过控制均场线圈阵列中各个小线圈的电流来达到均匀主磁场的目的，这种均场线圈阵列也称匀磁线圈。

3. 主磁场的稳定性 实际上是指主磁场强度及均匀性的变化，也称磁场漂移。磁场的稳定性可分为热稳定性和时间稳定性。所谓热稳定性，是指主磁场的强度及均匀性随温度的变化，一般永磁型磁体的热稳定性较差，因此对磁体间的温度控制要求较高。所谓时间稳定性，是指主磁场的强度及均匀性随时间的变化，一般用单位时间磁场强度漂移的 ppm 值表示。

4. 主磁体的孔径 对于开放式永磁型磁体，在保障图像质量的前提下，上下两个磁极之间的距离越小，制造技术越容易，但是从患者的角度和医生治疗方面考虑两个磁极之间的距离越大越好，因此在比较永磁型磁体 MRI 设备性能时，两级间的距离是一个值得关注的参数。对于超导磁体MR主磁体长度的缩短及孔径的增大对磁体制造技术是一个挑战，磁体越短，孔径越大则保持均匀度的难度越大。目前生产的 1.5T 主磁体的长度多在 140～175cm。绝大多数水平磁场圆筒式 MR 的有效孔径都是 60cm。这两种尺寸的大小关系到患者的舒适度，尤其有利于幽闭恐惧症患者进行 MRI 检查，因此也是衡量设备性能的一个参数。

（二）梯度磁场主要技术指标

梯度线圈的主要性能指标包括梯度场强、梯度切换率和梯度线性。

1. 梯度场强　是指单位长度内磁场强度的差别，通常用每米长度内磁场强度差别的毫特斯拉量（mT/m）来表示。有效梯度场两端的磁场强度差值除以梯度场施加方向上有效梯度场的范围（长度）即表示梯度场强。

2. 梯度切换率　是指单位时间及单位长度内的梯度磁场强度变化量，通常用每毫秒每米长度内磁场强度变化的毫特斯拉量［mT/（m·ms）］或每秒每米长度内磁场强度变化的特斯拉量［T/（m·s）］来表示。切换率越高表明梯度磁场变化越快，也就是梯度线圈通电后梯度磁场达到最大强度所需要的时间（爬升时间）越短。由于梯度磁场的剧烈变化对人体造成一定的影响，因此梯度磁场强度和切换率不是越高越好，要有一定限制。努力降低梯度磁场强度和切换率，而又能达到高梯度磁场强度和切换率的功能和效果，才是各厂商努力的方向。

3. 梯度线性　是衡量梯度磁场平衡性的指标，即在有效容积内，梯度场强随着空间位置的变化线性程度而变化，线性好图像质量好。

（三）MRI 图像品质

1. 对比度　影响图像对比度的参数可分为与组织相关和与技术相关两类。与组织相关的参数包括弛豫时间 T_1、T_2 和质子的自旋密度，这些物理参数不能改变。技术参数重复时间（T_R）和回波时间（T_E）是脉冲序列参数，操作人员可以很容易地调节，从而获取具体应用所需的图像对比。MRI 的对比机制十分灵活，通过使用不同成像序列可获得多种参数的对比图像，因此可以针对某些具体应用开发各种新的、特异性和敏感性较高的对比机制，也可联合或融合不同对比图像，从而提高对组织生理和病理状态的认识。

2. 信噪比（signal to noise ratio，SNR）　是指图像的有效信号与随机信号的比率，信噪比越高表明图像的有效信号越高或随机噪声越低。磁共振必须有足够的信噪比，方可用于临床诊断。

（1）三维成像比二维成像具有更好的信噪比。快速成像序列的信噪比比常规序列的信噪比更低。

（2）采集时间、敏感度和空间分辨率是相互作用的 3 个量，任何一个提高都必须以牺牲其他一个或两个量为代价。由于 T_R 和 T_E 保持不变，整个采集时间将由相位编码数目和每次项目编码重复激励次数（number of excitation，NEX）来决定。NEX 等同于信号平均值，从而信噪比与 NEX 的平方根成正比，故通过提高采集时间而改进信噪比得不偿失。

（3）增大体素尺寸，使得每个体素中含有更多的质子，可以提高信噪比。控制体素尺寸的参数，包括层厚、FOV 和矩阵尺寸。

（4）在其他条件相同的条件下，MRI 图像的信噪比与主磁场强度成正比。

（5）表面线圈特别是相控阵线圈的应用可以极大提高信噪比。

（6）信噪比与所用脉冲序列有关，如自旋回波序列所获图像的固有信噪比一般高于梯度回波序列所采集图像。

3. 空间分辨率　是指 MRI 图像对解剖细节的显示能力，实际上就是成像体素的大小，体素越小，空间分辨率越高。层厚代表层面选择方向的空间分辨率。层面内的空间分辨率受 FOV 和矩阵的影响。FOV 不变，矩阵越大则体素越小，空间分辨率越高；矩阵不变，FOV 越大则体素越大，空间分辨率越低。在临床应用中还应注意空间分辨率与 SNR 及采集时间的关系，在其他参数不变的情况下，空间分辨率的提高将损失 SNR 并延长采集时间，因此在参数调整时需要权衡各方面的利弊。

4. 图像均匀度　是指图像上均匀物质信号强度的偏差，偏差越大说明均匀度越低。均匀度包括强度均匀度、SNR 均匀度、CNR 均匀度。在实际测量中可用水模进行测试，在视野内取 5 个以上不同位置的感兴趣区进行测试。

5. 伪影　是指 MRI 图像中与实际解剖结构不相符的信号，可以表现为图像变形、重叠、缺失、模糊等。MRI 检查中伪影主要造成三个方面的问题：①图像质量下降，甚至无法分析；②掩盖病灶，造成漏诊；③出现假病灶，造成误诊。因此正确认识伪影并采取相应的对策对于提高 MRI 临床诊断水平非常重要。

相对其他医学影像学来说，MRI 更容易产生伪影，可以说每一幅 MRI 图像都有不同程度的伪影。MRI 伪影产生的原因很多，其产生机制也非常复杂，要全面掌握和认识各种 MRI 伪影绝非易事，需要专业人员不断地学习和在实践中不断总结经验，不仅要认识伪影的形成原因，还要有减少伪影的对策。简述几种伪影方式以示伪影的多样性：化学位移伪影、勾边伪影、卷褶伪影、截断伪影、随机自主运动伪影、呼吸运动伪影、心脏运动伪影、血管搏动及流动伪影、脑脊液流动伪影，还有部分容积效应、层间干扰、近线圈效应等都可以造成对正常图像的影响。

五、MR 临床应用

随着 MRI 技术不断的发展和人们对 MRI 图像认知度不断提高，磁共振设备在临床上都得到越来越广泛的应用，尤其是在神经外科 MRI 图像几乎成为必不可少的临床诊断资料。MRI 可对人体各部位多角度、多平面成像，其分辨力高，能更客观、具体地显示人体内的解剖组织及相邻关系，对病灶能更好地进行定位、定性。对全身各系统疾病的诊断，尤其是早期肿瘤的诊断有很大的价值。例如，肝炎和肝硬化的 T_1 值变大，而肝癌的 T_1 值更大，做 T_1 加权图像，可区别肝部良性肿瘤与恶性肿瘤；对膀胱、直肠、子宫、阴道、骨、关节、肌肉等部位的检查优于 CT；MRI 对软软组织有较好的分辨力。由于 MRI 不使用对人体有害的 X 线和易引起过敏反应的造影剂，因此对人体没有损害，使得这种检查项目更容易被患者接收。MR 除了满足日常临床诊断需求外，也是科研项目的重要基础设备。MRI 图像与 CT 图像融合技术可以发挥各自的优势，给医生诊断提供更可靠的图像信息；利用 MRI 的脑功能成像则有助于我们在活体和整体水平上研究人的思维。利用高磁场共振成像研究脑的功能及其发生机制是脑科学中最重要的课题。

MR 虽然有许多优势，但是也和其他设备一样具有一定的局限性和不足之处。例如，MRI 是解剖性图像诊断，很多病变单凭磁共振检查仍难以确诊；对肺部的检查不优于 X 线检查或 CT 检查；与 B 超对肝、胰腺、肾上腺、前列腺的检查相比，B 超诊断效果更好；MRI 仅限于图像诊断，在诊断功能上不及内镜检查方式。由此可见要合理使用 MR 也十分重要，要针对患者的病情合理选择检查方式，不要盲目选择 MR，这样不仅可以避免患者承担过多的费用，也可以得到更好的诊疗效果。

随着计算机技术、医学影像技术和信息技术的发展，医学图像融合技术成为一个研究的热点。利用医学图像融合技术处理多幅图像间的冗余数据和互补信息，来提高图像的可靠性和清晰度。随着计算机网络、标准通信协议 DICOM 3.0、PACS 的发展及应用，保证了功能图像 SPECT/PET 与解剖图像 CT/MRI 之间的数据传送和格式转换。CT 图像在放射治疗中已经得到广泛的应用，它提供用于剂量计算的组织电子密度等。MRI 图像对软组织成像有明显的优势，融合后的图像，能比较方便地在 CT 图像上勾画出肿瘤和正常组织的轮廓。在刚性解剖部位（如颅脑肿瘤）利用骨性标记进行 CT 与 MRI 图像融合精度较高（误差＜2mm）。图像融合的精度直接影响到肿瘤靶区的确定，靶区的准确勾画是保证精确放疗的先决条件，因而较好地应用 CT 和 MRI 图像融合具有不可忽视的优势。融合的目的就是使临床医生可以快速获取感兴趣的互补信息，由于目前 CT、MRI 图像融合技术还未达到像 PET-CT 一样的同机融合，尚无公认的标准，因此融合技术还需要进一步完善。

随着医学影像设备发展的成熟，图像融合技术将得到进一步的提高，功能图像和解剖图像的结合势必在肿瘤的精确定位、癌症的早期诊断和治疗中发挥重要的作用。

第三节　核医学科设备

将放射性核素及核射线用于医学而形成的学科称为核医学。其中将核医学理论和技术用于疾病诊断、治疗和预防的部分称为临床核医学，它是核医学的主体，也是提高疾病诊治效果的重要手段。

具有相同质子数，不同中子数的同一元素互为同位素，在元素周期表中的位置相同。同位素可分为稳定同位素和放射性同位素，如 ^{12}C、^{13}C、^{14}C，其中 ^{14}C 是具有放射性的同位素。放射性同位素可以发出α射线、β射线、γ射线三种射线。放射性同位素的原子核很不稳定，会不间断地、自发地放射出射线，直至变成另一种稳定同位素，这就是所谓的"核衰变"，在核衰变的过程中并不一定同时都放射三种射线。放射性元素的半衰期即一定数量放射性同位素原子数目减少到其初始值的一半时所需要的时间。半衰期越长，说明衰变得越慢；半衰期越短，说明衰变得越快。半衰期是放射性同位素的一个特征常数，不同的放射性同位素有不同的半衰期，衰变时放射出射线的种类和数量也不同。除天然放射性核素外，在生活中真正使用的大多数是人工放射性核素，共有上千种，如放射性钚、钴、碘等。核医学就是利用这种放射性同位素放射出的射线对患者进行治疗和检查。

20 世纪七八十年代许多医院纷纷成立同位素室，相继开展同位素检查和治疗业务，给核医学在医院中的应用和发展奠定了良好的基础。进入 20 世纪 90 年代后，由于多种原因，如环保意识的增强，加强了对放射元素的管控，另外有些同位素检查项目被检验科的放免分析仪所替代，造成了医院同位素室向两个极端发展，一种是取消了同位素室设置；一种是引进先进设备逐渐发展成为核医学科。

目前，医院是否配备了单光子发射计算机断层成像（SPECT）和正电子发射断层成像（PET）是衡量该医院核医学科技术水平的重要标志之一。SPECT 和 PET 是核医学的两种

CT 技术，由于它们都是利用从患者体内发射的γ射线成像，故统称发射型计算机断层成像术（ECT）。

核医学科利用放射元素可以对患者进行药物治疗和影像检查。有关药物治疗的应用在此不再介绍，主要介绍核医学影像相关的设备。

一、核医学成像原理

核医学显像是一种利用放射性核素示踪方法显示人体内部结构和功能的医学影像技术，其显示原理与 X 线、超声、CT、MR 有很大区别。核医学显像是将某种放射性核素标记在药物上形成放射性药物并注入人体内。由于人体不同组织和器官对放射性药物具有选择性吸收的特点，体内各部分按一定的分布吸收放射性药物并形成辐射源。体外的核子探测装置对体内核素发出的射线进行跟踪，可得到某些器官、组织的解剖图结构。更重要的是，在体外测定放射性核素在某些脏器和组织中的摄取速度、滞留时间、代谢快慢等信息就可得到有关脏器功能及相关的生理、生化信息。

在实际临床工作中，除了极少数放射性核素（如碘类核素）不用药物标记外，绝大多数放射性核素都需要标记到特定的化合物形成生物或化学制剂，即放射性药物。由于诊断用放射性药物是放射性核素在人体内进行运转的载体，可获得体内靶器官或组织的影像或功能参数，也称为显影剂。放射性药物的标记方法有化学合成法、亲核取代法、非同位素介入法、生物合成法、辐射标记法等。放射性核素是由核反应堆或加速器产生的中子、带电粒子或光子轰击稳定性核素产生的。核医学中用于 PET 显像的 ^{18}F 是用回旋加速器产生并获得，回旋加速器是利用高频电磁场使带电粒子做回旋运动而使粒子反复加速的装置。目前在临床工作中显影剂都是由工厂配置好，可以直接注入人体进行显影检查。

放射性药物进入人体后，正常组织和病灶组织对其摄取量存在较大差异。临床上采用病灶组织量与周围正常组织对放射性药物的摄取量之比来描述放射性药物的有效性。比值越大，表明放射性药物对感兴趣组织的特异性识别能力越好。

二、单光子发射计算机断层成像

单光子发射计算机断层成像（SPECT）是在γ相机的基础上发展起来的核医学影像设备。γ相机能够摄取动、静态图像，并且可以实现对脏器的功能成像，通过控制测试器沿人体长轴做平移运动，可得到患者的全身扫描图像。但是其缺点是图像为二维图像，与 X 线图像类似。SPECT 实际上是将γ相机的成像原理与 X-CT 计算机数字重建技术相结合的一种断层成像设备。了解了 SPECT，也就了解了γ相机的结构原理。

SPECT 由探头、旋转机架、计算机控制系统及其辅助设备等构成。

（一）探头

探头部分主要由准直器、晶体、光导、光电倍增管和模拟定位计算电路组成。

1. 准直器　SPECT 探头上的准直器由单孔或多孔的铅合金块构成。孔的长度、数量、孔径大小、孔间的间隔厚度、孔与探头平面之间的角度等根据准直器的功能各有不同。放射性核素是向各个方向发射γ射线，要准确探测γ光子的空间位置就必须使用准直器。准直器安装在探头的最外层，其作用是让γ射线通过准直器小孔进入晶体，屏蔽掉其他方向的射线，起到空间定位选择器的作用。

准直器最基本的性能指标是灵敏度和分辨率。灵敏度是指准直器接收γ射线的能力；分辨率是指准直器探头鉴别两个紧密相连的放射源的能力。灵敏度升高则分辨率下降，反之亦然，因此准直器的设计是在两者之间选择最佳折中方案。准直器的性能是直接影响系统性能的主要因素。

根据准直器铅板上小孔的形态结构，可分为平行孔准直器、针孔准直器、发散孔准直器和聚焦孔准直器等，其中最常用的是平行孔准直器。

2. 晶体　探头上的晶体作用是将γ射线转化为荧光光子。射线进入晶体后晶体吸收带电粒子的能量，分子在退激时发射荧光光子，荧光光子的数量、输出的光脉冲幅度与入射γ射线的能量成正比。目前，大多数 SPECT 机均采用大直径的碘化钠（NaI）晶体。晶体位于准直器和光电倍增管之间。准直器入射面采用铝板密封，既能透过射线，又能遮光；光电倍增管用光导玻璃密封，使闪烁光子能顺利进入光电倍增管。晶体的厚度不仅影响SPECT 机的灵敏度和空间分辨率，同时也限定了接受射线的能量范围。目前常用的晶体厚度为 9.4cm，以获得空间分辨率与灵敏度之间较好的匹配。

3. 光导　探头里的光导是装在晶体和光电倍增管之间的光学玻璃片，其作用是把呈六角形排列的光电倍增管通过光耦合剂与 NaI 晶体耦合，把晶体受γ射线照射后产生的闪烁光子有效地传送到光电倍增器的光阴极上。一般薄的光导有较好的分辨率，而厚的光导有较好的均匀性。

4. 光电倍增管　是在光电管的基础上发展起来的一种光电转换器件。它的作用是将微弱的光信号按比例转换成电子，并且放大倍增成为易于测量的电信号。光电倍增管主要由光阴极、多级倍增极、阳极组成，整个系统密封在真空玻璃壳内。六角形的光电倍增管是圆形光电倍增管的改进型，已经逐渐取代圆形倍增管和光导。光电倍增管在探头中呈蜂窝状排列。光电倍增管的工作电压的稳定性直接影响系统的均匀性、分辨率和线性度，因此 SPECT 要求有稳压电源和配备不间断供电电源（UPS）。

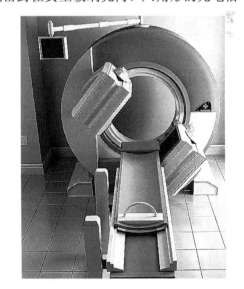

5. 模拟定位计算电路　与光电倍增管相连接。其作用是将光电倍增管输出的电脉冲信号转为确定晶体闪烁点 X、Y 的位置和确定入射γ射线的能量信号。这些信号的电压或时间与晶体闪烁点的位置坐标呈对应关系。

SPECT 与γ相机探测器相似，但是做了一些技术改进。目前 SPECT 已经发展到双探测器（图4-10）、三探测器结构。双探测器结构或三探测器结构的旋转角度范围小，甚至可以不旋转，从而减少数据采集的时间。

图 4-10　双探测器 SPECT

目前临床上使用的 SPECT 大多采用 64×64 或 128×128 的投影矩阵，它的每一行是采集一个层面的投影，如果使用 64×64 采集矩阵，则可同时采集 64 个层面，其典型的厚度为 12～24mm。

（二）机架部分

机架有 4 种运动形式：①整体机架直线运动，主要适用于全身扫描；②探头及悬臂以支架旋转轴为圆心，做顺时针或逆时针旋转，主要适用于断层采集数据；③探头及悬臂向旋转轴做径向运动，主要作用是使探头尽可能贴近患者；④探头沿自身中轴做倾斜或直立运动，主要适用于显像时特殊体位的数据采集。在实际操作中，通常各种运动同步进行以提高效率。

机架运动有手动和自动控制两种方式。手动控制主要适用于前期准备工作；自动控制主要适用于全身自动扫描或断层数据采集。为了保证扫描时探头和机架运动距离的精度，一般设备都配有自动检测和校正功能，当自检失败后，就需要使用手动控制重新进行机架位置的设定，即重新确定各种运动方式的标准脉冲参数。

（三）计算机控制系统

SPECT 的探头及机架的各项运动方式受定位控制系统控制，定位系统主要由 3 个部分组成：定位处理器、位置信息存储器、驱动马达控制电路。

定位处理器实际上是一个微型计算机，受主计算机控制，将各种定位数据传输给主计算机。在主计算机的 ROM 中有一组标准的位置编码。每次开机后，主计算机把位置编码传输给定位处理器。在每个驱动马达后部都装有脉冲发生器，马达转动 1 周，脉冲发生器发出脉冲信号，定位处理器把接收到的脉冲信号与存储器中相应的位置编码比较，以确定自身的位置。

SPECT 全身扫描和断层采集是在探头和机架的运动中完成数据采集的，在计算机控制下完成全身直线扫描运动、圆周断层扫描运动、预置定位运动等，同时把心电 R 波触发信号、探头位置信号、角度信号等，通过模数转换器传输给计算机，并根据计算机指令进行各种运动。在机架内还设有极限位置制动控制系统。

SPECT 的成像原理与 CT 成像技术没有本质上的区别，知道了某个断层在所有观测角的一维投影，就能计算出该断层的图像。计算机从投影求解断层图像的过程称作重建，所以又称作计算机断层成像术（CT）。CT 成像的 X 线是来自外部 X 线管球，射线穿过人体后，探测器接收的是 X 线衰减值，构成图像的参数只是一个衰减值。SPECT 则是利用注入人体内放射性核素发射出的γ射线构成图像，构成的图像不是衰减系数而是放射性活度，不仅与组织、脏器分布有关，而且与衰减有关，反映的是人体代谢功能、摄取功能的差异，是功能性显像。断层图像重建算法主要分成解析法和迭代法两大类，SPECT 断层图像重建主要以滤波反投影和迭代重建算法为主。迭代重建算法不能得到一个精确形式的解析表达式，而是需要使用合理的数学近似值，运算量大，运算时间长，但是这种算法稳定，图像的分辨率和信噪比较好，适合低计数率的情况，近年来广泛应用于 SPECT 断层图像重建。也有一些公司的产品使用迭代法和解析法相结合的算法，用迭代法进行衰减和散射预处理，用解析法重建图像。

三、正电子发射断层成像

正电子发射断层成像（PET）是目前医学界公认的高层次的核医学影像设备，其灵敏度远高于 SPECT，同时由于 PET 显像使用的放射性核素 ^{18}F 是利用回旋加速器产生的，因此医院配备 PET 需要投入大量的资金、人力和房屋等配套设施。

（一）PET 成像原理

PET 成像过程中将标记有核素的放射性药物注入人体，放射性药物在病变组织或器官内聚集，其携带的短寿命放射性核素衰变并放射出正电子，并被人体组织慢化。当慢化过程使得被发射的正电子平均动能接近人体内大量存在的负电子时，被负电子俘获，正电子与负电子发生湮灭反应并放射出一对互成 180°、能量为 511KeV 的γ光子。经过对不同的正电子进行相同的分析处理，可以得到在生物体内聚集情况的三维图像。被探测器接收后得到其带有的位置和能量信息。湮灭事件的积累形成了发生湮灭反应的放射性药物在人体内浓度分布的数据，利用图像重建算法重建出放射性活度在人体内分布的对比图像。

探测器所测得的一对γ光子，称为一个符合事件，相应的探测手段称为符合探测。PET 成像系统不需要探测器外的准直器。将 PET 的符合探测方法称为"电子准直"。近来出现的基于飞行时间技术的 PET 可以通过比较一对光子到达时间的差异更准确地确定符合事件的发生点，从而改善图像的信噪比。

（二）PET 基本结构

PET 显像系统的结构与一般 CT 在外形与内部机构上都有许多相似之处，主要包括扫描仪、检查床、存储装置、操作工作台及工作站等。PET 系统的外形主体结构也是由一个环形壳体与患者检查床组成，左侧为医生操作观察窗。

1. 数据采集系统　探测器模块由闪烁晶体、光电倍增管和前端信号采集部分组成。早期的 PET 探测器一块闪烁晶体后面配有一个光电倍增管。现代的探测器模块由 4 个 PMT 管和 1 个刻有深浅不一槽的晶体列阵组成，并在槽间填充反光介质以免可见光串扰。为了降低电路的复杂性，一些系统的前端电路设置了下阈甄别器滤掉小幅度的噪声，进一步的能量甄别放在符合电路后面。

现代 PET 系统采用大量的探测器单元组成直径为 80～90cm 的环形探测器。环中的每个探测单元均与相对的许多探测器单元建立探测关系，可有效捕获环内湮灭产生的向任何方向飞行的湮灭光子。早期的圆形探测器环，为了降低成本，探测器数量较少，因此需要旋转探测器环。现代 PET 系统的探测器环无须旋转即可满足成像需求，而且为了进一步提高探测效率，扩展轴向视野，还可在轴向上将多个探测器环排列起来，组成多环结构。如果在 PET 的各个环之间加入薄的铅片，使得只有在同一个环内或紧邻环内的 2 个探测器记录的才能成为符合事件，这种探测器配置下的 PET 采集称为 2D 采集模式。如果去除这些隔板，采集不再局限于平面型层面，可在任意一对探测器之间的立体角上进行采集，这时的 PET 采集称为 3D 采集模式。3D 采集模式的散射计数不可忽略，需要对数据进行散射处理。现代的 PET 系统以 3D 数据采集模式为主。

在需要进行 PET 全身扫描时，由于 PET 系统的轴向视野长度只能覆盖部分器官，因此需要将多个床位采集的数据图像进行拼接，形成完整的全身静态图像。

2. PET 图像重建　人体内注入正电子放射性核素标记药物后，在探测器环内对衰变产生的湮灭光子进行符合探测，形成投影线，经电子前端放大和符合系统形成原始的投影数据，原始投影数据进入计算机，利用软件处理这些投影数据即可重建出体内放射性活度的分布图像。PET 图像重建方法主要有解析法和迭代法。

（三）PET 功能特性

目前 PET 是可在活体上显示生物分子代谢、受体及神经介质活动的新型影像技术，现已广泛用于多种疾病的诊断与鉴别诊断、病情判断、疗效评价、脏器功能研究和新药开发等方面。

（1）灵敏度高。PET 是一种反映分子代谢的显像，在疾病早期处于分子水平变化阶段时，病变区的形态结构尚未呈现异常，MRI、CT 检查还不能明确诊断，PET 检查即可发现病灶所在，并可获得三维影像，还能进行定量分析，实现早期诊断，这是目前其他影像检查无法比拟的。

（2）特异性高。MRI、CT 检查发现脏器有肿瘤时，是良性还是恶性很难做出判断，但 PET 检查可以根据恶性肿瘤高代谢的特点而做出诊断。

（3）全身显像。PET 一次性全身显像检查便可获得全身各个区域的图像。

（4）PET 检查需要的核素有一定的放射性，但所用核素量很少，而且半衰期很短（短的在 12min 左右，长的在 120min 左右），经过物理衰减和生物代谢两方面作用，在受检者体内存留时间很短。一次 PET 全身检查的放射线照射剂量远远小于一个部位的常规 CT 检查，因而安全、可靠。

四、SPECT 与 PET 临床应用

SPECT 和 PET 统称 ECT，因为成像原理主要依据的是进入人体循环系统的示踪分子，会根据不同成分在不同组织的聚集浓度的不同而呈现出人体不同组织活性强度的差异，所以一般称为功能性成像。

临床上使用的核医学显像又分为两种，两者的区别是核素种类不同，所以采用不同的探测设备，两者在图像质量和适用范围方面各有不同。SPECT 主要使用放射性 ^{99m}Tc-MIBI，成像的靶器官包括了人体绝大多数重要器官，如脑、心脏、肺、肝、肾、甲状腺、骨骼、消化道等；PET 主要使用放射性 ^{18}F-FDG，成像的靶组织为肿瘤、脑和心脏等。由于使用的是 ^{18}F-FDG，其可以同时发射两个背向光子，所以对于病灶的定位会更加精准，分辨率会更高。而同时，正因为这个特性，其在图像接收时不需要加额外的光子方向的矫正器械，所以图像接受的效率也更高，即图像的灵敏度更好。所以总体来看，PET 的图像质量要比 SPECT 的图像质量高。然而，由于目前常用的 PET 示踪剂只有 ^{18}F-FDG，所以这也局限了其在不同领域的应用。而 SPECT 示踪剂的选取有很多，所以对于不同疾病、不同区域的诊断，可通过选取不同的特定药物，来达到效果的最佳。

ECT 主要临床应用如下。

（1）肿瘤患者。目前 PET 检查 85%是用于肿瘤的检查，因为绝大部分恶性肿瘤葡萄

糖代谢高，FDG 作为与葡萄糖结构相似的化合物，静脉注射后会在恶性肿瘤细胞内积聚起来，所以 PET 能够鉴别恶性肿瘤、良性肿瘤及正常组织，同时也可对复发的肿瘤与周围坏死及瘢痕组织加以区分，现多用于肺癌、乳腺癌、大肠癌、卵巢癌、淋巴瘤、黑色素瘤等的检查，其诊断准确率在 90% 以上。这种检查可确定恶性肿瘤是否发生了转移，以及转移的部位，对肿瘤诊断的分期，是否需要手术和手术切除的范围起到重要的指导作用。据国外资料显示，肿瘤患者术前做 PET 检查后，有近 1/3 需要更改原定手术方案。在肿瘤化疗、放疗的早期，PET 检查可发现肿瘤治疗是否已经起效，并为确定下一步治疗方案提供帮助。有资料表明，PET 在肿瘤化疗、放疗后最早可在 24h 发现肿瘤细胞的代谢变化。

（2）神经系统疾病和精神病患者。可用于癫痫灶定位、老年性痴呆早期诊断与鉴别、帕金森病病情评价，以及脑梗死后组织受损和存活情况的判断。PET 检查在精神病的病理诊断和治疗效果评价方面已经显示出独特的优势，并有望在不久的将来取得突破性进展。在艾滋病性脑病的治疗和戒毒治疗等方面的新药开发中有重要的指导作用。

（3）心血管疾病患者。能检查出冠心病心肌缺血的部位、范围，并对心肌活力进行准确评价，确定是否需要行溶栓治疗、安放冠状动脉支架或行冠状动脉搭桥手术。能通过对心肌血流量的分析，结合药物负荷，测定冠状动脉储备能力，评估冠心病的治疗效果。

虽然 ECT 有以上诸多的优点，但由于核医学技术的特点，PET 在精度和定位方面有一定的限制。ECT 存在如下不足：①对肿瘤的病理性质的诊断仍有一定局限性，如对于炎症的特异性不好；②检查者需要有较丰富的经验，尤其对不同体形、不同诊断的患者需要采用何种检查体位，注射多少核素等问题需要积累经验，另外读片者有时候必须同时兼具放射科和核医学科的知识；③检查费用昂贵，不易推广。

五、ECT 图像融合技术

近年来，SPECT 已发展为 SPECT-CT，PET 发展为 PET-CT，它们都是核医学显像与 X 线 CT 相结合的融合影像技术，其应用效能更为强大。2000 年开始，业界解决了 PET 和 CT 设备整合，同步扫描的问题。PET-CT 不仅能够解决同步扫描的问题，同时通过 CT 扫描得到密度图，用于散射校正，可以极大地提高精度和诊断准确率。通过 SPECT-CT 设备可进行心血管系统、骨关节病变、神经系统、泌尿系统、内分泌及消化系统等多种疾病的定性及定位诊断。尤其在肿瘤早期诊断方面有明显的优势，可比 CT 早 3~6 个月发现恶性肿瘤或其转移灶的存在。

PET/MR 融合技术是高端医学影像诊断设备领域尖端技术的代表，被誉为"医疗科技皇冠上的一颗明珠"。MR 和 PET 的整合设备，该设备可以充分整合 MR 在软组织密度探测方面的能力和 PET 在分子程度的探测能力，对于脑和神经系统疾病方面的诊断将有着非常重要的表现，PET/MR 融合技术成为许多医疗设备影像开发公司研制项目，这种设备的研制开发将对帕金森、老年痴呆等神经衰退性疾病，以及胰腺癌、癫痫、多发性骨髓瘤等复杂疾病的精准诊断及研究有重要意义，在实际的临床应用中具有广阔的空间。

六、核医学发展趋势

尽管核医学检查具有上述技术优势，但是受检者需要注射放射性药物后才能进行局部或全身扫描，因此放射性药物是医生、患者和社会关注的重点。目前放射性药物一般都在工厂生产，配送给医院。仅有少数医院配有电子回旋加速器可以自己生产放射性药物。放射性药物的生产、运输、储存和使用都是国家管控的重点。尽管现代核医学使用半衰期较短的核元素，但是毕竟是放射性物质，在当今人们环保意识不断增强的背景下，对放射性物质的忌讳也阻碍了核医学的普及与发展。

核医学设备的发展除了研制开发更先进的设备外，还应该关注有关核医学知识和设备性能在社会上的普及性教育，尤其是在医务界内部。只有大家深入了解 ECT 在临床诊断中的作用，才能使核医学在临床中得到广泛的应用；当前各科研单位都把研制开发的重点放到提高 ECT 性能和开发 PET/MR 等领域，实际上研制半衰期更短的放射性核素才是重中之重，在尽量减少对患者伤害的前提下，又能获取更有意义的图像才是今后发展的方向；PET 设备价格昂贵，收费高，如果使用 PET/MR，患者经济负担更重，这种 ECT毕竟只起到影像检查功能，如果因收费问题阻碍了这种设备的使用率，ECT 早期诊断肿瘤的优势也就无法发挥其作用。当前各种采用其他手段早期诊断肿瘤的方法不断涌现，形成激烈的竞争，在竞争的环境中如何降低成本也是核医学面临的一个严峻的挑战；核医学在发展的过程中，如何在医院淡化"核"的因素也值得关注。仅以磁共振为例，为了消除人们对"核"的恐惧心理，省去了"核"字，称为磁共振。总之，核医学的发展和普及任重道远。

第四节　超声科设备

超声科是医院医技科室的重要组成部分，超声设备在临床诊断中发挥着越来越重要的作用。医学超声学是一门将声学中的超声学与医学应用结合起来形成的边缘科学，也是生物医学工程学中重要的组成部分。超声医学影像仪器涉及微电子技术、计算机技术、信息处理技术、声学技术及材料科学，是多学科边缘交叉的结晶，是理工医相互合作、相互渗透的结果。

我国自 20 世纪 80 年代开始引进和使用医学超声影像设备，当时 B 超在妇产科的应用效果尤为显著。以前由于没有 B 超设备，妇产科医生只能通过一个圆形听筒获取孕妇腹中信息，并通过产妇的感觉描述来判断病情，对患者的诊断多取决于医生的实践经验和技术水平。B 超的应用使医生可以通过图像真正看到腹中的实际情况，对实施正确的治疗方案提供了重要的依据。自 20 世纪 90 年代以后医学超声影像设备得到了迅速、普及发展，超声诊断仪向综合化、自动化、定量化和多功能等方向发展，介入超声成像、全数字化电脑超声成像、三维成像及超声组织定性不断取得进展，使整个超声诊断技术和设备呈现出持续发展的热潮，尤其是彩色多普勒超声和多功能数字化超声成像技术的发展，使得超声诊断范围和诊断的可靠性显著增强，有些领域甚至已经优于传统的 X 线诊断设备。

一、超声诊断仪工作原理

人耳只能对 20～20 000Hz 的声音有感觉,超过 20 000Hz 以上的声音就无法听到,其称为超声。超声波具有频率高、波长短、超声波衍射现象不明显等特点,所以超声波是近似直线传播,容易得到定向而集中的超声波束,有良好的方向性;由于波的强度与频率的平方成正比,所以超声波具有更大的能量;超声波在介质中传播时其强度逐渐衰减,介质的吸收系数 μ 越小,衰减越慢,即超声波对该介质的穿透能力更强。

超声波和普通的声音一样,能向一定方向传播,可以穿透物体,如果碰到障碍,就会产生回声,不相同的障碍物会产生不相同的回声。超声在人体内传播,由于人体各种组织有声学的特性差异,超声波在两种不同组织界面处产生反射、折射、散射、绕射、衰减,以及声源与接收器相对运动产生多普勒频移等物理特性。当正常组织或病理组织的声阻抗有一定差异时,它们组成的界面就会发生反射和散射,再将此回声信号接收,加以检波等处理后,显示为波形、曲线或图像等,这就是超声诊断仪的基本原理。

声波与生物组织间关联的基础知识如下。

(1)周期用 T 表示,单位是秒(s);频率用 f 表示,单位为赫兹(Hz)。超声诊断常用的频率在 0.8～15MHz,而最常用的为 2.5～10MHz。

(2)波长用 λ 表示,波长 λ、声速 c 与频率 f 之间满足 $\lambda = c/f$。波长决定了成像的极限分辨率,而频率则决定了可成像的组织深度。

(3)声速用 c 表示,单位为米/秒(m/s)。列举几种介质中的声速数值,如空气中声速为 332m/s、肾为 1560m/s、血液为 1570m/s、肌肉为 1568m/s 等。

(4)超声的衰减与生物组织的关系:当超声波在生物组织中传播时,作为传播介质的生物组织对超声的衰减机制十分复杂,组织对超声能量的吸收而造成能量的衰减。在生物组织中造成吸收衰减的内在原因主要有介质质点的黏滞性、导热系数和温度等因素,对超声衰减的大小又与超声的频率有关。超声衰减与传播距离成正比,超声传播到其强度减弱一半的距离称半价层,可以用半价层来表明生物组织吸收的大小。人体组织器官中血液的半价层的值最大,这说明血液对超声的衰减最小。在人体中不同组织由于具有不同的介质密度和性质,也常表现出对超声不同的衰减系数。由于超声在人体中的衰减与超声频率有关,因此研究超声衰减与频率的关系,对超声仪器的设计和使用都颇具意义。根据探查部位的组织和深度不同,合理选择使用探头的频率,对诊断效果将有较大影响。

(5)超声波反射、折射与透射现象:超声波在人体组织内传播不仅有衰减,同时还存在着反射、折射与透射现象。如果超声波在非均质性组织内传播或从一种组织传播到另一种组织,由于两种组织声阻抗的不同,在声阻抗改变的分界面上便会产生反射、折射与透射,原介质中的超声波称为入射波,在分界面处入射波的一部分将产生反射,另一部分将通过界面后继续传播,这就是透射。透射的超声波传播方向与入射波的传播方向不同,这部分透射过的超声波又称折射波。若入射波与界面是垂直的,则反射波即按入射波方向反射,故可以在超声波诊断仪器中用一个探头既发射超声波又接收反射波。

虽然目前普遍地认为超声对人体的危害甚微,但诊断用超声剂量并不被认为是越大越好。一般接受的剂量应小于安全剂量 50J/cm^2,并且最大照射强度低于 100mW/cm^2。利用超声波所实现的各种检查治疗手段,应该说是比较安全的。

二、超声诊断仪主要结构

不论是简单的还是多么复杂的超声诊断仪，都是由主机和探头两个主要部分组成。随着医院信息化的发展建设，一般还配有计算机工作站。

（一）超声诊断仪主机基本结构

超声诊断仪的主机可大致分为超声波发射与接收、图像模块数据处理、图像后处理与显示和控制系统四个部分。

1. 超声波发射与接收 包括模拟发射、模拟接收电路、AD 转换和声束合成单元。在发射端生成的脉冲信号经过高压信号放大器放大后，到达探头的阵元，由探头转换成发射的声束。在接收端从探头返回的回波信号首先经过多路复用开关，然后通过 T/R 开关，进入接收电路。T/R 开关为二极管桥，其作用是阻止高压信号进入接收电路，只有有用回波信号方能通过。进入接收电路的回波信号首先经过低噪声放大器，然后到达可变增益放大器，进行时间增益补偿处理。衰减补偿后的信号进行模拟低通滤波，将高频成分滤掉，也可以使用带通滤波，消除直流成分。滤波后的信号经过数模转换进入声束合成处理系统，供下一步数据处理单元使用。目前现代化的超声诊断仪的发射与接收部分都已实现高度集成化，把上述介绍的放大、滤波和 T/R 开关等功能都集成在一块芯片上，即降低了成本又增加了可靠性，使得设备更加简洁。

2. 图像模块数据处理 由于发射脉冲信号实际上是调制信号，只有经过适当的频率调制才能被探头发射出去，因此得到有成像信息的回波脉冲信号就需要进行解调处理。图像模块式设计是现代超声影像设备与以前 B 超等超声设备的显著区别之一。例如，B 模式成像数据处理模块、脉冲多普勒数据处理模块和彩色血流成像数据处理模块等，每个模块除了一些基本功能，又包含了许多图像处理软件包。如何处理这些信号，采用什么样的计算方法涉及复杂的技术内容，是制造厂家的核心技术，用户只能在使用功能上提出要求。

3. 图像后处理与显示 经过图像模块数据处理后的信号实际上已经成为可以在显示器上显示的图形，但是仍需要对这些视频信号进一步处理，图像的后处理主要包括降低噪声、减少斑点、修正图形使图形更加平滑和对某些部位做增强处理等，总之是通过软件把图形修饰为更容易被临床医生接收的图形。目前超声诊断仪的显示器一般都选用 20 英寸左右的高分辨率液晶显示器，CRT 显示器基本上已被淘汰。近年来超声图像的存储与传输也十分重要，超声设备与计算机工作站的对接，进入医院的 PACS 是发展的必然趋势。

4. 控制系统 超声诊断仪控制系统主要体现在操控工作台上，通过工作台上的各种按钮开关和转换器达到人机对话的目的。医生可以选择不同用途的探头、选择成像模式和各种临床操控模式，这些指令都是通过计算机软硬件控制实现所需目的。

（二）医用超声探头

医用超声探头在一些教材中也称为换能器。探头的性能和质量在超声诊断中占有非常重要的作用。

1.医用超声探头原理及结构　超声探头是利用了晶体的压电效应原理,具有压电效应性质的晶体。目前常用于超声探头的晶体片有锆酸铅、钛酸钡、石英、硫酸锂等人工或天然晶体。

在晶体表面沿着电场方向施加电压,在电场作用下引起晶体几何形状应变,形变与电场电压成比例,这种因电场作用而诱发的形变效应,称为逆压电效应。超声诊断仪主机产生的高频脉冲电压作用在晶体时,晶体发射超声振动波进入人体。

在晶体上外加机械力使其发生形变,两个受力面上产生符号相反的电荷,电荷密度同机械力成正比,这种因力作用而产生的电荷效应,称为正压电效应。超声波进入人体后被反射回的振动波作用在晶体上,使晶体上的电极两端产生电压,电压传回主机信号处理系统。何时发射及何时接收由主机控制,因此探头既有发射超声波又有接收超声回波的功能。

超声单振元探头的最基本结构如图 4-11所示,声吸收层也称背衬,用来消除源自压电阵元背面的干扰杂波,同时减少激励脉冲的停振时间;声匹配层用来匹配压电振元的声阻抗和组织阻抗。由于声透镜同时与晶体振元和人体接触,两者的声阻抗差别甚大,难于使两者匹配,因此通常需要采用匹配层来实现探头与

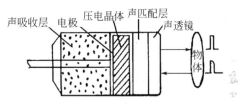

图 4-11　探头工作原理示意

负载之间的匹配。匹配层除了对厚度与声阻抗有要求外,还要求其声阻尼要小,以减小对超声能量的损耗。声透镜也称保护层,贴在声匹配层上面,保护层用于保护振子不被磨损,可以帮助发射的声束聚焦在同一平面上。这种柱形单振元探头又称笔杆式探头,目前主要用于 A 超、M 超、经颅多普勒及胎心监护仪等设备中,其他探头在结构上虽然各有差异,但基本原理一样。

2.探头特性　探头特性的好坏是决定仪器性能的重要因素之一,了解探头特性对使用和维护超声诊断仪是十分重要的。

(1)探头特性包括工作频率、频带宽度、灵敏度和分辨力。

1)探头的工作频率:即探头中的换能器与仪器连接后,实际辐射超声波的频率。工作频率的选择主要取决于临床诊断的要求,因为人体各部位对超声的衰减都不相同,因此对于衰减大的组织或要求探测深度大时,应选取较低的工作频率,反之则选取较高的工作频率。

2)频带宽度:指换能器的工作频率响应的范围。

3)灵敏度:指探头在最大探测深度上可发现最小病灶的能力。这主要取决于压电材料的压电性能、压电振子的辐射面积和压电材料的机械品质因素等。

4)分辨力:探头分辨力的高低主要与以下因素有关。探头中换能器辐射特性好,声束截面尺寸小,扩散角小,指向性好,声束能量集中,近场区干扰小,有利于提高分辨力;换能器的辐射面积越大,声束的扩散角越小,横向分辨力越好;换能器的频率响应好,距离分辨力好;换能器的机械品质因数低,有利于纵向分辨力的提高;换能器层间匹配的好坏直接影响分辨力,因为如果层间匹配不好,超声在探头中来回反射,会造成回波的多次叠加,从而使纵向分辨力下降。

（2）超声探头的声学特性主要与探头中超声换能器所用材料的特性有关，它包括辐射特性、吸收特性、频率特性、转换特性和暂态特性。

1）辐射特性是指换能器的辐射声场在空间的分布状态，主要是通过指向性和声束尺寸来进行描述。换能器辐射的声束特性决定了超声探测的横向分辨力。

2）吸收特性实际上是指压电振子垫衬的吸收特性。在换能器振元后都加有垫衬吸收块，并要求垫衬具有良好的吸收特性。

3）频率特性指换能器阻抗频率和辐射频率特性的总称。

4）转换特性指换能器发射和接收状态的能量转换特性。

5）暂态特性指换能器对脉冲响应的随动能力。

3. 晶体特性 晶体和陶瓷片因方位和尺寸的不同，产生机械振动的固有频率也不同。当外加电压的频率与固有频率一致时，产生的机械振动最强；当外加机械力的频率与固有频率一致时，所产生的电荷也最多。

探头的特征频率决定于压电晶体的厚度。声波传至物体界面所需要的时间与晶体的厚度成正比，压电晶体元件的厚度与产生的频率成反比。当晶体厚度恰为波长的 1/2 时，反射应力和发射应力在每一面相互加强，压电晶体产生共振，此时的频率称为压电晶体的基础共振频率。

探头是超声诊断仪器的关键部件，随着超声诊断仪器的不断发展，越来越显示出探头的重要性，它在很大程度上决定了整机的性能和成本，影响了整机在市场上的占有率。

4. 现代超声诊断仪常用探头简介 大品牌超声诊断仪厂家生产的探头达 30 多款，超声探头的分类十分复杂，大致可分为按诊断部位分类、按使用方式分类、按探头中换能器所用振元数目分类、按波束控制方式分类、按探头的几何形状分类等。

目前医院采购的彩超大多都需要配置 4 个探头，分别为腹部探头、心脏探头、小器官探头和腔内探头，这种配置对于大多数医院，尤其是中小型医院尤为实用，诊疗范围涵盖了全身，可以把彩超的功能发挥到极致。

（1）腹部探头：一般称为凸阵探头，也称为弧形探头，这种探头凸阵表面积大，超声频率低，一般在 1.0～5.0MHz，主要用于检查腹部、盆腔内的器官。凸阵探头为电子扫描，即通过依次触发压电陶瓷阵列中的阵元来实现扫描，探头中的振元都不是同时被激励的，它们总是分组、分时被激励，而且分配的方法有多种。由于这种凸阵探头波束扫描远程扩散，必须给予线插补，否则因线束密度低而影响影像的清晰度。凸阵探头显示图像为上小下大的扇形。腹部探头的规格一般用 R 来表示，如 R40、R60 等，R 表示探头扫描方式为凸阵扫描，数字表示扫描的曲率半径。这种探头是临床检查中应用最广泛的探头。

（2）心脏探头：一般被称为相控阵探头，相控阵超声探头可以实现波束扇形扫描，因此又称为相控电子扇扫探头。这种探头超声频率为 2.0～5.0MHz。相控阵探头是以扇形扫描方式工作的，其近场波束尺寸小，也正因为此，它具有机械扇形扫描探头的优点，通过一个小的"窗口"，对一个较大的扇形视野进行探查，可以利用肋骨的缝隙对心脏成像。相控阵探头显示图像为上小下大的扇形。阵列顾名思义就是晶片在探头中排列的几何形状。相控阵探头有 3 种主要阵列类型：线形（线阵列）、面形（二维矩形阵列）和环形（圆形阵列）。线阵相控阵探头中的晶片按照直线方向一维排布，只能实现晶片排列方向上的波束偏转。矩阵相控阵探头中的晶片按照两个方向排布，可实现两个方向上的波束偏转。

环形阵相控阵探头的晶片呈现同心圆环状排布，主要实现不同深度的聚焦功能。另外还有将环形阵切割为小型扇阵，聚焦的同时可实现偏转。相控阵探头大多数采用线形阵列，因为线形阵列编程容易，费用明显低于其他阵列。

超声相控阵是超声探头晶片的组合，由多个压电晶片按一定的规律分布排列，然后逐次按预先规定的延迟时间激发各个晶片，所有晶片发射的超声波形成一个整体波阵面，能有效地控制发射超声束（波阵面）的形状和方向，能实现超声波的波束扫描、偏转和聚焦。探头中设有开关控制器，这是因为相控阵探头换能器中，各振元基本上是同时被激励的，而不是像线阵探头换能器那样分组、分时工作的，因此不需要用控制器来选择参与工作的振元。叠加的声束传播方向按一定规律自动改变方向。相控阵探头可以对快速移动的器官检测成像。

（3）小器官探头：一般被称为高频线阵探头，小器官超声探头可以实现波束矩形扫描图像，图形为等宽平面。探头的头部表面积大小不一。超声频率为 3.0～12.0MHz，由于频率较高，因此适用于检查表浅器官和血管等部位。这种探头的特点是对等间隔排列的多个阵元同时施加脉冲激励，采取顺序扫描的方式；叠加声束传播方向和探头表面垂直。小器官探头规格一般用 L 来表示，如 L40、L60 等，L 表示探头扫描方式为线阵扫描，数字表示扫描的宽度。

（4）腔内探头：主要有两种，分别为阴道探头和直肠探头，其超声频率一般为 4.0～8.0MHz。探头前端单平面的为阴道探头。探头前端为双平面的直肠探头，可以检查直肠和前列腺等器官。如果医院从经济角度考虑，为了节约资金建议可以选择单平面的探头。

随着科学技术的发展，超声诊断仪不断向新的医疗领域进军，这就需要研发更多功能的探头来满足临床的需求。目前各种探头层出不穷，如腔内探头已经不局限在阴道和直肠探头，超声探头与内镜结合使医生不仅可以看到器官的表面，也可以通过超声影像看到器官的解剖图像。近年来有些探头可以实现实时图像显示，为医生诊断动态器官提供技术支持。容积探头是一种新型探头，主要用于四维成像，四维成像技术越来越受到临床医生的欢迎。

三、几种常用的超声图像模式及功能

在临床诊断中医生需要根据患者的检查部位选择不同的探头，同时不同的探头与相应的图像模块相配合，最后以某种方式的图像显示在监视器上，供医生诊断使用。超声诊断仪有多种图像显示和诊断功能，也是这种设备有别于其他影像设备显著特点之一。近年来随着科学技术的发展，单纯只有 B 超功能的设备已经很少见，代之兴起的是数字化多功能彩超，这种设备不仅配备了多种图像显示功能，而且采用了模块化设计，根据临床的需求不断开发一些新的诊断功能模块，可以使设备不断升级改造，功能越来越强大。

（一）A 型超声

A 型超声（简称 A 超）是将产生超声脉冲的探头置于人体表面某一点上，声束射入体内，由组织界面返回的信号幅值，显示于屏幕上。屏幕的横坐标表示超声波的传播时间，即探测深度，纵坐标则表示回波脉冲的幅度。由于这种回声显示的方式是采用幅度调制（amplitude modulation），因此称为 A 超。A 超显示是最基本的一种显示方式，根据回波出

现的位置，回波幅度的高低、形状、多少和有无，可确定被检体病变或解剖部位的有关信息，但是由于 A 超显示的回波图只能反映局部组织的回波信息，不能获得在临床诊断上需要的解剖图形，并且诊断的准确性与操作医生的识图经验关系很大，因此现在已基本被弃用。但 A 超在厚度或距离的测试上有很高的精度，常可用于眼科诊断。对眼科的一些疾病，尤其是对眼内异物，用 A 超诊断仪比 X 线透视检查更方便、准确。目前只有在眼科才配备这种专用的 A 超诊断仪。

（二）B 超

B 超（brightness modulation）是 B 型超声断面显像仪的简称，即通常的"黑白超"。它是以辉度的光点强弱显示脏器及病变的二维切面图像的超声检查方法，在显示器上显示出的是人体的解剖结构图像，即以亮度显示组织回波信号的强弱，并转为二维灰度图像。二维断面图像可实时显示组织结构，形象直观，是临床中最常用的检查方式。B 超与 A 超的基本原理虽然一样，但是 B 超成像必须借助扫描功能，扫描是探头发出的声束掠过人体某个剖面的过程。B 超成像过程中扫描方式可分为手动扫描、机械扫描、线性电子扫描、相控阵电子扫描和动态频率扫描。目前现代超声设备电子扫描技术得到了广泛的应用。

1. 线性电子扫描　是以阵列式探头为基础，通过电子线路控制阵元组的发射顺序，利用声场中声的叠加来进行声束扫描。现代探头阵列中的阵元有数百个之多，阵元数越多表示设备性能越好。在发射和接收声波时，将若干个阵元编为一组，由该组阵元发射一束声波，随后接收回波信号，再由下一组阵元发射下一束声波后再接收回波。声束扫描发射是按照阵元组顺序，相当于一个声束线性平移，这种平移方式获取的 B 超图像必然是在一个等宽的平面。

2. 电子扇形束扫描　也称相控阵电子扫描，它采用尺寸较小的多个阵元构成线阵探头，在电子线路的控制下，使得线阵探头阵元发射的声束存在一定的相位延迟，使得合成声束的轴线与线阵平面中心线有一个夹角，夹角变化时就可实现电子扫描。相控阵扫描过程中探头发射的超声束遇到目标物体会发生回波信号，这些回波信号到达不同阵元的时间有先后，这个时间差与超声波的传播速度和目标物体与阵元的空间相对位置有关。要获得目标物体空间位置的正确信息，需要按时间差对各阵元进行时间差补偿，然后将其叠加起来。相控阵扫描过程中声束偏转常与声束聚焦结合使用。适当改变延迟量使各阵元的延迟时间按二次曲线级别分布，声束就可以实现聚焦的目的，这也称为电子聚焦。

3. 全数字化 B 超　在全数字化 B 超的系统中，每个换能器阵元所对应的接收通道都采用一个高速 A/D 转换器，直接对接收射频回波信号进行采样和量化，并采用计算机控制的高性能的数字式超声波束形成及控制系统。这种系统与工作在射频下的高采样率 A/D 变换器及高速数字信号处理技术结合起来，就形成全数字式 B 超诊断仪的核心。它与常规模拟信号的 B 超机有两大区别：第一，在常规模拟 B 超中，延迟线采用多轴头的 L-C 模拟延迟线，靠电子开关控制，所以电路复杂，造价高，还会引起插入损耗、阻抗失配及开关瞬态造成的假象，且硬件系统不易调整延迟时间；而在全数字化 B 超中，采用全数字延迟线，延迟时间可用软件编程，在换用不同探头时，能自动配合或手动调整延迟时间至最佳。第二，常规模拟 B 超在检波后才进行采样，采样率低。而在全数字化

B超中，为提高影像质量、降低模拟失真而直接对射频进行采样。全数字化B超机每一个阵元都要有单独的A/D转换和延迟与插补，所以硬件电路的简化方案也成为全数字化B超机需要解决的另一难题。随着数字信号处理芯片的发展，数字化技术促进了超声诊断设备的发展。

（三）M超

M超（time-motion mode）用于显示体内某一声束上各界面与探头的距离随时间变化的曲线。纵轴代表人体组织的深度，横轴代表这些不同深度的界面在某一段时间内的运动曲线。由于其显示的影像是由运动回波信号对显示器扫描线实行辉度调制，并按时间顺序展开而获得一维空间多点运动时序图，故称为M型超声诊断仪。M超与A超成像原理相似，不同的是其显示方式。对于运动脏器，由于各界面反射回波的位置及信号大小是随时间变化而变化的，如果仍用幅度调制的A型显示方式，所显示波形会随时间而改变，得不到稳定的波形图。因此，M型超声诊断仪采用辉度调制的方法，使深度方向所有界面反射回波，用亮点形式在显示器垂直扫描线上显示，随着脏器的运动，垂直扫描线上的各点将发生位置上的变动，定时采样这些回波并使之按时间先后逐行在屏上显示出来。

M型超声诊断仪对人体中的运动脏器，如心脏、胎儿胎心、动脉血管等功能的检查具有优势，并可进行多种心脏功能参数的测量，如心脏瓣膜的运动速度、心壁、血管壁或瓣膜活动情况等。一般可以和B型超声同步显示，由于M型超声诊断仪显示仍不能获得解剖图像，它不适用于对静态脏器的诊查。为了提取更多的诊断信息，可以将M型超声心动图与心脏其他参数，如心电图、心音图和超声多普勒频谱图等同步显示。

（四）D超

D型（Doppler-mode）超声多普勒诊断仪是利用多普勒效应，检测出人体内运动组织的信息。1842年奥地利物理学家多普勒发现并研究了声波的"频移"现象，后被命名为"多普勒效应"。此效应是指波源将某一频率的波以一种固定的传播速度向外辐射时，如果发射波的波源与接收波的接收系统产生相对运动，则所接收到的波的频率会发生变化（即频移），两个频率的差值在声源与接收系统之间的运动为相向的情况下，接收频率提高；而相背运动的情况下，接收频率降低。例如，火车从我们身旁的铁路上呼啸而过，当火车面向驶来我们时，我们所听到的汽笛声要比火车固定不动时的声音尖锐一些；当火车背向我们驰去时，所听到的汽笛声要比原来的声音低沉一些。D型超声多普勒诊断仪就是利用了这个声学原理，对运动中的脏器和血液所反射回波的多普勒频移信号进行检测并处理，转换成声音、波形、色彩和灰度等信号，从而显示出人体内部器官的运动状态。

1. 频谱多普勒超声心动图 分为连续式超声多普勒成像和脉冲式超声多普勒成像两种方式。

（1）连续式超声、多普勒（continuous wave Doppler，CW）诊断仪应用最早。探头内通常为双换能器结构，各自完成发射和接收任务。由探头中的一个换能器发射出某一频率的连续超声波信号，当声波遇到血流中运动的红细胞群，则反射回来的信号已是改变了频率的超声波。探头内的另外一个换能器将其检测出来转成电信号后送入主机，经高频放大后与原来的发射频率电信号进行混频、解调，取出差频的信号，根据处理和显示方式的不同，可转换成声音、波形或血流图以供诊断。这种方式由于难以测定距离，不能确定器官组织的位置，给应用诊断造成诸多不便。连续波超声多普勒诊断仪临床应用已日渐减少。

（2）脉冲式超声多普勒（pulsed wave Doppler，PW）成像仪是以断续方式发射超声波信号，因此称为脉冲式。主控制单元是以中央微处理器、超声频率振荡发生器为核心的中枢机构，它可以改变振荡器发生的频率，控制发射单元中脉冲形成的周期，协调探头的收、发工作状态，以及启、闭接收电路中的距离选通门。振荡器产生的超声波频率信号分为两路：一路送至发射电路中的门控电路，供其调制成脉冲信号送出；另一路传至接收电路中作为原始信号的相位参考标准。发射单元中的脉冲波源采自振荡器送来的超声频率信号。门控电路执行主控电路的命令，将连续波截取成重复频率为 FPR 的脉冲段，送至发射驱动器、探头等转换成超声波发射。接收单元中有两路通道，一路将回声信号按 B 型即时显示出断面影像；另一路则主要处理回声中的多普勒频移信号，最终以声音或图形的信号显示出来。由于超声发射是以脉冲方式间歇进行的，所以发射和接收信号可以由探头中的同一块晶体完成。而探头中排列有许多的晶振阵元，就能在几乎是同一时间内完成许多通道的收、发工作。换能器在发射完第 1 个脉冲后即处于接收状态，入射超声穿过人体各层组织时会产生一系列回声，被探头换能器接收后转换成一系列电脉冲信号。通过收、发切换电路送进接收放大电路处理。至下一个发射脉冲到来时，切换电路状态反转，使换能器停止接收，重新处于发射状态，周而复始。上述工作过程与 B 型超声机的收发过程一致，因而它可以和 B 型超声机显示通道共用一个探头，同时完成 B 型断层成像和 D 型信号显示。

为了获得人体内部所需探测目标的回声信息，就必须采用距离（或深度）选通门控制器。在人体软组织中，超声的传播速度差别不大，故从发射出脉冲信号的前沿为起始时刻（t_0），返回信号的脉冲到达时间与运动器官距离换能器的深度成正比。于是只要调节"距离选通门"的启闭时间，就能控制探测距离和沿着这一距离方向上的一段长度（又称"容积"），这样可以只接收感兴趣目标的回声信号。医生通过调节和使用这些距离计算参数来实现对体内运动目标的定位检测。

随着脉冲多普勒方向性探测、频谱处理和计算机编码技术的采用及发展，超声多普勒诊断仪不仅能够对距离进行分辨，又能判定血流的方向和速度，以多种形式提供诊断信息给医生，使其测量由定性转向定量。

2. 二维彩色超声多普勒血流成像系统 实时二维彩色超声多普勒血流成像诊断仪是 20 世纪 80 年代后期心血管超声多普勒诊断领域中的最新科技成果。它将脉冲多普勒技术与二维（B 型）实时超声成像和 M 型超声心动图形结合起来，在直观的二维断面上实时显示影像，同时显现血流方向和相对速度，提供心血管系统在时间和空间上的信息。通过计算机的数字化影像处理，使其在影像诊断仪器的构架上兼具了生理监测的功能，提供如血流速度、容积、流量、加速度、血管径、动脉指数等信息。

按显示方式分两大类：彩色多普勒显示、频谱多普勒显示。彩超是彩色多普勒超声的简称。目前彩色多普勒成像仪器，其对于血流的多种状态具有强大的显示能力，如同时显示心脏某一断面上的异常血流的分布情况；反映血流的途径及方向；探明血流是层流、湍流还是涡流；测量血流的面积、轮廓、长度和宽度；血流的信息能显示在二维切面图像或 M 型图上，更直观地反映结构异常与血流动力学异常的关系等。因此，它常被称为彩色多普勒血流成像（color Doppler flow image，CDFI）或彩色血流图（color flow mapping，CFM）。

四、彩超成像简介

彩色多普勒血流成像仪的彩色影像是同时叠加在 B 型黑白影像上的，这种显示方式的取样信息必须完全重合，因此两种方式是共用 1 个高速相控阵扫描探头来实现声波的发射和信号的探测、接收的。在接收信号处理单元中的 B 型、M 型的显示及脉冲多普勒信号检测处理两通道的基础上，又并行增加了彩色多普勒血流图的测量变换通道。如图 4-12，简化结构框图中省略了主频振荡、中央主控制器和脉冲发射等单元，简化了 B 型、M 型的显示及脉冲多普勒 2 个信号处理通道。

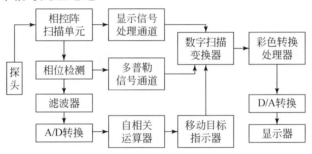

图 4-12　彩超结构方块图

探头在接收到回声信号后，先进入相位检波器与原始振荡信号进行相位比较，将一路信号送入脉冲多普勒信号处理通道；另一路则经过低通滤波器去除没有意义的杂波信号。滤过后的信号经 A/D 模数转换后，再进行自相关处理。这一步骤是将前后 2 个脉冲产生回声的时间差换算成相位差，再根据相位差与目标运动状态的关系处理成血流方向和速度结果。通过脉冲自身相位差的关系解得血流方向和速度的方法称作自相关处理技术。通过自相关处理后的信号与另外 2 个通道的 B、M、D 信号一起送入数字扫描变换器（DSC）合并，然后通过彩色转换处理器把血流的信息转为彩色信息，经过 D/A 数模转换后，从显示器上显示出二维实时动态影像，其中 B 型或 M 型超声为黑白影像，在相应的断面解剖结构上可叠加彩色血流信号。

血液流动状态的彩色显示方法：通过数字电路和计算机处理，我们可以很方便地将血流的某种信息参数处理成任何一种色彩模拟量，但是为了统一显示标准，目前彩色多普勒血流成像仪都采用国际照明委员会规定的彩色，它有红、绿、蓝 3 种基本颜色，其他颜色都是由这 3 种颜色混合而成。规定血流的方向用红和蓝表示，朝向探头的运动血流用红色，远离探头的运动血流用蓝色，而湍流血流用绿色。绿色的混合比率与血流的湍流程度成正比，所以正向湍流的颜色接近黄色，而反向湍流的颜色接近深青色。血流的层流越多，所显示的红色或蓝色的纯度越高。此外还规定血流的速度与红蓝两种彩色的亮度成正比，正向速度越高，红色的亮度越高；同样反向速度越高，蓝色的亮度越高。这样，用 3 种颜色显示了血流的方向、速度及湍流程度，为临床提供了实时的血流分析资料。

需要指出的是，自相关技术是一种相位检测处理技术，而彩色多普勒血流成像采用的也是脉冲波，故同样存在脉冲多普勒诊断仪所具有的局限性。如果被测血流速度很快，使相位差（$\Delta\Phi$）超过 180°，此时自相关处理器所反映的结果将可能出现严重失真。如果正向血流速度太快，使相位差超过了 180°，从而使颜色发生翻转，由红色变为蓝色。这种现象称为彩色多普勒血流显示中的混叠现象。

五、医学超声影像设备选购与配置

医院根据实际情况选配合理的医学超声影像设备是一件非常重要且复杂的工作，也是目前在医疗设备政府采购中最容易引起争议和质疑的采购项目之一，造成这种现象的原因有设备本身特性的问题，也有一些客观因素。

首先，用什么标准来划分医学超声影像设备的高中低档次，这种划分较困难。超声影像设备不像 CT 和 MRI 等设备有一个代表性的技术参数作为划分档次的标志，如 16 排与 64 排 CT；0.5T 与 1.5T 的 MRI。目前医学超声影像设备由于没有类似的公认标准，通常只能以市场销售的价格为判别档次的重要参考依据。即使是同一厂家品牌、同一型号的设备，由于安装的软件版本不一样也可能造成图像清晰度的差异。

其次，医学超声影像设备的临床操作不同于其他影像设备，放射科技师负责拍片，影像医生负责读片和出具诊断报告。但是医学超声影像设备全凭医生的临床操作水平，因此临床诊断报告的准确性并不完全取决于设备的性能指标，更主要的是操作医生的临床实践经验和观测手法，因此对于医学超声影像设备图像质量的优劣带有很强的医生主观判断性。从大型医疗设备展销会可以看出这一特色，一些超声影像设备展位都设有体验区成为展销会独有的风景线，对设备感兴趣的医生可以在厂商专家指导下具体了解设备的操作功能和图像质量，因此同样的设备，不同的使用者对设备会有不同的评价。

最后，目前公立医院是由政府拨款采购医疗设备，一般都需要通过政府招标采购方式进行，制定标书中的技术参数就成了选择何种设备的重要因素。在实际工作中如何编写和理解招标文件中的相关技术参数是我们面临的一个非常现实的问题。绝大多数医院没有制定超声诊断仪的技术参数能力。涉及某个品牌、某个机型只有厂家最清楚，医院医学工程部门很难掌握；医院的超声科医生对如何使用设备的一些功能，还需要厂家的工程师进行技术培训，尤其是一些实践经验不够丰富的医生，更难对设备性能做出客观的评价。因此，制定标书的技术参数主要取决于厂家，而各个厂家在制定标书时也没有统一的格式，这就造成了目前超声影像设备市场上技术参数较为混乱的局面。

基于上述原因，如何进一步规范化超声影像设备招标文件中技术参数应该引起政府管理部门与学术界的关注，同时呼吁卫生系统要重视医疗设备专业知识的培训。通过学习，医院主管部门应该能掌握超声影像设备的基本专业知识，即使自己不能编写招标书的参数，也应该对这些参数看得懂、审得了，并要求和督促厂家按一定格式编写技术参数，以便医院对比和分析。以下简要介绍一些需要关注的问题，供参考。

1. 设备配置与性能

（1）设备的配置与用途息息相关，在购置超声影像设备时首先要根据医院实际情况确认开展哪些业务，设备的配置满足这些业务需求即可。建议不要对某种型号其全部功能提出要求，提出多余的要求不仅对业务的开展没有实际意义，而且还很有可能造成质次价高的现象。对于今后需要开展业务的配置一定要一次性到位，不要寄希望于今后设备的升级改造，根据实践经验这种后续的改造十分困难，因此在购置设备时对设备的用途一定要深思熟虑。

（2）超声影像设备主机硬件部分主要包括显示器、机箱、操作平台、操作系统、探头接口和耦合剂预热器等，其中显示器和探头接口的参数较为重要。目前显示器可以量化的参数一般只有屏幕尺寸和是否为触摸屏，对标书中标有的高分辨率液晶显示器应加入更具体的参数。增加探头接口数量可以减少插拔探头的次数，不仅工作时方便，而且减少故障发生率，但是接口与设备成本相关。有些标书中还特地提出激活探头接口数量，是避免与只起到放置探头位置的接口相区别。

（3）探头的种类和规格较多，如常用线阵探头、相控阵探头、凸阵探头和腔内探头等，因此在制作标书时尽量把技术参数和适用范围写清楚，如超声的频率、阵元数、成像速率、帧速率、扫描角度、前端集成信号放大器和谐波功能等。

（4）超声影像设备尽管可以分为主机和探头两大部分，但是在实际应用中两者是相互依存的关系，主机是通过探头获取生物信息，脱离了探头的配置，主机功能也就无从谈起，因此应该根据配置探头的种类和性能，介绍主机的技术参数。例如，超声诊断设备通道数量一直是大家关注的问题，这个参数又是衡量设备质量的重要依据，有各种解释和说法。实际上设备的通道数量与探头的阵元数密切相关，两者是对应关系，也就是说如果设备具有 2048 个通道，而探头最大的阵元数量为 512 个，则大部分通道处于闲置状态，反之如果探头的阵元数超过设备的通道数，则探头的多余阵元也无法发挥作用。近年来随着微电子技术的发展，超声探头的阵元数向着高密度、小曲率半径和二维的方向发展，常规探头阵元数量可达 80、96、128 个；高密度探头阵元数量可达 256、512 个；有些二维面阵探头可达 80×80，即 6400 个阵元，随着技术的发展探头的阵元数还会进一步提高。目前相对每一个阵元来说除了发射功能外，有的还采用四倍信号处理技术，即 4 个相位同时接收回声信号，实现了多参接收、同步处理，提高了图像质量，但是也给计算通道带来变数。

超声诊断设备通道数与探头阵元数的匹配是设备的核心技术之一，上述只是从理论上介绍，实际上目前高过阵元数的通道都指数字化通道。利用可变孔径发射技术后，每一个波束都是由多个阵元组合发射成型的，接收回波也是众多阵元共同采集。探头的阵元数有限，但是其成像线密度都要高于探头的阵元数，所以每次发射和接收都是各个阵元协同工作，其数字化通道的算法就高出阵元数许多。由于此项技术参数在招投标文件中十分重要，因此希望对标注此项参数做一个规范化的要求。

2. 图像显示　超声影像设备的各种软硬件工作原理复杂，最终都要落实在图像显示功能上，因为医生是根据图像显示诊断病情，这才是使用设备的最终目的。在标书中应对图像显示功能的参数一一列举。例如，最常用的 B 型、M 型、D 型和 PWD 等图形的显示，还有一些基本和特殊需求的参数，如 B 型、彩色和多普勒实时同步显示；双探头双平面实时显示，要求两个不同探头可在同一显示器上显示不同的切面；双幅实时对比显示，多种彩色色标选择；编码成像技术种类，屏幕可视可调；彩色能量图带有方向信息能量多普勒图；原始数据存储，图像冻结后多参数可调；多种谐波模式；实时组织弹性成像；全方位

M 型，可利用回放图像实现等，这些图像的具体要求与临床业务需求相关，并不是简单的功能越全越好，设备的功能与价格成正比，如果一些功能不能应用到实际业务中也是一种资源浪费。

3. 测量与分析　超声影像设备具有一些测量与分析的功能，这也是有别于其他影像设备的特点之一。此功能可以简化资料收集的过程，提高资料收集的速度及准确性，而功能的强弱常标示一部仪器的质量。现代超声设备还有许多自动测量和分析功能，如具有实时全自动心功能测评技术，无须冻结图像即可实现心功能的自动测量；具备弹性应变曲线图及压力标尺指示功能，能进行客观比较，多级可调；具备分析图像自动选取功能及多幅图像参数自动平均功能；多普勒血流测量及妇科测量与分析；具备定量分析软件，可进行面积比、病灶与正常组织进行弹性应变比值分析等。这些测量软件和分析功能往往要结合图像，因此这些参数与图像参数并没有严格的区分。

4. 图像存储与输出　图像存储与管理的参数主要体现在主机存储硬盘的大小上，这个参数随着计算机和网络技术的发展已经不是非常重要的参数。有些标书还要求提供存储多少数量的个人病历信息量，其意义也不大，因为每个患者的信息量差别较大，其数值主要取决于主机存储硬盘的大小。超声设备都具有对信息的管理、查询与影像回放软件功能，一般少有特殊要求。值得关注的是随着医院 PACS 和远程会诊等信息化的发展，现代超声影像设备的图像输出配置成为招标文件中重要组成部分。超声影像设备是通过 DICOM 3.0 版接口部件实现其网络功能，可将超声图像、检查结果直接导入在机报告中。因此，如何把超声设备中的图像输出与医院的 PACS 和自动生成患者检查报告单设备等实现无缝对接，不仅是标书中的重要参数，也是引进设备时需要事前考虑好的技术方案。

六、超声影像设备维护和保养

超声影像设备是日常医疗活动中不可或缺的医疗设备，因此做好日常的维护和保养工作尤为重要。除了严格按使用说明书做好工作外，主要应该特别注意以下几点。

（1）按要求保证超声影像设备的工作环境，包括室内温度、湿度和洁净度。尤其是在夏季避免设备在较高室温内工作，室温最好保持在 20℃ 左右。室内尽量保持洁净，避免过多的灰尘积聚在电路板上。

（2）如果医院电路供应较差，建议配备 UPS。

（3）操作医生不仅要经过系统培训，而且要认真阅读使用说明书，这样才能发挥设备潜在功能。特别要注意的是一定要按操作要求的顺序开关主机和配套实施，避免直接切断电源关机。

（4）工作中一定要特别注意不要磕碰探头，避免摔坏探头。使用完探头后要清除残留的耦合剂，保持洁净。

（5）工作中特别注意不要把水等液体洒在操控台上。

（6）定期清理设备电路板上的灰尘，以免损坏电路板造成重大经济损失。要随时关注电路板排风口处的电风扇的工作状况，及时清理风扇过滤网上的灰尘。

（7）尽可能减少插拔电路板的次数，以免可能产生的间发性故障。

（8）尽量减少台式超声影像设备大范围推移。

七、超声影像设备临床应用

（一）台式与便携式彩超机的应用

由于彩色多普勒在临床上得到了越来越多的广泛应用，因此单纯只有 B 超功能的超声诊断仪越来越少见，目前市场上大部分产品都是彩超。在临床应用中主要分为台式彩超机和便携式彩超机两种机型。台式彩超机由于功能齐全，一般图像效果相对更好，适用于医院超声室；便携式彩超机由于重量轻、体积小、携带方便等优势，适用于行动不便住院患者床旁诊断或外出使用。近年来由于微电子技术的发展，超声影像设备也在向小型化发展，即使是台式彩超机，其功能虽然比过去的设备显著增强，但是其体积却不断减少，低能耗、小型化将是超声诊断仪的发展方向，因此目前有些便携式彩超机不但功能齐全，而且图像质量也在不断地提升，能够满足临床基本需求。

（二）超声诊断仪临床应用中优点

目前超声诊断仪在临床中越来越得到广泛的应用，主要是这种诊疗方式与其他影像方式相比具有许多优点。

（1）超声检查方式具有安全、快捷、经济等优势，深受医生和患者的欢迎，尤其是对人体无损伤，这也是与 X 线诊断最主要的区别，因此特别适合孕妇及婴幼儿的检查，使患者减少了对医疗检查的心理压力。

（2）超声影像图形动静结合是其一大优势。超声图像不论是 A 超、B 超，还是 D 超的图形都随人体器官实时变化，为医生判断病情提供器官动态信息，同时设备还具有冻结功能，可以把一些有意义的画面冻结起来，供详细测量和分析，然后进行输出打印，提供诊断报告。正是由于超声检查不受人体呼吸造成的腹腔器官运动因素的影响，因此超声影像检查被广泛应用到肝、肾、胆囊和前列腺疾病等多项检查中，能方便地进行动态连续实时观察，使影像易于采用多种形式留存、传输及交流。

（3）彩色多普勒血流显像这种技术无损伤地显示心血管内的血流，不仅可以加快 B 超对心脏疾病检查的速度，而且可以直接采集到心内血流速度、轮廓的信息，这对临床是十分重要的。采用实时容积成像，直观地显示复杂的心脏解剖结构，准确地评价心功能，并可获得多方位的二维切面，准确的二尖瓣结构的三维图像、血液及空间解剖学关系等，这些信息可以为心外科、心内科、麻醉科、外科等提供重要的影像学信息。由于它可以采用超声脉冲回声方法进行探查，所以特别适用于胸部脏器、心脏、眼部等的诊断，而对骨骼或含气体的脏器或组织如肺部，则能较好地成像，这与常规 X 线的诊断特点恰恰可以互相弥补。

（4）彩色多普勒血流是通过对散射回的多普勒信息做相位检测并经相关处理后，形成彩色灰阶编码，再把平均血流速度以色彩形式显示，并组合到 B 超解剖图上。不仅如此，频谱多普勒还可以通过脉冲多普勒与连续波多普勒显示取样容积内血流变化快速傅里叶变换（FFT）频谱，也就是通过频谱的变化进而理解血流的改变。人体的一些良性肿瘤与恶性肿瘤相比，其血管及血液流动有显著的差异，通过彩超的诊断可以鉴别癌结节的血管种类，甄别结节的周围血管和节内缘弧形血管，还可以观测到结节中血液流入和流出血管的情况等。因此，超声设备根据图像中肿瘤血液的状况来判断癌变，其在临床诊断中的作用越来越重要。采用钼靶机检查乳腺，鉴别乳腺纤维瘤和乳腺癌一直是公认的非手术检定的"金标准"，实际上有经验的医生通过彩超得出的检测结果的准确性完全可以与钼靶机相当，并且费用低，没有放射伤害，采用彩超进行乳腺癌筛查值得提倡。

（5）医生可以根据实际情况，灵活使用探头，从不同的角度扫描，获取体内结构各切面的信息，也是超声影像设备诊断优势之一。

（6）现代超声影像设备具有不同规格和频率的探头，使得应用范围进一步扩展，不仅可以诊断腹部等较深位置的器官，而且高频探头还可以诊断表浅器官。近年来通过彩超诊断眼球血管病变越来越受到关注，已经成为眼科重要的超声设备。

（7）现代超声设备不断向智能化方向发展，有许多测量和分析软件，如具有二维心肌追踪技术，可进行应变、角度漂移、二尖瓣活动度、心肌同步化评定；还具有红细胞能量定量分析等多种分析软件，可以为医生诊断提供很好的参考资料和帮助。

八、超声影像设备新技术

现代超声技术不断创新，各种先进的软硬件不断应用到临床诊断中，这也是超声设备越来越受到人们欢迎的重要原因之一。下面简述几种当前人们关注的新技术。

（1）在传统的超声成像过程中，换能器只能利用接收与发射频率相同的反射波进行超声成像。实际上超声波在介质中的传播为非线性传播，能产生于 2 倍、3 倍等反射频率的超声波，即谐波。谐波的次数越高，频率越高，组织中衰减越大，振幅也越小，故可用于超声成像的为二次谐波。这种接受和利用由超声波非线性传播所产生的二次谐波信息进行超声成像的技术称二次谐波成像。利用人体组织来源的二次谐波进行成像称组织谐波成像（NTHI）。谐波成像是一项超声诊断新技术，是近年来非线性领域的一项重大突破，这一技术的开发和应用使许多疾病的诊断范围和诊断水平得到拓展。在二维及彩色多普勒超声检查中应用谐波成像技术，极大提高了信噪比，能更清晰地显示被检脏器的图像和血流状态。尽管谐波成像有许多优势，但是在具体操作时仍然需要医生根据实际情况合理应用谐波成像和基波成像两种方式，做出合理的诊断结果。

超声新技术中，空间复合成像和频率复合成像已经普及到几乎所有彩超。谐波成像与主频成像可以复合，远场低频成像与近场高频成像同样可以复合，加上经典的 B/D 复合，可以说现在超声基本上都采用复合成像。

（2）近年来，超声弹性成像技术得到了迅速发展，超声弹性成像技术已经成为超声影像的一个研究热点，广泛应用于乳腺、前列腺、甲状腺、肝纤维化、动脉粥样斑块诊断和局部心肌评价等多项检查范围。超声弹性成像的原理是在生物组织中、不同的解剖结构之间存在弹性差异，正常组织间弹性差异较小，而某些正常组织与病理性组织之间则存在较大的弹性差异。显示与弹性系数有关的组织参数分布的技术和方法，都可以统称为弹性成像。组织弹性成像多采用静态的激励方法，利用探头或挤压板装置，沿着探头的纵向压缩组织，施加外力，组织产生一个微小的应变，分别采集组织压缩前、后超声射频信号，利用互相关方法对信号进行分析，估算出组织内部不同部位的位移分布，从而得到组织内部的应变分布。得到的应变分布以灰度图或伪彩图的形式表示，称为超声弹性图像。目前还有多种其他超声弹性成像的方式，如血管弹性成像、心肌弹性成像和基于脉冲激励瞬时弹性成像等方式，这些方式如何运用到临床诊断中，超声医生需要不断探索。

（3）超声三维影像重建的技术原理与其他成像仪器的三维影像重建并无显著区别，主要是通过计算机的数据处理来完成三维重建。目前已有多种立体重建方法，三维影像的重建速度和精度也在不断改善。三维彩超属于彩超的一种，三维彩超是立体动态显示的。三维彩超表面成像可用于产科检查，不仅可以观察到胎儿成长的过程，而且可以检查胎盘、羊水及脐带的变化，更重要的是可作为诊断胎儿畸形的主要手段。

四维彩色超声诊断仪是目前世界上最先进的彩色超声设备。第四维是指时间这个矢量。对于超声学来说，四维超声技术是新近发展的技术，四维超声技术就是采用三维超声图像加上时间维度参数。它提供了包括腹部、血管、小器官，以及产科、妇科、泌尿科、新生儿和儿科等多领域的多方面的信息，更为重要的是，四维彩超能够多方位、多角度地观察宫内胎儿的生长发育情况，为早期诊断胎儿先天性体表畸形和先天性心脏疾病提供准确的科学依据。

（4）利用超声成像原理制成的微型超声探头被应用到许多领域，如可以与胃镜等腔镜类配合，医生不仅可以通过腔镜看到人体器官的表面，还可以通过超声影像看到器官组织内部结构；把超声探头安装在导管上，其探头可以进入左心和右心系统，观察心脏结构，对心内结构的检查、射频消融术的定位，术中监测具有很大价值。相信随着微型制造工艺的不断提高，这种超声技术会越来越广泛地应用到临床超声诊断中。

（5）超声 CT 的研制与开发是今后值得关注和思考的问题。超声波在人体内传播时，体内的不同组织结构的不同声学特性会引起声速的变化和声强度的衰减。设法获得这些声速的变化或者声衰减的数据并以此为参量，用计算机再建出超声透射影像，这种成像技术即超声 CT。超声 CT 结构设计思路完全借鉴 X 线 CT，一端发射超声波，另一端是接收声波的接收探测器，与 X 线 CT 成像原理一样，探测器再把收到的电信号传输到计算机，使用代数重建法或反投影技术来重建影像，计算机再把这些信号转变成图形后显示。共轴的发射换能器和接收换能器同步旋转就可以获得全身各种参量数据的图形。需要指出的是，计算机断层成像理论和技术是建立在射线在被扫描物体中沿原来的方向传输的前提下，对 X 线或γ射线是没有问题的，然而当超声穿出组织时引起折射和衍射会使超声波束偏离原来的方向，因此得到的衰减剖面影像可能不是沿着原来声速方向上的组织成分的真实数据显示，从而造成一定程度上的误差。这些方面的改善还有待于今后对非几何光学的影像重建理论研究，以及更佳工作参量的选取等方面的不断探索。这正是虽然超声 CT 早在 1974 年问世并用于临床诊断但迄今未能广泛普及的主要原因。但是由于超声 CT 在辐射安全性上占有绝对优势，并且在图像诊断中也有一些独到之处，因此超声 CT 的研制与开发仍然具有十分诱人的发展前景。

第五节　胃镜室设备

综合性医院一般设有胃镜室，也有的医院把胃镜室纳入影像科室编制。胃镜是较早应用到临床诊断中的有代表性的内镜，在胃肠影像诊断中起到重要的作用。

各种胃肠疾病是常见的多发病，医生一般首先建议采用 X 线胃肠造影的方式进行初步诊断，由于这种造影影像只能观测到胃肠的外形变化，对于形状异常的感兴趣区很难做出进一步的定性判断，此时医生会建议患者进行胃肠镜检查。胃镜不仅可以通过摄像系统全面地展示病变部位的外形和颜色，还可以对病变部位进行活体摄取，以供病理检验，并做出更准确的定性诊断结果。胃镜检查方法虽然具有效果准确等优点，但是毕竟相当于一个介入手术，尤其是光导纤维内镜较粗，患者需承受较大的痛苦，因此患者更愿意接受 X 线胃肠造影。随着电子胃镜和超声胃镜的发展，不但使胃镜检查方式更容易被患者接收，而且也提高了诊断范围和准确性。

一、胃镜原理与结构

胃镜主要由镜体、操作部和工作站三部分组成（图 4-13）。

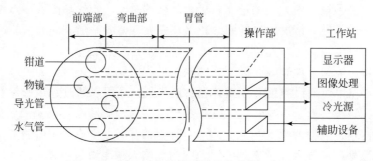

图 4-13　镜体内部结构示意

镜体主要是指放入患者体内部分，镜体可分为前端部、弯曲部和胃管三部分。镜体的外层用塑料压铸成管型，并涂有防漏水涂料。镜体有效长度约为 1000mm，能够在一定程度上自由弯曲，如果是光导纤维材质的镜体，切记不要过度弯曲，以防折断光导纤维。在镜体上刻有白色长度标识，每格为 5cm，每隔 10cm 有一个数字标识，在临床诊断时可以通过这些刻度标识掌握镜体插入人体的深度。镜体前端部分可分为直视、侧视和斜视三种形状，在临床检查中各有不同的视图优势，其中直视形状比较多见。镜体前端部分设有钳道、物镜、导光管和水气管的开口（图 4-13）。镜体弯曲部为 50mm 左右，医生可以通过操作手柄拉动引导钢丝，使得镜体弯曲部可以上下、左右弯曲一定角度，便于镜体进入人体胃内弯曲腔道和便于观察胃部需检测部位。

（一）操作部分

操作部分实际上就是胃镜的操作手柄，手柄的一端连接镜体，一端连接工作站。连接镜体管路的手柄主要集成了各种操控功能和复杂的转换器件，控制各种功能的开启和关闭，其中影像采集在这部分尤为重要。

（二）工作站

胃镜工作站主要包括图像处理系统、图像显示器、冷光源发生器和其他辅助设备，如供气设备、负压吸引器和供水冲洗装置等。现代胃镜工作站一般都配有计算机管理系统，通过图像处理系统的数据接口将数字信号传输给计算机管理系统，计算机管理系统将图像信息与医院的 HIS 结合起来，打印出诊断报告和视频图像。根据医院计算机系统的实际情况还可以将图像纳入 PACS，便于临床医生观察到患者胃部的实际情况，有助于诊断和治疗。

（三）胃镜主要系统简介

胃镜是由以下几个主要的系统组成。

1. 影像系统　是胃镜最重要的组成部分，也是区分纤维胃镜和电子胃镜的主要技术参数，而两者没有其他的系统功能差异。

（1）纤维胃镜：是最早应用到临床诊断中的胃镜。纤维胃镜的工作原理是物镜通道负责把腔内的图像通过玻璃纤维传输到操作手柄。管路里的纤维细丝都是由通明度高的玻璃材料拉制而成，每根细纤维丝外表面均涂有一层折射率比纤维丝折射率还小的物质，光束沿着纤维向前传播而不向外泄露。在诸多的玻璃纤维束中，如果有个别纤维折断现象，在视图中将出现小黑点，在挑选纤维胃镜时黑点的多少是衡量胃镜质量的重要指标。早期的纤维胃镜操作手柄设有供医生观察的目镜，医生通过目镜观察到图像进行操作，操作起来十分不方便。随着影像电子技术的飞速发展，光电耦合器（charge couple device，CCD）技术应用到内镜图像系统。初期技术所限，CCD 摄像机放置在操作手柄处，仍然需要光导纤维把图像传输到操作手柄处，因此镜体的直径并没有改变，只不过通过影像监视器，可以替代医生通过目镜观察。CCD 将光信号变为电信号，并将电信号存储和转移，形成光图像到电子图像的转换。1 块晶片上存在很多光敏单元。单晶片成像是所有颜色的光由 1 块晶片处理，三晶片是由 3 块晶片组成，光线先经过棱镜把光线分解为红、蓝、绿三原色，再通过 3 块晶片分别处理，色彩还原性好。显然胃镜图像系统使用三晶片效果要优于单晶片，这也是衡量纤维胃镜性能的重要指标。这种胃镜的操作手柄处有复杂的屈光系统，通过调整焦距获得清晰的图像。摄像头把从光电耦合器获取的电信号传输到工作站里的图像处理系统，然后再从监视器上显示出所需图像。

（2）电子胃镜：电子胃镜、电视信息系统中心和电视监视器三个主要部分组成了现代胃镜系统。目前现代电子胃镜系统实际上是受益于微型摄像机和数字成像技术的发展。它的成像主要依赖镜身前端装备的 CCD，CCD 图像传感器接收到体腔内黏膜面反射来的光，将光信号转换成电信号，再通过导线将信号输送到电视信息中心，经过电视信息中心将这些电信号贮存和处理，最后传输到电视监视器中，在屏幕上显示出受检脏器的黏膜彩色图像。

根据上述介绍不难看出现代电子胃镜与纤维胃镜的成像系统并没有本质的区别，尤其是在图像数字处理和监视器显示方面。只不过电子胃镜在镜体部分省去了光导纤维传导环节，直接将微型摄像机安装在镜体的前端部位，其图像信号是通过导线传输到图像处理器，这样由于在镜体中用导线替代了光导纤维，镜体的直径可以变得更小，有利于医生操作和减少患者的痛苦；镜体更加结实、耐用，无须担忧光导纤维折断的风险。现代微型摄像机和成像技术，通过自动电子变焦、自动定位和超高像素等技术，使电子胃镜获得高清晰的图像，通过计算机可以进行各种图像处理，三维显像，测定黏膜血流、黏膜局部血红蛋白含量及局部温度等。

2. 光源系统　胃镜和其他内镜一样需要一套光源系统，用于检测时照亮人体内部器官。

目前市场上冷光源卤素灯已被淘汰，主要有氙灯和 LED，LED 使用寿命要远高于氙灯。冷光源工作时基本不发热，避免了与热量积累相关的一系列问题。冷光源设备一般设有灯泡更换指示灯。冷光源主要技术参数包括：LED 和氙灯的平均使用寿命；氙灯冷光源是否有备用灯泡；色温（越高越好）；照度（越高越好）；亮度调节方式；风冷方式及参数等。

冷光源发出的光经过胃镜内的导光纤维将光导入受检体腔内，为了使射进人体的光束更均匀，一般在管路里设有两条导光束，导光束把冷光源的光传输到人体内部，供手术时的照明使用。

3. 辅助功能系统　在胃镜系统工作站中一般还需要配备具有冲洗和吸引等功能的设备，这些设备通过管道连接到胃镜前端，受控于操作手柄。在操作手柄中有相关的控制开关，医生可以根据手术情况使用其各种功能，如在直视下用水流清洗病灶表面附着物，以利于识别病变组织等。

4. 钳道　在胃镜的镜体中还设有钳道，用于钳取活体组织，为病理学和细菌学检查提供标本。活体组织检查时，活检钳经操作部下方活检管开口插入，通过活检管出口伸入腔内，夹下组织块做病理学检查。活检钳是由一根长的弹簧钢丝构成，一端为钳瓣，另一端是钳瓣张开闭合的控制结构。为了获得较大的活组织块，要求钳瓣开启度大，闭合紧密，有些钳瓣正中有针，当打开活检钳瓣时，里面的针可以刺入病变部位，使钳取时不会滑脱；弹簧钢丝有一定的弹性，当遇到组织表面光滑或硬度较大时，镜体弯曲仍能顺利插入。

细胞刷是由弹簧钢丝外套和微型尼龙刷组成，可经活体组织检查导管插入腔内，在病灶部位刷取细胞做细胞学检查。附鞘细胞刷在头端装有可以前后移动的头鞘，刷取细胞标本后，头鞘向前推出，套在刷头。在退出细胞刷时可以保留刷取的细胞不脱落。

胃镜还可以用穿刺针进行治疗。使用一个较长的塑料管套，前方有针可从套管内伸出。检查管的开口插入至病变部位时，针头伸出套管外，刺入组织内，将药物注入，可用于食管的静脉曲张硬化治疗或出血止血等治疗。

二、现代胃镜的技术优势与临床应用

目前以电子胃镜为代表，在临床使用中充分体现出许多技术优势，并得到越来越广泛的应用。

（1）操作更加简单、灵活、方便，易于掌握。在诊断和治疗疾病时，操作者和助手及其他工作人员都能在监视器的直视下进行各种操作，使各方面的操作者都能默契配合且安全。

（2）由于胃镜镜身的细径化，在镜身插入体腔时降低了患者的不适感。

（3）由于现代先进 CCD 的应用，图像更加清晰、逼真，具有很高的分辨率，它可以观察到胃黏膜的微细结构，还观察到胃黏膜的最小解剖单位（胃小区、胃小沟），也可以发现微小病变，达到早期发现、早期诊断、早期治疗的最终目的。

（4）由于是在监视器屏幕上观察图像，可以供更多人员共同观察、学习，便于教学及临床病例讨论。

（5）通过数据存储器件可以对检查过程进行大量的录像、照相，为今后的教学、科研提供可靠的第一手资料。

（6）在日常临床工作中，胃镜异物取出也是一项重要功能，遇到因某种原因吞噬了异物的患者，如果无法从下消化道排出，采用胃镜将异物取出是最佳办法，从而避免了手术治疗。

（7）目前电子内镜除了能观察到胃黏膜的最小解剖单位（胃小区、胃小沟），还可以观察到黏膜的肠上皮化生的绒毛状改变、溃疡周围的再生上皮、新生血管、黏膜下血管等显微镜下组织结构，因此它观察和诊断疾病的能力会得到进一步的提高，对胃炎、胃溃疡、消化道出血、食管癌、胃癌、大肠癌、大肠息肉、各种肠炎等疾病的诊断和治疗有着决定性的作用。

（8）人们把图像分析技术用于电子内镜检查，可以得到胃的血流图，还可以对病变进行定量分析，也可以进行温度测定。近年来将超声探头装在内镜前端进行腔内超声探查受到越来越广泛的关注和应用。

随着医院 PACS 的不断完善和发展，不但医院各科室可以随时阅读胃镜检查图像，而且也为开展远程会诊提供了可行性的技术支持。

随着科学技术的发展，胃镜的各种功能越来越强大，而镜身越来越细，无创无痛胃镜检查的理论和现实逐渐被社会接收，必然会进一步促进胃镜在临床中的应用。目前在镜身内仍然使用光导纤维作为光的传输介质，冷光源仍然是不可或缺的设备，相信随着现代化技术的不断发展，这种冷光源和光导纤维的传输方式必然会被逐渐淘汰，被高灵敏度的摄像头和高强度的发光二极管替代，只需要在镜体前端安装一个发光二极管即可满足摄像需求，这样再一次用电线替代导光纤维，使得镜体直径变得更细，同时也省去了冷光源和光导纤维，不仅极大降低了设备成本，也进一步提高了设备的可靠性。

三、胃镜的使用、保管与消毒

胃镜，尤其是纤维胃镜是非常易损的医疗设备之一，并且一旦损坏，维修周期长，维修费用高，有时维修费用几乎接近购买新设备的价格，导致没有维修价值而只得申请报废。胃镜是介入人体的设备，需要严格的消毒管理，胃镜是一种多孔器械，消毒存在一定的困难，因此胃镜消毒问题应该引起关注，一旦发生医院感染的问题，将会给医院带来巨大的经济损失和社会影响。平时工作中用好、管好和消毒好胃镜具有重要的现实意义。

（一）胃镜的使用

重视对使用人员的专业技术培训，认真阅读说明书，掌握胃镜的各种性能，并能熟练地操作胃镜和使用好相应的辅助设备，尤其是在使用光导纤维胃镜时不要过度用力而造成损坏，注意摄像头线和光缆线切勿弯曲成死角。在任何情况下均需轻取轻放，尽量避免磕碰。

（二）胃镜的维护保养

正确的保养和严格的管理是保证器械性能良好、延长使用寿命的关键。平时对胃镜的各项管理制度要落实到具体管理人员，管理人员要经过严格的技术培训，并且具有强烈的责任心,能够自觉执行各种规范要求。

应配置胃镜专用储存柜,器械设备要对号放置,摆放整齐有序,尽可能设置醒目标志。所有器械及配件储存之前必须进行彻底干燥,去掉残留的水分。使用柔软的吸水毛巾/布擦干外部表面,管腔内部使用压缩气体或95%的乙醇溶液帮助完成干燥过程。手术器械每个月使用1∶125的除锈剂浸泡15min,清除器械中锈迹,延长器械使用寿命。每2周用不含硅酮的润滑剂滴于器械关节、阀门、活瓣及弹簧上,有利于器械操作灵活、尖端合拢。健全登记制度,要有灭菌室护士每日对器械名称、数量和每次取用时、使用后的情况予以登记和签名,若有问题或有损坏及时汇报护士长或腔镜负责人,及时补充维修,保证手术安全、顺利地进行。

对胃镜工作站的各种设备如水泵、负压机、冷光源等在使用前和使用后都要有检验记录,及时确认设备状态,如有问题提前提出维修申请,避免手术中设备出问题造成事故。

(三)胃镜消毒

1. 胃镜消毒基本要求　内镜清洗消毒对防止交叉感染尤为重要。如何做好内镜清洗消毒工作一直是大家关注和探讨的话题。

首先通过清洗可以去除器械90%以上的病原菌,所以清洗是消毒灭菌的第一个重要环节,但腔镜器械构造复杂、管腔长、部件易损等原因给清洗工作带来一定困难。先把器械拆卸成最小清洗部件,小零件放置在小盒内,以免丢失。浸泡方式主要有两种:一种是在水温控制在20~40℃的专用加酶洗涤剂中浸泡,另一种是用超声波洗涤器浸泡。对于乙型肝炎病毒污染的腹腔镜器械可以采用多酶洗涤剂浸泡清洗,使蛋白质颗粒分解为悬浮颗粒后易被水冲洗。浸泡后的器械最好使用软化水彻底冲洗每一个零部件,彻底清除组织碎片,清洗干净后再用流动水反复冲洗。冲洗后用湿布擦净,75%乙醇溶液擦洗,再用细软干布擦干。清洗后的器械根据具体情况进行后处理:需要消毒的器械充分晾干后打包;需要上润滑油部位可以采用浸泡2min的方式处理;镜面用脱脂棉球顺时针方向擦拭,避免用粗糙布擦拭,以免损伤镜面,影响术中使用;光缆严禁打折或过度弯曲,以免损伤光导纤维。

根据《医院感染管理规范》的要求,内镜最好采用高温高压灭菌或环氧乙烷灭菌方法。目前公认高温高压灭菌有最佳灭菌效果,但是大部分内镜器械不宜采用这种灭菌方式,尤其是镜头、镜体等部分。内镜整体部分要求高度密封,高温很容易造成由于膨胀系数不一样而产生裂缝,损坏镜体和光学系统。高温高压还会造成内镜一些部件的老化,影响设备的使用寿命,因此高温高压灭菌方式不适于内镜设备。内镜设备采用环氧乙烷灭菌方式虽然灭菌效果得到普遍认可,但是这种灭菌方式费用高,灭菌成本约为1000元/次,灭菌时间为6~12h。灭菌时间长给接台手术和门诊检查带来困难,为了避免交叉感染,必须做到一人一镜,在配备有限数量的内镜的前提下,有时需要检查完一个患者后马上清洗消毒灭菌,以备后面的患者使用,因此如何在满足灭菌要求的前提下,又能在最短的时间内完成灭菌工作,成为目前胃镜领域需要重点探讨的问题。灭菌的方法大致有几种:采用内镜灭菌机,专用灭菌药盒为过氧乙酸粉剂,运转30min即可达到灭菌要求;2%戊二醛溶液浸泡45min可达高效消毒;过氧化氢等离子低温灭菌等。根据有关报道上述几种办法都可以达到灭菌目的，其主要特点是灭菌效果确切、快速、安全，对腔镜等高精昂贵器械腐蚀性低，可有效地减少对腔镜的损坏，对人体无明显毒副作用等，为接台、诊治创造了有利条件。

总之，胃镜属于高精密、价格昂贵的仪器，易损的器械配件，如镜头、光缆线、摄像头等在清洗消毒过程中应该要特别谨慎认真，以免损坏。

2. 全自动胃镜清洗消毒机　目前出于对胃镜消毒困难的考虑，医疗设备市场上为此开发出多种全自动胃镜清洗消毒机和医用胃镜肠镜清洗消毒一体机等，这些产品虽然在结构上各有不同，但是其基本原理都离不开上述关于清洗消毒的基本要求。在这种基本要求的前提下，实际上是用电脑的控制程序替代人工操作，不仅提高了工作效率，而且使消毒程序更加规范化。尽管各种品牌的清洗消毒机各有不同，但是一般都具有如下几个共同点。

（1）设备的程序控制都需要按照医疗卫生行业《内镜清洗消毒技术操作规范》（以下简称《规范》）标准五步法精心设计，即初洗、酶洗、次清洗、浸泡消毒、末洗等五步组成。设备使用需经卫生主管部门批准合格的消毒剂进行消毒。

（2）清洗消毒机可分为一台机一盆或一台机双盆规格。选购此类产品不仅需要考虑工作效率，也要考虑性价比问题。

（3）现代全自动医用胃镜肠镜清洗消毒一体机等一般都采用 PLC 可编程序、大尺寸彩色触摸屏、人机对话界面控制器。设备具有多组可编程序和预置多组程序，可自行任意选择。选择好程序后，在电脑控制下 PLC 按照程序顺序，开启关闭相应的设备和电磁阀，实现初洗、酶洗、次清洗、浸泡消毒、末洗的各个环节中的具体步骤。

（4）全过程电脑自动控制和数字化管理记录，实现每批次清洗消毒过程数字化记录和智能化管理。全过程记录：打印机适时打印每一条内镜清洗消毒过程数据，便于用户存档。设备应具有过程追溯系统：可以采集胃镜和操作人员信息，胃镜清洗机消毒的过程数据通过网络与用户计算系统连接，实现患者与胃镜清洗消毒机的同步管理，为规避医院感染风险提供可靠依据。

（5）设备具有全自动喷淋、循环灌流、全浸泡消毒，无菌水漂洗、干燥、测漏等功能，全程自行完成，无须人工操作。要注意设备如何实现清洗消毒钳道、吸引道、注液道、内腔。在使用中注意不要盲目追求消毒效率，而缩短清洗消毒时间，其中冲洗和在消毒液中浸泡的时间长短对消毒效果十分重要。

（6）由初洗、酶洗、次清洗、浸泡消毒、末洗等五步组成，每步都必须配置单独的自动灌流，并严格按《规范》要求，采用洁净的"一次性水"灌注，不从槽内使用循环水或其他地方未处理的水灌注，杜绝交叉感染或造成胃镜的意外损坏。根据《规范》第二章第十一条和第十二条、第三章第十五条、第四章第二十九条的规定，胃镜清洗消毒需要配置相应等级的水处理系统，目前水处理系统已经非常成熟，一般可以通过超滤系统保证水质的无菌化处理。在使用中一是要考虑出水量的大小，应满足使用需求；二是要根据使用情况定期对水处理系统进行再生和维护保养，保证水质符合规范要求。

（7）清洗消毒机的管路和气枪枪体等采用优质不锈钢材质，防止枪体腔道腐蚀，杜绝纯净空气通过枪体腔道发生二次污染。

四、胶囊内镜

胶囊内镜全称为"智能胶囊消化道内镜系统"，又称"医用无线内镜"。其原理是受检者通过口服内置摄像与信号传输装置的智能胶囊，借助消化道蠕动使之在消化道内运动并拍摄图像，医生利用体外的图像记录仪和影像工作站，了解受检者整个消化道的情况，从而对其病情做出诊断。胶囊内镜具有检查方便、无创伤、无导线、无痛苦、无交叉感染、不影响患者的正常工作等优点，扩展了消化道检查的视野，克服了传统的插入式内镜所具有的耐受性差、不适用于年老体弱和病情危重患者等缺陷，可作为消化道疾病尤其是小肠疾病诊断的首选方法。

1981 年，以色列国防部的机械工程师根据内镜检查的过程，结合智能导弹上的遥控摄像装置，产生了研制无线内镜的最初设想。2001 年，以色列生产了名为 M2A 的世界上第一个胶囊式内镜，并率先进入临床使用。胶囊式内镜的诞生且与胃镜和肠镜具有良好的互补，是消化学科发展史上的一个重要里程碑。目前具有在体外遥控下完成药物释放、图像采集、活体组织检查和治疗等多种功能的"胶囊式机器人"正处于样机研究阶段。

胶囊内镜自 2002 年进入中国以后，引发国内研发市场的高度重视，于 2002 年 10 月列入科技部国际合作重点项目，同时也被列入国家"863 计划"先进制造与自动化领域 MEMS 重大专项。重庆某集团的胶囊内镜被命名为"OMOM"，于 2004 年 3 月获得中国 SFDA 的批准，准予临床应用。

下面以北京 2019 年国际医疗仪器设备展览会上展出的一款国产胶囊内镜为例，具体介绍其结构性能。该设备共分三部分：胶囊内镜、操控系统和显示系统。

(1) 胶囊内镜：比普通药物胶囊略大，长约 1.5cm，直径不足 1cm。胶囊一端呈蓝紫色，为光源与摄像头。囊内装有微型照相机、数字处理系统和无线收发系统等。囊内的微型电池为照明和图像处理系统和无线收发系统提供电力支持。使用胶囊内镜如同服药，用水服下即可。胶囊内镜从入口腔的那一刻起，就以 2 秒/张的速度拍照，在消化道的蠕动下历经整个消化道，图像实时传送至患者口袋里的记录仪。6～8h 后，胶囊电池用尽，随大便排出体外，但已收集齐食管、胃、小肠等器官的内部情况，一般一次拍下图片达几万张。

(2) 操控系统：由机架和控制台组成。机架上的半圆形包内设可变磁场，操作台上医生可以通过操作手柄控制磁场的变换，磁场可以控制胶囊内镜在胃中的行动轨迹，以此确保胶囊中的摄像机可以拍摄到胃内的各个部位，以满足临床诊断需求。

(3) 显示系统：胶囊中的摄像机将图像射频信号传输到受检者穿的特制上衣中的信号接收器上，再由信号接收器将视频信号传输到图像存储器和图像显示器上，供医生诊断使用。

(一)胶囊内镜技术优势

(1) 与传统的胃镜、肠镜需从口腔或肛门插管检查相比，胶囊内镜最大的优点是无痛、无创、安全、便捷，尤其是对小肠的检查具有独到之处。

(2) 胶囊为一次性使用，有效避免了交叉感染。胶囊外壳采用耐腐蚀医用高分子材料，对人体无毒、无刺激性，能够安全排出体外。

（3）操作简便，医生只需回放胶囊所拍摄到的图像资料。

（4）这种检测方式可以适用于一般体检，使胃肠疾病的早期诊断得以实现。

（二）胶囊内镜问题与展望

（1）由于目前胶囊内镜采用的是一次性胶囊，国产胶囊检查费一次也在 4000～7000 元，价格因素制约了胶囊内镜向普及性发展。随着微电子技术的发展，相信今后胶囊内镜的体积会越来越小，而图像会更清楚，同时胶囊内镜的成本会越来越低。

（2）胃的内部有很多黏液，胃镜有冲洗和负压设备，可以随时清除这些黏液，但胶囊内镜则没有这种功能，胶囊内镜的摄像头容易被黏液"糊"住，因此检查前需要做好胃内清空处理。

（3）严格把控禁忌证，如经检查证实有消化道畸形、胃肠道梗阻、消化道穿孔、狭窄或瘘管者及其他电子仪器者等不适用于胶囊内镜检查的情况。

（4）增加胶囊的可控性，即提高胶囊的定位精度。实现多功能胶囊内镜，如活体组织检查取样、进行定点药物释放等应该成为今后胶囊内镜的研发方向。

第六节　检验科设备

一、概述

近年来，随着近代物理学、生物化学、临床检验学、免疫学、微生物学、仪器材料学、电子学、计算机学等学科的飞速发展，使临床医学检验分析技术水平大幅度提高，已经成为现代医学中发展最快的学科之一。医院检验科在医疗诊断中发挥着越来越重要的作用。

目前，各种检验设备提供的各种检验项目和结果，已经成为临床医生对患者疾病诊断的重要科学依据。现在现代化程度越高的医院，临床医生对检验结果的依赖程度越高；越现代化的检验设备为医生提供的科学检测数据越准确，因此检验设备的配置和检验结果的准确性与医院的医疗水平息息相关。

随着检验设备不断更新，尽管现代化设备操作日趋简单，但对技术人员的理论水平和实践经验提出了更高的要求，其中设备性能和工作原理成了必修课，只有掌握了这些知识才能应对工作中出现的问题。

尽管检验科有一整套质量控制保证体系，但是设备仍然有时会出现检测结果误差异常的现象，有时也会出现化验结果与患者实际病情不符的现象，因此很容易造成临床医生对化验结果准确性产生怀疑。检测结果异常虽然为数不多或只是个案，但是化验结果的偏差落实在某个患者身上，将会对这个患者病情诊断产生重大的影响。临床医生对检验设备性能和数据的了解，有助于更加客观地看待检验结果，医生要结合患者临床病情酌情处理，不要把检验设备提供的一些数据绝对化。

目前检验仪器品种十分繁杂，为了便于理解，把检验设备分为两大类：一类是基础设备，这类设备包括显微镜、移液器、恒温干燥箱、超净台、生物安全柜、离心机等，这类设备大部分只起到辅助作用，并不直接提供检测数据。另一类是专用检测设备，如血液分析仪、尿液分析仪、生物化学分析仪、细胞分子生物分析仪、微生物鉴定+药敏分析仪、免疫检测分析仪、质谱仪、电化学分析仪、时间分辨仪、基因检测仪等先进设备。对这类主流设备的分类不是绝对的，一些特殊情况也需灵活掌握。

二、检验科基础设备

（一）显微镜

显微镜是检验科经典和使用最广泛的检验设备之一，不论是具有世界水平的现代化的检验流水线，还是偏远的山村诊所，显微镜都是必不可少的基础化验设备之一，尤其是在偏远的山村门诊量有限的情况下，经济收入不足以支撑现代化设备的运行，因此镜检将发挥更重要的作用。显微镜分为以下几种。

1. 普通显微镜　结构包括光学系统和机械系统两部分。光学系统包括物镜、目镜、聚光镜及光阑等。机械系统主要由镜座、镜臂、载物台、镜筒、接物镜、转换器和调节装置等组成。普通显微镜从初中课程中就有接触，因此其工作原理和使用方法等不再逐一介绍。

2. 荧光显微镜　是以紫外线为光源，用以照射被检物体，使之发出荧光，然后在显微镜下观察物体。荧光显微镜用于研究细胞内物质的吸收、运输、化学物质的分布及定位等。细胞中有些物质，如叶绿素等受紫外线照射后可发荧光；另有一些物质本身虽不能发荧光，但如果用荧光染料或荧光抗体染色后，经紫外线照射亦可发荧光，荧光显微镜是对这类物质进行定性和定量研究的工具。

荧光显微镜光源通常采用高压汞灯作为光源，可发出紫外线和短波长的可见光。超高压汞灯管内充有一定数量的汞，工作时两个电极间放电，引起水银蒸发，球内气压迅速升高，当水银完全蒸发时，可达 50～70 个标准大气压力，这一过程一般需 5～15min。它发射很强的紫外线和蓝紫光，足以激发各类荧光物质。超高压汞灯有一定的使用寿命，因此要特别注意严格按使用说明书的要求使用，尽量减少启动次数；灯熄灭后要待冷却后才能重新启动；点燃灯泡后不可立即关闭，以免水银蒸发不完全而损坏电极；由于超高压汞灯压力很高，紫外线强烈，因此要避免伤害眼睛或发生爆炸。荧光显微镜有两组特殊的滤光片，第一组称激发滤片，位于标本与光源之间，仅允许能激发标本产生荧光的光通过；第二组是阻断滤片，位于标本与目镜之间，把剩余的紫外线吸收掉，只允许荧光通过，保护眼睛免受紫外线伤害。

荧光显微镜的优点是便于操作，视野照明清晰，灵敏度高，放大倍数越大荧光越强。荧光显微镜既可以观察固定的切片标本，又可以进行活体染色观察，通常用于检测与荧光染料共价结合的特殊蛋白质或其他分子。荧光显微镜可以观察活细胞内物质的吸收与运输，化学物质的分布与定位等，也适用于不透明及半透明的标本等的直接观察。

3. 倒置显微镜　在观察活体标本时，需将照明系统放在载物台及标本之上，物镜组放在载物台器皿下进行显微镜放大成像，这种显微镜的物镜、聚光镜和光源位置正好与普通显微镜相反，故称倒置显微镜，又称为生物培养显微镜。由于受工作条件限制，其物镜放大倍数一般不超过 40 倍，且物镜和聚光镜的工作距离很长。此类显微镜通常配有摄像装置，可用于观察生长在培养皿底部的细胞状态。激发光从物镜向下落射到标本表面，被反射到物镜中并聚集在样品上，样品所产生的荧光，以及由物镜透镜表面、盖玻片表面反射的激发光同时进入物镜，经双色束分离器使激发光和荧光分开而成像，可以观察不经染色的透明活体，特别适用于对活体细胞和细胞离体培养等显微观察。

4. 相差显微镜　可见光波长和频率的变化，表现为颜色的不同；振幅的变化表现为明暗的不同；而人的眼睛不能识别可见光相位变化。当光穿过透明的活细胞时，虽然细胞内部结构厚度不同，但波长和振幅几乎没有变化，也就是说不能通过物体的颜色和明暗判别物体，这时可见光只有相位发生了变化。活细胞和未染色的生物标本，因细胞各部细微结构的折射率和厚度的不同，光通过时，波长和振幅并不发生变化，仅相位发生变化（振幅差），这种振幅差人眼是无法识别的。相差显微镜利用光的衍射和干涉现象，把相位差变为振幅差来观察活细胞和未染色的标本。相差显微镜是在普通光学显微镜的基础上增加了两个部件：在聚光镜上加了一个环状光阑，在物镜后加了一个相位板，并带有一个合轴用的望远镜，从而使看不到的相位差变为以明暗表示的振幅差。

5. 暗视野显微镜　是利用丁达尔光学效应的原理，在普通光学显微镜的结构基础上改造而成的。当一束光线透过黑暗的房间，从垂直于入射光的方向可以观察到空气中出现的一条光亮的灰尘"通路"，这种现象即丁达尔效应。暗视野显微镜与普通光学显微镜的区别在于聚光镜不同，这种特殊聚光镜使主照明光线成一定角度斜射在标本上而不能进入物镜，所以视野是暗的，只有经过标本散射的光线才能进入物镜被放大，在黑暗的背景中呈现明亮的图像。显示的图像只是物体的轮廓，物体的边缘是亮的，分辨不清物体内部的细微结构，但是这种照明方法能提高人眼对微小物体的识别能力，可以观察小于 $0.1\mu m$ 的物体。暗视野显微镜还可以用来观察活细胞的运动。利用这种显微镜能见到 $4 \sim 200nm$ 的微粒子，分辨率可比普通显微镜高 50 倍，因此这种暗视野显微镜也被称为超显微镜。对于普通显微镜只要聚光器是可以拆卸的，支架的口径适于安装暗视野聚光器，即可改装成暗视野显微镜。

6. 超声显微镜　对于一些透光性较差的样品，直接用光学显微镜观察时，细微结构不容易被清晰地观察到，而利用超声显微镜完全可以在自然条件下进行观察分析。超声显微镜一种为机械扫描式超声显微镜，一种为激光扫描式超声显微镜。超声显微镜是以水作为显微镜的声耦合媒质的，替代了普通光学显微镜中的光波。下面简要介绍机械扫描式超声显微镜的结构原理。

超声显微镜的声透镜是用蓝宝石晶体为材料制成，对称两组透镜的外表面为平面，而相对的内部为抛光的半球形凹面声聚焦透镜。两相对凹面中间充以水作为传声媒质，超声压电换能器被分别贴装在蓝宝石声透镜的两侧外表面。当超声频率电压激励发射换能器时，会产生声束，并且经过声透镜的作用会聚于水中的焦点上，此焦平面即为载物台上被观察样品的位置。透过样品的声波经过另一块声透镜后会还原成声束，声束经过接收换能器又被转换为包含样品内部声学参量信息的电信号，经过放大及处理后送入显示器重现出样品上某点的影像。如果使载物台连同样品在机械装置的推动下在垂直于声透镜轴线的平面上沿着 X-Y 轴做有规律的扫描运动，就能使样品中的每一点依次被直射声波所透射扫描。同时显示器的光栅也做同步扫描，则可以在荧光屏上显示出样品结构的全部影像。通常这一扫描运动在几秒内便可完成一幅影像的重现过程。

激光扫描超声显微镜结构较为复杂。它的样品不移动，保持静止，由激光束进行扫描，影像稳定。目前在基础医学研究和临床诊断中已有较多的应用。

7. 电子显微镜　简称电镜，由镜筒、真空系统和电源柜三部分组成。镜筒主要有电子枪、电子透镜、样品架、荧光屏和照相机等部件组成，这些部件通常是自上而下地装配成一个柱体；真空系统由机械真空泵、扩散泵和真空阀门等构成，并通过抽气管道与镜筒相连接；电源柜由高压发生器、励磁电流稳流器和各种调节控制单元组成。

电子显微镜放大倍数高，可达数十万倍；分辨率也高，可达 1nm。根据成像原理不同可分为透射电子显微镜和扫描电子显微镜两类。目前医学检验科应用较多的有透射电子显微镜、扫描电子显微镜、扫描隧道显微镜、超高压电子显微镜等。

在医院检验科还会用到一些其他类型的显微镜，其用途也有所差异，如紫外光显微镜、偏光显微镜、干涉相衬显微镜、激光扫描共聚焦显微镜、近场扫描光学显微镜等。

（二）移液器

移液器又称加样枪、移液枪和微量加样器等。早期的移液工具为各种吸管，目前使用的大多是半自动化和自动化移液器。移液器工作原理比较简单，移液器在活塞推动下，排除部分空气，利用大气压吸入液体，再由活塞推动排出液体。使用移液器时，配合弹簧的伸缩特性来操作，可以很好地控制移液的速度和力度。移液器的移液体积为 $0.1\mu l \sim 10ml$，是化验室最基本的工具之一。由于移液器是检验科最常用的一种工具，因此它的重要性常被忽视，实际上移液器的质量和操作技术对检验结果至关重要。

移液器要有良好的准确性和重复性，同时要特别注意一些使用、维护和保养的细节。试剂计量的准确性是正确检验结果的先决条件，每年到计量部门进行校准方可使用。

（三）离心机

随着分子生物学研究的发展，对分离技术的需求增加，离心机技术也有了很大的发展。在引入了微处理器控制系统后，各种转速级别的离心机已经可以分离纯化各种生物体成分，分离纯化样品时可以更快、更纯、更好。

1. 离心机的工作原理　离心机是利用转子高速旋转时产生强大的离心力，加快液体中颗粒的沉降速度，从而把样品中不同沉降系数和密度的物质分离。颗粒沉降速度取决于离心机的转速和颗粒的质量、大小、密度。另外，物质在介质中沉降时还伴随有扩散现象。对于体积较小的颗粒如病毒或蛋白质等，它们在溶液中成胶体或半胶体状态，因此仅利用重力是不能观察到沉降过程的，这就需要利用离心机高速旋转产生强大的离心力，才能迫使这些微粒克服扩散现象，产生沉降运动，从而实现与生物大分子的分离。

2. 离心方法简介　根据分离样品不同，可以选择不同的离心方法。制备离心法较为常用，包括差速离心法和密度梯度法。

（1）差速离心法：又称分布离心法，根据被分离物质的沉降速度不同，采用不同离心速度与时间，使不同沉降系数的颗粒分批分离的方法。

（2）密度梯度法：又称为区带离心法。该方法主要用于沉降速度差别不大的颗粒，在一定离心力作用下把颗粒分配到梯度液中某些特定位置上，形成不同区带的分离方法。

3.离心机的种类 离心机的种类很多，其中按离心机的转速分类最常用。

（1）低速离心机：最高转速低于 10 000r/min，相对离心力在 15kg 以内，容量为几十毫升至几升，主要用作血浆、血清分离及脑脊液、胸腹水、尿液等有形成分的分离。

（2）高速离心机：转速最高可达 10 000～30 000r/min，相对离心力在 15～70kg 以内，容量可达 3L。为了防止高速离心过程中温度升高而使酶等生物分子变性失活，还配有冷冻装置，因此又称高速冷冻离心机。高速离心机主要用于检验科 DNA、RNA 的分离和基础实验室对各种生物细胞、无机物溶液、悬浊液及胶体溶液的分离、浓缩、提纯等。

超速离心机的转速最高可达 30 000～80 000r/min，相对离心力最大可达 510kg，容量为几十毫升至 2L。分离形式是差速沉降分离和密度梯度区带分离。超速离心机可以分离病毒、核酸、蛋白质和多糖等大分子物质。

（3）专用离心机：近年来随着科学技术的不断发展，离心机性能也从以往广泛型逐渐向专业化单一型发展，出现了一些专用离心机，如尿沉渣分离离心机、免疫血液离心机、细胞涂片离心机、毛细管血液离心机等。

（四）电热恒温水浴箱

电热恒温水浴箱可用于水浴恒温加热和其他温度实验，是检验科必备的设备之一。水箱的使用温度为室温至 99.9℃。由箱体、内胆、上盖、搁板、电加热管、自动温控装置组成。电热恒温水浴箱自动温控装置通常采用差动棒式或接点水银温度计式的温度控制器，或者用热敏电阻作为传感器元件的温度控制器。恒温水浴箱用电热管加热，通过水传导热量、温度传感器控制水温。由于加热管在水中工作，因此除了要做好使用说明书中其他要求外，特别要注意设备是否有断路和漏电现象，以及插座要有良好的接地地线，注意使用安全问题。

（五）电热干燥箱

电热干燥箱（图 4-14）也称烘箱、干燥箱，可供各种试样进行烘焙、干燥、热处理及其他加热。干燥箱的使用温度一般为 50～250℃，最高温度可为 300℃。电热恒温干燥箱的种类较多，按是否有鼓风设备，产品分为电热恒温干燥箱和电热鼓风恒温干燥箱。由于电热鼓风恒温干燥箱具有加热时间快等优势，因此较为常见。电热鼓风恒温干燥箱在其加热室旁侧装有离心风扇，工作时将加热室中热空气吹入左旁侧风道，然后进入工作室，经过热交换后，从右旁侧风道回到加热室，构成一个循环，使箱内温度均匀，另外温度控制器使干燥箱温度处于恒温。干燥箱的高温热源不仅可以使湿物料表面水分气化，也可以使内

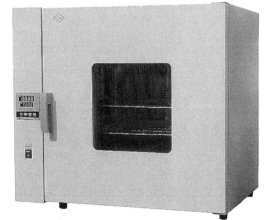

图 4-14 电热干燥箱

部水分向表面扩散并气化，逐步完成物料整体的干燥。

（六）高压蒸汽灭菌器

高压蒸汽灭菌器利用加热产生蒸汽，随着蒸汽压力不断增加，温度随之升高，通常压力在 103.4kPa 时，温度可达 121.3℃，维持 15～30min，可杀灭芽孢在内的所有微生物。目前，仅有少部分手提式高压灭菌器采用手动操作，大部分都采用微电脑智能化全自动控制，这种灭菌器具有多种自控功能。高压蒸汽灭菌器不仅在检验科得到应用，医院的许多部门也需要高压蒸汽灭菌器，尤其在医院的供应室高压蒸汽灭菌器是最重要的灭菌设备，有关高温高压蒸汽灭菌器详细情况参见本章第八节"供应室设备"。

三、检验科专用设备

医院检验科检验设备种类繁多，而且随着社会的发展各种新检测项目和新设备不断涌现，因此在掌握现有几种基本检测项目的基础上，还要不断学习新技术。医院检验科检验设备大致可分为光谱分析设备、血液分析设备、尿液检验设备、生化检验设备、免疫分析设备、微生物检验设备、细胞分子生物学设备和即时检测技术设备等。

（一）光谱分析设备

光谱分析设备是临床检验科主要检测仪器之一。尽管光谱分析设备种类较多，此类设备包含三个基本过程：能源提供能量、能量与被测物质相互作用、产生被检测信号。

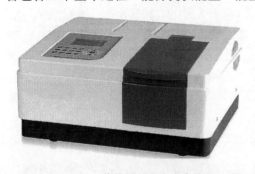

图 4-15 紫外可见分光光度计

1. 紫外可见分光光度计 灵敏度高、仪器简单、快速可靠，易于掌握和推广（图 4-15）。

由于各种物质具有各自不同的分子、原子和不同的空间结构，其吸收光能量的情况也就不会相同，因此每种物质有其特有的、固定的吸收光谱曲线，可根据吸收光谱上的某些特征波长处的吸光度的高低判别或测定该物质的含量，这就是分光光度定性和定量分析的基础。

紫外-可见分光光度计是由光源、单色器、吸收池、检测器和信号处理器等部件组成。

（1）常用的光源有卤钨灯、氢灯和氘灯等。卤钨灯发光强度高，寿命长；氢灯和氘灯能发射出 150～400nm 波长范围的连续光谱。氘灯比氢灯价格高，但发光强度和寿命比氢灯高 2～3 倍。

（2）单色器是将光源发出的复合光，分解出所需波长的单色光，单色器的性能直接影响出射光的纯度，从而影响测定的灵敏度。

（3）吸收池又称比色皿，用来盛被测液体。可见光区的测量用玻璃吸收池，紫外光区的测量需用石英吸收池。

（4）检测器的功能是通过光电转换元件检测透过光的强度，将光信号转变成电信号。常用的光电转换元件有光电管、光电倍增管及光二极管阵列检测器。

（5）显示系统是把检测器输出的信号经处理转换成透光度和吸光度显示出来或记录。

将分析样品和标准样品以相同浓度配制在同一溶剂中，分别测定紫外可见吸收光谱。若两者是同一物质，则两者的光谱图应完全一致。如果没有标样，也可以和现成的标准光谱图进行比较。

2. 原子吸收分光光度计 又称原子吸收光谱仪。其基本原理是从光源辐射出的具有待测元素特征谱线的光，通过样品的原子蒸气时，被蒸气中待测元素的基态原子吸收，从基态跃迁到较高能级的激发态，使透射光的强度减弱。根据光波被吸收前后的变化，从而对测试样品进行定量分析，能够灵敏可靠地测定微量或痕量元素。原子吸收分光光度计一般由四大部分组成，即光源、试样原子化器、分光系统和检测系统。

（1）光源的作用是发射待测元素的特征谱线。常用的光源空心阴极灯为单元素灯，目前已研制出多元素空心阴极灯，可以同时对样品中的多种元素进行分析。但是多元素空心阴极灯发射强度、灵敏度和使用寿命都不如单元素灯。

（2）原子化器的作用是提供一定的能量，使试样中待测元素转变为基态原子蒸气。原子化器主要有两大类，即火焰原子化器和石墨炉原子化器。火焰原子化器的优点是操作简便，重现性好，有效光程大，对大多数元素有较高的灵敏度，因此应用广泛。其缺点是原子化效率低，灵敏度不够高，而且一般不能直接分析固体样品。石墨炉原子化器的优点是原子化效率高，在可调的高温下试样利用率达 100%，灵敏度高，试样用量少，适用于难熔元素的测定；缺点是试样组成不均匀对测定的影响较大，测定精密度较低，一般都需要校正背景。

（3）分光系统是将待测元素的特性谱线与邻近的谱线分开，其装置主要由狭缝、色散元件、凹面镜等组成。

（4）检测系统是由检测器、放大器、对数变换器和显示装置组成。

3. 荧光光谱仪 又称荧光分光光度计。荧光分析法是某些物质分子吸收足够的能量后，其电子能级由基态跃迁至激发态，如果激发态分子以辐射的形式释放能量返回基态，便可产生荧光，根据荧光的特征和强度对物质进行定量和定性分析的方法。通过荧光光谱仪的检测，可以获得物质的激发光谱、发射光谱、量子产率、荧光强度、荧光寿命、荧光偏振及去偏振特性，以及荧光的猝灭方面的信息。

荧光光谱仪分为荧光光度计和荧光分光光度计。它们由光源、单色器、吸收池、检测系统四个部分构成。

（1）光源应能发射含有各种波长的紫外线和可见光，在整个波段的范围内强度要保持一致。光源通常采用汞灯、卤钨灯、氙灯或激光器等，目前大多数荧光光谱仪均采用高压氙灯做光源。氙灯在高压状态下有爆炸的危险，安装时要戴上安全护目镜，以防止意外。光源启动预热且稳定后，方可开始测试。目前，各种激光光源已经成为高性能荧光仪器的主要光源。

（2）荧光仪器的单色器分为激发单色器和发射单色器。激发单色器的作用是让所选波长的激发光透过而照射在样品上。发射单色器位于吸收池和检测器之间，只允许特征波长的荧光通过而照射于检测器上。常见的单色器功能部件有滤光片、棱镜和光栅等。

（3）荧光分析用的样品池一般用石英制成。

（4）在荧光光谱仪常用光电池或光电管；在荧光分光光度计中通常使用光电倍增管。

目前光电二极管阵列式检测器已经用于荧光分光光度计中。

（二）血液分析设备

血液是人体重要的组成部分，血液的主要成分有红细胞、白细胞、血小板和血浆等。人体发生疾病通常使血液的一些成分发生变化，人们可以通过观察血液成分的变化来判断发生疾病的性质，因此设备提供的测试结果和数据已经成为临床医生判断患者病情必不可少的依据。常用的血液检测设备有血液分析仪、血凝仪、血流变仪和血沉仪等。

1. 血液分析仪　是医院检验科必须配备的基础检验设备之一。血液分析仪可以为临床提供红细胞、白细胞、血小板等各种参数，为医生判断病情提供参考依据。

20 世纪 80 年代一些医院检验科仍然使用显微镜配用人工计数器的原始方法测定患者的血液成分，直到 20 世纪 90 年代一些中小型医院使用的仍是国产血球计数器，国外生产的血液分析仪只有在少数大型医院检验科中使用。20 世纪 90 年代中期血液分析仪得到了飞速发展，先后出现了许多品牌争夺血液分析仪市场。当时不论何种品牌的血液分析仪，其功能基本一致，测试方法都是采用的单纯电阻法。测量结果有 18 个参数、白细胞三分类，其功能基本可以满足临床需求，这种配置一直延续了较长时间。后来，由于多方面因素促进了血液分析仪不断更新换代，白细胞五分类成为标志性的配备。

（1）血液分析仪基本原理：自从 20 世纪 50 年代中期美国科学家库尔特发明了粒子计数技术，并于 1953 年研制出世界上第一台血液细胞分析仪。从此把这种采用电阻抗法检测血细胞的原理称为库尔特原理。采用电阻抗法原理制成的血液分析仪，其核心技术是在充满稀释液的血液流通的管路中设有微孔，微孔两侧各安装一个电极。血细胞与电解质溶液相比为不良导体，其电阻值比稀释液大，当血细胞通过检测器微孔的孔径感受区时，检测器内外电极之间恒流电路上电阻值瞬间增大。电阻变化则产生一个电压脉冲信号。产生电压脉冲信号的多少就等于通过微孔血细胞的个数。脉冲信号幅度与细胞体积成正比。再把这些脉冲信号送入计算机，经过运算得出红细胞、白细胞、血小板数量和相关参数。

（2）现代血液分析仪结构及性能

1）现代血液分析仪电阻抗型检测系统由检测器、放大器、甄别器、阈值调节器、检测计数系统和自动补偿装置组成。①检测器配有两个小孔管，一个微孔直径约为 80nm，用来测定红细胞和血小板；另一个微孔直径约为 100nm，用来测定白细胞总数及分类。②放大器将微弱的电脉冲信号放大。③阈值调节器与甄别器互相配合避免非计数对象产生的假信号传入计数系统。④由检测器产生的脉冲信号，经计算机处理后以体积直方图显示特定细胞群中的细胞体积和细胞分布情况。另外现代血液分析仪都设有补偿装置，主要解决在实际中常有两个或更多细胞相互重叠同时进入孔径感应区，致使计数较实际结果偏低。

2）各种品牌的血液分析仪为了达到白细胞五分类的目的，采用了不同的联合检测技术，如电容、电导、光散射联合检测技术（又称 VCS 技术）；光散射与细胞化学联合检测技术；多角度激光散射、电阻抗联合检测技术；电阻抗、射频与细胞化学联合检测技术等。这些技术虽然各有特色，检测方法各有不同，但是其共同的特点都是使用了流式细胞技术。流式细胞技术即为鞘流技术，是用一个毛细管对准小孔管，细胞混悬液从毛细管喷出，与四周流出的鞘液一起流过敏感区，保证细胞混悬液在中间形成单个排列的细胞流，四周被鞘液围绕。在前鞘流和后鞘流之间形成流体动力聚焦的流式通道，使单个细胞流在鞘液的包裹下逐一通过检测，将重叠计数降到最低限度。在流式通道中设有检测窗，通过检测窗提取细胞的数据。对单个白细胞进行测量和分析后，即可将白细胞划分为嗜酸性粒细胞、中性粒细胞、嗜碱性粒细胞、淋巴细胞和单核细胞 5 种。

这种五分类的血液分析仪，一般会提供多种参数，有的甚至可以提供 40~50 种测量或计算参数。在这么多的测量参数中，有很多新参数目前仍不能应用于临床，仅限定在实验室中供研究使用。

3）目前使用的血液分析仪大部分都具有白细胞五分类+网织红细胞的功能。这种具有五分类+网织红细胞功能的血液分析仪在结构上都具有流式光散射系统。其结构特点为多采用氩离子激光器、半导体激光器提供单色光；检测装置主要由鞘流形式的装置构成；检测器中用光电二极管收集激光照射细胞后产生的散射光信号；光电倍增管用以接收激光照射的荧光染色后细胞产生的荧光信号。利用网织红细胞中残存的 RAN，在活体状态下与特殊的荧光染料结合，激光激发后产生荧光，荧光强度与 RAN 浓度成正比，用流式细胞技术检测单个的网织红细胞的大小和细胞内 RAN 的含量及血红蛋白的含量，再由计算机数据处理系统综合分析检测数据，得出网织红细胞技术参数和散点图。

4）各类型血细胞分析仪结构各不同，但大多都有机械系统、电学系统、血细胞检测系统、血红蛋白测定系统、计算机和键盘控制系统等，但以不同的形式组成。①其机械装置一般由全自动进样针、分血器、稀释器、混匀器、定量装置和真空泵等组成，以完成样品的吸取、稀释、传送、混匀，以及将样品移入各种参数的检测区。此外，机械系统还有清洗管道和排除废液的功能。②电路系统包括主电源、电压元器件、控温装置、自动真空泵电子控制系统，以及仪器的自动监控、故障报警和排除等。

5）根据血样前处理的方式不同，常把血细胞分析仪分为半自动血细胞分析仪、全自动血细胞分析仪和血细胞分析工作站、血细胞分析流水线。半自动血细胞分析仪适用于门急诊批量小且分散的检验科；血细胞分析流水线等自动化程度较高的配置适用于规模较大医院的中心实验室。医院应该根据自身的能力和标本量来决定购买何种档次的仪器。

迄今为止，无论多先进的血细胞分析仪，进行白细胞分类都是通过一种过筛手段，并不能完全取代人工镜检分类，对于一些异常数值仍然需要通过镜检来鉴别。

（3）血细胞分析仪质量控制：实际工作中一旦发生血液分析仪测试数据异常或临床医生对检验结果产生怀疑，将对临床诊断造成很大的影响，因此如何确保测试结果的准确性是大家十分关注的问题。要确保测试结果的准确性，一是要重视设备校对工作，使设备处于良好工作状态；二是做好分析前质量保证工作，患者采血前准备是质量保证的重要环节。

1）根据国际血液学标准化委员会对血液分析仪的评价方案，新安装的或维修后的设备都要进行性能测试评价，合格者方可使用。在平时工作中应按要求做好设备的维护和保养，以及定标校验工作，确保设备检验的精确度和准确度。

2）为了保证使用血细胞分析仪得出的结果能够尽量反映患者的真实情况，在使用时必须注意以下几方面。①血样：由于静脉血成分比较稳定，检测结果准确度高、重复性好，因此除婴儿外，建议均对取血者采用静脉血。早期门诊、急诊大多采用末梢血，这种方式方便快捷，且成本低。一些血液分析仪在设计上也适用这种采血方式，并以采血量少、数值又准确为重要技术指标。现代医疗注重医疗质量，因此采用抽取静脉血的方式逐渐替代了末梢血的方式。②选择适宜的抗凝剂，增加计数结果的准确性。国际血液学标准委员会（ICSH）1993 年发布的文件中建议使用 EDTA-2K 作为血细胞分析仪的抗凝剂。③采血后用塞子密闭，室温保存不超过 6h。④稀释器、吸液管要经过校准。⑤检测前混匀很重要，如果无旋转式混匀器应颠倒混匀至少 8 次。⑥血细胞分析仪对试剂的要求非常严格，即便设备承诺开放试剂，实际上选用原厂的溶血剂、稀释液及清洗剂效果更好。

（4）血细胞分析仪发展趋势：目前血细胞分析仪主要有两个发展趋势，一个是向模块式全自动血细胞分析流水线方向发展，将血细胞分析仪融入血液学实验室全自动系统中；另一个是向无创性全血液细胞分析仪的方向发展。无创性体内全血液细胞测定是基于微循环的可视性，将微血管的成像送至电脑成像分析系统，对不同种细胞的不同成像特性进行分析和计数，从而得出各种细胞数及有关参数。这种分析技术从理论上讲操作简便、快速、无创伤、无污染，且不用试剂，在未来有较大的使用优势和应用前景。

2. 血凝仪（ACA） 是血栓与止血分析的专用仪器，可以检测多种血栓与止血指标，广泛应用于术前出血项目筛查，对诊断凝血障碍性疾病、血栓栓塞性疾病等都具有十分重要的参考价值。

（1）血液凝固检验设备原理与结构：目前国内血凝仪常用的检测方法有光学法和磁珠法。

1）光学法是根据血浆凝固过程中浊度的变化导致光强度的变化来确定检测终点，故又称比浊法。根据不同的光学测定原理，又分为散射比浊法和透射比浊法。

2）现代磁珠法又称双磁路磁珠法。其原理是在测试杯的两侧各有一组线圈，它们产生恒定的交变电磁场，使测试杯中的去磁小钢珠保持等幅振荡运动。凝血激活剂加入后，纤维蛋白增多，血浆黏稠度增加，小钢珠的运动振幅逐渐减弱，另一端测试线圈感应到小钢珠运动的变化，当运动振幅衰减到 50% 时确定凝固终点。为了确保测量的正确性，钢珠应当一次性使用。

全自动血凝仪主要结构有样品、试剂预热槽、加样器、检测系统、样品传输及处理装置、试剂冷藏位、样品及试剂分配系统、输出设备及附件等，有的还配备了发色检测通道，使仪器同时具备了检测抗凝及纤维蛋白溶解系统活性功能。

（2）血液凝固检验设备类型：临床常用的血凝仪按自动化程度可分为半自动血凝仪、全自动血凝仪及全自动血凝仪工作站。

1）半自动血凝仪需要手工加样、加试剂，操作简便、价格便宜、检测速度慢，主要检测一些常规项目。

2）全自动血凝仪检测方法多，通道多、速度快，除了对常规凝血、抗凝、纤维蛋白溶解系统等项目，还能对抗凝、溶栓治疗进行检测。

3）全自动血凝仪工作站由全自动血凝仪、移动式机器人、离心机等组成，可以进行样品自动识别和接收、自动离心、自动放置、自动分析、分析后样本分离等，可以和检验科全自动化系统对接。

目前床旁小型化的血凝仪由于具有小型微量、快速简便等优点，特别适用于在野外救灾等环境下使用，也是值得关注的一个发展方向。

3. 血流变仪 研究血液及其有形成分的流动性与形变规律的流变称血液流变学，主要是通过观测血液的黏度、流动、凝集等流变性、红细胞的变形及聚集、血小板的聚集及释放等指标来研究血液和血管的宏观与微观流变性的规律。血流变的检查对疾病有预报性，如动脉硬化、高血压、冠心病、心绞痛、心肌梗死、糖尿病、脑血管等疾病。研究血液流变数据的设备称为血液流变学设备，简称血流变仪。这种设备是对全血、血浆或血细胞流变特性进行分析的检验仪器，主要包括血液黏度计、红细胞电泳仪等。近年来，这类仪器在心血管、脑血管、血栓、高黏滞血症等相关疾病中和健康体检中应用比较广泛。

血流变仪按工作原理可分为毛细管黏度计和旋转式黏度计。

（1）毛细管黏度计：在恒定的压力驱动下，流过一定管径的毛细管所需的时间与黏度成正比。毛细管黏度计由毛细管、储液池、温控装置、驱动装置、计时器等组成。毛细管内径一般为 0.38mm、0.5mm、0.8mm，长度约为 200mm；储液池位于毛细管顶端，是储存样品和温浴装置；温控装置保证系统温度波动范围小于 0.5℃；水平型毛细管黏度计需用驱动装置产生驱动力；计时器用于流动液体的计时。

（2）旋转式黏度计：主要有两种类型。一种是圆筒转动的筒式旋转黏度计；另一种是以圆锥体转动的锥板式黏度计，其中锥板式黏度计占有量较多。它们的原理大致相同，都是在同轴的构件之间设有一定的间隙，用来填充待测液体。当同轴的构件旋转时，给血样切变力，使之形成层流。由于层流的作用把转动形成的力矩传递给同轴静止的锥体，使之偏转一定角度。血液越黏稠，力矩就越大，锥体偏转角度就越大。这种力矩的变化转换成电信号，电信号的大小与样本的黏度成正比，从而计算出样本的黏度。旋转式黏度计由样本转盘、加样系统、样本传感器、转速控制与调节系统、力矩测量系统、恒温系统等组成。

目前新型双转盘血流变仪将两种测试技术融合在一台仪器上，其中一个转盘以锥板原理检测全血标本，另一个转盘检测血浆，这种机型比较理想。

4. 血沉仪　红细胞沉降率是指红细胞在一定条件下沉降的速度，简称血沉。血流中的红细胞，因胞膜表面具有的负电荷等因素而互相排斥，使细胞间距离为约为 25nm，故彼此分散悬浮而下沉缓慢。在许多病理情况下血沉明显增快。1983 年全国临床检验方法学学术会议上推荐魏氏法作为参考方法。魏氏法认为成年男性血沉为 0～15mm/h，成年女性血沉为 0～20mm/h。

（1）血沉仪测试基本原理：普通血沉仪血样采集到内有抗凝剂的血沉管中，混匀后垂直放置在仪器样品架上，在重力的作用下，红细胞会逐渐下沉，在血沉管的上部会留下一段透明的血浆，仪器利用一对红外发送和接收管上下移动来测定红细胞和透明血浆的分界面，在一定时间内可测出红细胞的动态沉降变化情况。

自动血沉分析仪是建立在魏氏法血沉的基础上，利用光学阻挡原理或激光扫描微量全血原理进行检测的一种快速测定仪器，它改变了魏氏法血沉时间长、温度不恒定、垂直竖立血沉难以做到标准化等缺点。

（2）自动血沉分析仪的原理类型：分为光学阻挡法原理和激光扫描微量全血法原理两类。

1）光学阻挡法：又分为定时扫描式和光电跟踪式。定时扫描式较常见，是将专用血沉管垂直固定在自动血沉仪的孔板上，光源沿机械导轨滑动，对血沉扫描。随后每隔一定时间扫描一次，记录扫描红细胞和血浆接触的位置，当接收器收到红外线照射时，接收器将信号输给计算机，并由计算机将此数据转换成魏氏法观测值而得出血沉结果。光电跟踪式是光电装置跟随红细胞界面移动，此种扫描方式较少见。此种自动血沉仪由机械系统、光学系统和电路系统组成。

2）激光扫描微量全血法原理制造的自动血沉分析仪是将样本管装在样本架上，仪器自动进行 3min 的混匀，然后进样针刺入样品管吸样，将样品送至检测毛细管中。在样本进入到检测位置的 20s 内，光路检测器将记录样本中 1000 个光线透过信号值，经过数据处理系统换算，给出魏氏法相关的血沉结果。此种自动血沉仪的基本结构有自动混匀器、样本进样器、激光扫描光度计和数据处理换算系统。

（三）尿液检验设备

尿液分析是临床诊断泌尿系统疾病和其他疾病的重要手段之一，通过对尿液进行物理学、化学和显微镜检查，可以观察尿液物理形态和化学成分的变化。这些检查对泌尿、血液、肝胆、内分泌等系统疾病的检查诊断、鉴别诊断及预后判断都有重要意义。

1. 尿液干化学设备 是利用干化学方法测定尿液中某些化学成分的仪器。因其具有结构简单、操作方便、快捷等优点，广泛应用于临床。

（1）检测原理：试剂带浸入尿液后，除空白块、位置参考块外，试剂块都因和尿液成分发生了化学反应而产生颜色变化，试剂块颜色的深浅又与尿液中各种成分的浓度成比例关系，因此只要测得光的反射率即可求得尿液中的各种成分的浓度。

尿液干化学仪由电脑控制，采用以球面积分仪接收双波长反射光的方法检测试剂块的颜色变化，从而进行半定量测定。仪器使用双波长测定法分析试剂块的颜色变化，抵消了尿液本身颜色引起的误差，提高了测量精度。双波长中的一种波长是用来测定每种试剂块都有相应的测定波长。另一种是参考波长，它是用以消除背景光和其他杂散光的影响，试剂块的参考波长一般选用 720nm。试带通过仪器检查窗时，光源发出的光照射在试剂块上，试剂块颜色的浅深对光的吸收及反射不一样，通过检测反射率，即可计算化学成分的含量。

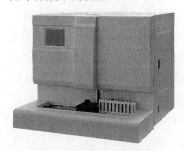
图 4-16　尿液干化学仪

（2）结构：尿液干化学仪（图 4-16）由机械系统、光学系统、电路控制系统组成。机械系统包括传送装置、采样装置、加样装置。其主要功能是将待检的试剂带传送到测试区，仪器测试后将试剂带送到废物盒；光学系统包括光源、单色处理、光电转换三部分。将不同强度的反射光经光电转换器转换成电信号传送到电路系统进行处理；电路控制系统中的光电检测器将试剂块反射的光信号转换成电信号，送往前置放大器进行放大，放大后的电信号被送往电压/频率变换器，把送来的模拟信号转换成数字信号，最后送往计数电路予以计数，计数后的数字信号经数据总线传送给 CPU。CPU 经信号运算、综合处理后将结果输出、打印。

（3）尿液干化学仪试剂带：试剂带上按固定位置黏附了化学物质，又称试纸条。试纸条的质量和价格因素十分重要，甚至超过了尿液干化学设备本身。试纸条上的试剂层的个数决定了尿液分析仪测试项目的个数。尿液分析仪常依测试项目将其分为两类。①普通试带，用于初诊患者及健康检查使用的 8～11 项筛选组合尿试带。8 项检测项目包括尿蛋白、葡萄糖、pH、尿酮体、胆红素、尿胆原、红细胞（潜血）和亚硝酸盐。11 项检测项目除上述 8 项外又增加了尿白细胞、尿比重和维生素 C 检查。目前也有 13 项尿液分析仪和 14 项尿液分析仪。②专用试带，主要用于已确诊疾病的疗效观察，如肾病患者用 pH、尿蛋白、隐血（红细胞）组合试带；糖尿病患者用 pH、葡萄糖、尿酮体组合试带；肝病患者用胆红素、尿胆原组合试带等。

2. 尿液有形成分设备　尿液是反映肾发生病理变化的窗口，尿沉渣检查是对尿液离心沉淀物中有形成分的鉴定，是完整尿液分析不可缺少的重要组成部分。用显微镜对尿沉淀物进行检查，可识别尿液中细胞、管型、结晶、细菌、寄生虫等各种病理成分，尿沉渣的检查指标通常包括对红细胞、白细胞、肾小管上皮细胞、管型检测。它对泌尿系统疾病的诊断、鉴别、预后判断及健康筛查等有重要意义。

当前，尿沉渣分析仪主要有两大类，一类是通过尿沉渣直接镜检，得出相应的技术资料和测试结果；另一种是流式细胞术尿沉渣分析仪。

（1）尿沉渣分析仪工作原理：流式细胞术尿沉渣分析仪采用流式细胞术和电阻抗分析的原理进行尿液有形成分分析。其原理实际上与五分类血液分析仪基本类似，按照血液分析仪结构原理分析流式细胞术尿沉渣分析仪就很容易理解。

尿液标本被稀释和染色后，在液压系统的作用下被鞘液包围，尿液中的细胞、管型等有形成分以单个排列的形式形成粒子流，通过流动池的检测窗口，分别接收激光照射和电阻抗检测，得到向前散射光强度、荧光强度、前向荧光脉冲宽度和电阻抗强度等数据；仪器将这些信号转变为电信号，结合电阻抗信号进行综合分析，得到每个尿液标本的直方图和散射图；通过分析这些图形，综合识别和计算得到了相应细胞的大小、长度、体积和染色质长度等资料，并给出红细胞、白细胞、细菌、管型等的散射图及定量报告。

（2）尿沉渣分析仪主要结构：流式细胞术尿沉渣分析仪的基本结构由流动液压系统、光学系统、电阻抗检测系统和电子分析系统组成。①流动液压系统的作用是形成鞘液流动，鞘液使尿液中的细胞等有形成分排列成单个的纵列，通过检测流动池，提高细胞计数的准确性和重复性。②光学系统由氩激光（波长 488nm）光源、激光反射系统、流动池、向前光采集器、向前光检测器组成。染色后的细胞受激光照射激发后所产生的荧光，通过光电倍增管放大转换为电信号进行检测。向前散射光强度反映细胞大小；荧光信号反映细胞膜、核膜、线粒体和核酸的染色特性。③电阻抗检测系统包括测定细胞体积的电阻抗系数和测定尿液导电率的传导系统。电阻抗检测系统产生的电压脉冲信号的强弱反映细胞体积的大小；脉冲信号的频率反映细胞数量的多少。④电子分析系统对电信号进行处理后，送往计算机分析器进行综合处理，得到细胞的直方图和散射图，并计算出单位体积尿中各种细胞的数量和形态。

（3）自动尿沉渣系统工作站：是尿液干化学分析仪和尿沉渣自动分析仪联合进行尿液分析的工作平台，能自动完成尿液的化学成分及有形成分分析，为实现尿液检查的标准化、规范化、网络化提供了很好的平台。

其工作原理是先对尿液进行干化学检验，将分析的结果传输到计算机；再对离心后的尿沉渣用显微镜进行检查，将形态图像传送到计算机，并在显示屏上显示，供技术人员识别，仪器将各种有形成分自动换算成标准单位，结合干化学分析结果，输出完整的分析报告。

（四）生化检验设备

生化检验是检测人体的血液、体液等标本中化学物质。临床生化检验仪器主要有生化分析仪、电泳仪、血气分析仪、电解质分析仪、特殊蛋白分析仪等。

1. 生化分析仪　自动生化分析仪是医院检验科最重要的设备之一。自动生化分析仪检查的项目主要有肝功能、肾功能、血脂、血糖、心肌酶等各项指标，以及体内各种离子数量。这些生化指标对临床诊断具有非常重要的作用。

生化分析仪可分为全自动和半自动两类。自动生化分析仪是将生物化学分析过程中的取样、加试剂、去干扰、混合、保温、自动检测、结果计算、数据处理、打印报告及试验后的清洗等步骤全部采用自动控制技术。

根据仪器结构不同，全自动生化分析仪大致可以分为连续流动式生化分析仪、离心式生化分析仪、分立式生化分析仪和干化学生化分析仪四类。目前，检验科应用最普遍的是分立式生化分析仪。

（1）分立式生化分析仪工作原理：分立式生化分析仪按手工操作的方式编排程序，以有序的机械操作完成项目检测。加样探针将样品加入各自的反应杯中，试剂探针按一定时间要求自动定量加入试剂。经搅拌器充分混匀后，在一定条件下反应并比色，然后将获取的信号传输到计算机进行处理，得出所获各项检测指标。此类设备具有各个样品在分析过程中彼此独立、互不掺杂、交叉污染相对较低、灵活准确、分析项目多等特点。

（2）分立式生化分析仪结构：分立式生化分析仪由样品处理系统、检测系统、计算机系统三部分组成。

1）样品处理系统：样品装载有盘式和架式两种，以盘式最为常见。样品盘可以与试剂转盘或反应转盘组合在一起。把样品放置在样品盘内，受电脑控制的步进电机使样品盘转动相应的角度，达到预期工作位置；由机械臂、样品针或试剂针、吸量器、步进马达组成样品和试剂取样单元。机械臂将样品针或试剂针移至指定位置，吸量器将样品送入反应杯中。样品针和试剂针有自动报警功能，以防止血凝和损坏探针；试剂仓用来放置试剂，并设有冷藏装置；搅拌系统由电机和搅拌棒组成，使反应液和样品充分混匀。

2）检测系统：光源可采用卤灯和氙灯，氙灯寿命长可达数年；目前多采用后分光，即光源光线先照到样品杯，然后再用光栅分光，同时用一系列发光二极管排在光栅后作为检测器。比色杯也称反应杯，主要有两种，一种是可重复使用的石英杯，一种是一次性使用塑料杯，二者各有所长。温度对化验结果影响较大，因此需要良好的恒温系统。清洗装置包括吸液针、吐液针和擦拭刷。通过清洗液和洁净水的冲洗使反应系统都到清洁，并保持干燥避免交叉污染，影响测试结果。

3）计算机系统：主要包括微处理器和主机电脑、显示器、系统及配套软件和数据接口等。

（3）自动生化分析仪的配置：根据检验科的需求，选用自动生化分析仪时应该关注如下几个问题。

1）自动生化分析仪的自动化程度。一般大家都会认为自动化程度越高越好，实际上自动化程度应该适用于检验科的规模和每日测试项目的数量才是最科学的配置。自动化程度越高的设备造价越高，故障率潜在风险越高，后期维护保养费用越高。不顾样品量的需求，盲目追求高配置，将会造成设备的闲置，影响经济效益。对于规模较大的检验科要有一定的前瞻性，如有建设全自动流水线的筹划，就要考虑购置模块式自动生化分析仪，并设有流水线的接口。

2）测试速度，即在单位时间内完成项目测试数，是自动生化分析仪一项重要指标，该项指标与检测样品的数量和设备造价成正比。

3）自动生化分析仪配置要与临床医疗水平相适应，如是否增加药物浓度检测和微量元素测定等功能。有时设备功能可以促进临床业务的发展，同时有些临床需求又促进了设备的更新。

4）检验结果的准确性和设备的故障率这个问题比较复杂，涉及多方面因素，除了设备本身的质量问题，日常维护、保养和精心操作都是影响检验结果的准确性和设备的故障率的重要因素。

5）自动生化分析仪的取液量、最小反应体积也是衡量其性能指标之一。另外，设备是否可以使用开放式试剂也是日常经常遇到的实际问题。

（4）干化学式自动生化分析仪：是应用干化学技术将测定项目的试剂固定在特定载体上，将待测液体样品直接加在干片上，并以样品中的水将干式试剂溶解，使试剂与样品中待测成分发生化学反应，从而进行分析测定。干化学式自动生化分析仪具有体积小、操作简便、标本用量小、快速准确等特点，目前已广泛应用到临床，尤其适合于急诊检验。

2. 血气分析仪 血气分析是对人体血液中所存气体的分析，它能直接反映人体肺的换气功能及其酸碱平衡状态。血气分析常用于判断机体是否存在酸碱平衡失调及缺氧程度等。血气分析仪分析的指标包括氧、二氧化碳和酸碱平衡。血气分析仪被广泛应用于昏迷、休克、严重外伤等危急患者的临床抢救，也是肺心病、肺气肿、呕吐、腹泻和中毒等疾病诊断、治疗所必需的设备。

（1）工作原理：血气分析仪是利用电极对全血中的酸碱度（pH）、二氧化碳分压（PCO_2）和氧分压（PO_2）进行检测的仪器。根据测得这三个参数及输入的血红蛋白值，血气分析仪可进行计算而求出血液中的其他相关的参数。

血气分析仪在管路系统的负压抽吸作用下，样品血液被吸入毛细管中。测量毛细管壁上开有几个孔，孔内分别插有 pH、PO_2、PCO_2 等测量电极和一个 pH 参比电极。血液样品进入样品室的测量管后，管路系统停止抽吸，样品同时被 4 个电极感测，分别产生对应 pH、PO_2 和 PCO_2 的 3 项参数电信号，这些电信号经放大、模数转换后送达仪器的微处理器，经运算处理后显示并打印出测量结果。

血气分析是一种相对的测量方法，因此在测试样品之前，需用标准液及标准气体确定三套电极的工作曲线，通常把确定电极系统工作曲线的过程称为定标或校准。每种电极都要有两种标准物质来进行定标，建立工作曲线最少需要 2 个工作点。

（2）结构：血气分析仪主要由电极系统、管路系统和电路系统三大部分组成。

1）电极系统：包括 pH 测量电极、PCO_2 测量电极和 PO_2 测量电极。pH 测量电极由氯化银电极和适量缓冲溶液组成，主要利用膜电位测定溶液中氢离子浓度，参比电极为甘汞电极，其作用是为 pH 电极提供参照电势；PCO_2 测量电极主要结构是气敏电极，关键在于电极顶端的 CO_2 分子单透性渗透膜，通过测定 pH 的变化值，再通过对数变换得到 PCO_2 数值；PO_2 测量电极是基于电解氧的原理，由 Pt-Ag 电极构成，在气体渗透膜的选择作用下，外加一定电压，血液内 O_2 在 Pt 阴极处被还原，同时形成一个稳定的电解电流，通过测定该电流变化从而测定血样中的 PO_2。

2）管路系统：是为完成自动定标、自动测量、自动冲洗等功能而设置的部件。管路系统通常由气瓶、溶液瓶、连接管道、电磁阀、正负压泵和转换装置组成。在实际工作中管路系统容易出现故障。管路系统中的气路主要提供 PCO_2 和 PO_2 两种电极定标时所需用的两种气体。每种气体中含有不同比例的 O_2 和 CO_2。血气分析仪的气路分为两种类型，一种是压缩气瓶供气法，又称外配气方式；另一种是气体混合器供气方式，又称内配气方式。液流系统具有两种功能：一是提供 pH 电极系统定标用的两种缓冲液，二是自动将定标和测量时停留在测量毛细管中的缓冲液或血液冲洗干净。

3）电路系统：主要是针对仪器测量信号的放大和模数转换，显示和打印结果。近年来血气分析仪的发展多体现在电路系统的升级，在电脑程序的命令下完成自动化分析过程。

血气分析仪使用的血液样品与其他检验设备有些不同，主要是采血部位不同，血气分析的最佳标本是动脉血，能真实地反映体内的氧化代谢和酸碱平衡状态，常取部位是肱动脉、股动脉、前臂动脉等。静脉血也可进行血气测定，但准确性与动脉血差别较大。

3. 电泳仪 目前临床检验科的电泳技术主要用来分离检定多种体液中的蛋白质、同工酶等。蛋白质电泳可分为血清蛋白电泳、尿蛋白电泳、免疫固定电泳和脂蛋白电泳等；同工酶电泳用于临床常见的乳酸脱氢酶同工酶、肌酸激酶同工酶及肌酸激酶同工酶亚型分析，对心肌损伤、骨组织损伤、恶性肿瘤的鉴别诊断及检测有一定作用。

电泳技术除了用于小分子物质的分离分析外，最主要用于蛋白质、核酸、酶，甚至病毒与细胞的研究。由于某些电泳法设备简单，操作方便，具有高分辨率及选择性，已成为医学检验中常用的技术。临床常用的电泳分析方法主要有醋酸纤维素薄膜电泳、凝胶电泳、等电聚焦电泳和毛细管电泳等。

（1）电泳仪工作原理：电泳虽然有很多种，但是其基本原理相同。物质分子一般不带电，但是在一定的物理作用或化学反应条件下，某些物质分子会成为带电的粒子，不同的物质，由于带电性质、颗粒形状大小不同，在一定的磁场中移动方向和移动速度也不同，因此可以将它们分离。粒子移动速度与电场强度和粒子电荷量成正比，而与粒子半径及溶液的黏度系数成反比。

（2）电泳仪结构：目前临床常规使用的自动电泳仪分为两个部分：电泳可控单元和染色单元。电泳仪的基本结构包括主要设备（分离系统）和辅助设备（检测系统）。主要设备包括电泳电源和电泳槽。辅助设备包括恒温循环冷却装置、伏时积分器、凝胶烘干器和检测装置等。

1）电泳电源通常为直流电源，并可控制电泳过程中所需电压、电流或功率。

2）电泳槽是样品分离的场所，槽内装有电极、缓冲液槽、电泳介质支架等。电泳槽的种类很多，如单垂直电泳槽、卧式多用途电泳槽、圆盘电泳槽和 U 形管电泳槽等。

4. 电解质分析仪 用来测量全血、血浆、血清和尿液标本中电解质的含量。电解质可用来指溶于水中的任何一种盐，但在医疗领域，它是指四种主要的电解质，即钠离子（Na^+）、钾离子（K^+）、氯离子（Cl^-）和钙离子（Ca^{2+}）。体液中渗透压的平衡，在手术、烧伤、腹泻、急性心肌梗死等疾病需要大量均衡补液的患者中，离子的测试和检测很重要，所以离子检测是各级医院的必备通用设备。

（1）电解质分析仪的测定原理为离子选择电极分析法。离子选择电极与仪器内的参比电极浸入样品试液中构成一个原电池，通过测量原电池的电动势，就可以求出被测试离子的活度或浓度。当样品通过毛细管时，各离子选择电极膜与其相应的离子发生反应，与参比电极产生相关的电位差，经放大处理后，通过标准曲线与待测离子电位差值进行对照，即可求得各被测离子的浓度值，并显示或打印出来。

（2）电解质分析仪结构：临床常用的电解质分析仪由离子选择性电极、参比电极、分析箱、测量电路、控制电路、驱动电机和显示器等组成。

1）常见的钾钠氯电解质分析仪一般都配有人机对话的显示面板，使用人员可以通过按键操作控制检验过程和打印测试结果。

2）电极系统关系到测定结果的准确性和灵敏度，参比电极一般采用银/氯化银电极。

3）不同类型的电解质分析仪液流系统各有不同，但是通常由标本盘、溶液瓶、吸样针、三通阀、电极系统、蠕动泵等组成。

4）电解质分析仪的电路系统一般由五大模块组成：电源电路模块、微处理机模块、输入输出模块、信号放大及数据采集模块、蠕动泵和三通阀控制模块。

5）软件系统是设备的重要组成部分，它提供仪器微处理系统操作、仪器设定程序操作和自动清洗等操作程序。

（五）免疫分析设备

免疫分析是以抗原抗体的免疫反应为基础，研究免疫学技术和其在医学中的应用。凡能刺激机体产生抗体，并能与抗体发生特异性结合的物质称为抗原。抗体受抗原刺激后，在体液中出现一种能与相应抗原发生反应的球蛋白，称免疫球蛋白。含有免疫球蛋白的血清称免疫血清。免疫是人体的一种生理功能，人体依靠这种功能识别"自己"和"非己"成分，从而破坏和排斥进入人体的抗原物质（如病菌等）或人体本身所产生的损伤细胞和肿瘤细胞等，以维持人体的健康。

由于大部分抗原抗体不能直接观测或定量测定，所以各种标记技术、分析方法及分析仪器应运而生，并在检验科中得到了广泛的应用。

1. 酶免疫分析仪　是目前临床检验中应用最多的一类免疫分析仪。酶免疫分析是利用酶的高效催化和放大作用与免疫反应的特异性相结合而建立的一种标记免疫技术。将酶作为示踪剂标记抗原（抗体），并以相应被酶分解的显色反应对样品中的抗原（抗体）进行定位分析和鉴定；或根据酶催化物显色的深浅，测定样品中的抗原（抗体）的含量。

根据抗原抗体反应后是否需要分离结合与游离酶标记物，可分为均相酶免疫测定和非均相酶免疫测定两种方法。目前常用的酶免疫分析仪是采用非均相酶免疫测定方法，称为酶联免疫分析仪，简称酶标仪。

（1）酶免疫分析仪的工作原理：是分光光度法，其实就是一台特殊的光电比色计或分光光度计。以临床免疫检查最常用的酶标仪为例，光源射出的光线通过滤光片成为单色光束。光束经过待测标本后到达光电检测器；光电检测器将接收到的光信号转变成电信号，再经过前置放大、对数放大、模数转换等模拟信号处理后，进入微处理器进行数据处理和计算，最终得出测试结果。

（2）酶免疫分析仪结构：①加样系统包括加样针、条码阅读器、样品盘、试剂架及加样台等构件；②温育系统主要由加温器及易导热的金属材料构成，温育的时间及温度设置是由控制软件精确调控；③洗板系统主要由支持板件、洗液注入针及液体进出管路组成；④判读系统由光源、滤光片、光导纤维、镜片和光电倍增管组成；⑤机械臂由计算机软件控制，可以精确移动加样针和微孔板，并通过输送轨道将酶标板送入读板器进行自动比色读数。

2. 发光免疫分析仪　发光免疫技术是将发光系统与免疫反应相结合，以检测抗原或抗体的方法。既具有免疫反应的特异性，更兼有发光反应的高敏感性，在免疫学检验中得到广泛应用。

（1）发光免疫分析仪工作原理：发光免疫分析仪是利用化学发光现象，将发光反应与免疫反应相结合而产生的一种免疫分析方法。根据物质发光的不同特征及辐射光波长、发光的光子数、发光方向等分子的属性和发光强度进而判断物质的量。根据标记物的不同，发光免疫分析有化学发光免疫分析、电化学发光免疫分析、微粒子化学发光免疫分析、化学发光酶免疫分析和生物发光免疫分析等。

（2）化学发光免疫分析仪结构：全自动化学发光免疫分析仪主要结构有液路系统、机械传动系统、光路检测系统和电路系统组成。微机处理系统通过软件控制，可以使设备进行自动检测、指示判定、数据处理和故障提示等。全自动电化学发光免疫分析仪全部由计算机控制，按设定好的流程进行自动操作，最后得出测试结果。检测系统主要包括清洗区、测试区、试剂区和耗材区。设备结构主要分为条码阅读器、标本舱位、标本架转盘、模块等组成。

（3）现代电发光免疫分析仪的类型与性能：目前发光免疫分析仪主要分为三种类型。①全自动化学发光免疫分析仪采用电化学发光技术和磁性微粒子分离技术相结合的方法，所用磁性颗粒直径小，表面积大，对抗原或抗体吸附量大，反应速度快，清洗和分离简单。②全自动微粒子化学发光免疫分析仪采用微粒子化学发光技术对标本中的微量成分及药物浓度进行定量测定。③全自动电化学发光免疫分析仪采用在电极表面由电化学引发的特异性化学发光反应进行测定。

现代发光免疫分析仪与酶免疫技术、放射免疫技术相比，它具有超高的检测灵敏度、宽泛的检测线性、稳定的检测试剂、很短的检测时间等优点。目前可测定各种激素、肿瘤标志物、贫血及其他微量生物活性物质等项目。

评价发光免疫分析仪性能主要有测定速度、最小检查量、重复性、样品盘标本数、试剂盘试剂数及急诊标本检测方法等几项指标。

3. 免疫浊度分析仪　免疫浊度分析技术是将现代光学仪器与自动分析检测系统相结合，应用于免疫沉淀反应，可对各种液体介质中的微量抗原、抗体、药物及其他小分子半抗原物质进行定量测定。临床上多采用自动生化分析仪测定免疫透射浊度，虽然可以达到快速混匀的目的，但容易引起误差。近年来，随着免疫浊度分析法日益成熟，各种免疫浊度分析仪相继问世，在临床上得到推广应用。

（1）免疫浊度分析仪工作原理：当可溶性抗原、抗体在液相中特异性结合，在两者比例合适并有一定浓度的电解质存在时，可以形成不溶性的免疫复合物，使反应液出现浑浊，形成对光的折射或吸收。测定这些透射光的强弱，可推算出复合物、抗原或抗体的量。

（2）免疫浊度分析仪主要结构：①仪器加液系统的自动稀释加液器将标本稀释后，再将标本和试剂加到反应杯中，并由智能探针控制加液的体积；②仪器配有试剂和样品转盘，用来放置样本、试剂、定标液和质量控制液等；③测试液体的浊度必然要有光源，光线照射反应杯中的液体，被光电倍增管接收，并转换成电信号，送入电脑进行数字处理得出测试结果；④为了测试结果的准确性，设备还设有温度控制系统，使温度控制在 $26℃±1℃$；⑤由于每批抗体试剂和标准血清都有相应的批号，因此设备要具有卡片阅读器，读取卡片内存储的测定项目有用的参数，包括测试项目的名称、批号、标准曲线信息和所需的稀释倍数等。

免疫浊度分析仪的性能评价主要包括精密度、正确性、线性范围、测定速度和检测标本类型等。

4. 放射免疫分析仪　放射免疫分析是将放射性核素与抗原抗体的特异性相结合，用于定量测定受检样品中的微量物质。放射免疫分析虽然在准确性方面有一定的优势，但由于存在放射性污染问题，因此这种设备在临床使用中有下降的趋势。

（1）放射免疫分析仪工作原理：以液体闪烁计数器为例简述放射免疫分析仪工作原理。液体闪烁计数器主要测定发生β核衰变的放射性核素，其基本原理是依据射线与物质相互作用产生荧光效应。荧光光子被光电倍增管接收转换为光电子，经过倍增，在光电倍增管阳极获得大量电子，形成脉冲信号，再将脉冲信号转变成数字信号，最后由计算机处理后，得出测试结果。

（2）液体闪烁计数器的结构：与其他的免疫分析仪大体相同，只不过是测试方法各有差异。液体闪烁计数器具有传输带、升降机、样品转盘等，可以实现自动进样。由于设备含有放射性元素，因此在测量通道口设有快门、迷宫和转轮以减少放射性元素外泄。为了测试结果的准确性，设备还装配了恒温系统。液体闪烁计数器电路主要由相加电路、线性门电路和多道脉冲幅度分析器等组成。大部分设备都采用计算机自动化控制，自动校正参数，自动打印检测报告。

5. 时间分辨荧光分析仪　基本原理是用镧系三价稀土离子及其螯合物作为示踪物标记抗原、抗体、核酸探针等。当免疫反应发生以后，将结合部分与游离部分分开，待背景荧光信号降到零以后，再进行测定，以排除标本中非特异性荧光的干扰。此时得到的是稀土元素螯合物发射的特异荧光，也就是免疫反应最后测得特异性荧光信号。它用具有双功能基团结构的螯合剂，使其一端与铕连接，另一端与抗体/抗原分子上的自由氨基连接，形成标记的抗体/抗原，经过免疫反应之后生成免疫复合物。由于这种复合物在水中的荧光强度非常弱，因此加入一种增强剂，使铕从复合物上解离下来，自由铕同增强剂中的另一种螯合剂形成一种胶态分子团，这种分子团在紫外光的激发下能发出很强的荧光，信号增强了百万倍。这是目前在时间分辨荧光免疫分析中应用最多的一种分析系统。根据荧光信号的强弱判断分析物的成分和浓度，以达到最后测试结果。

时间分辨荧光分析仪具有许多优点，如稀土离子的激发波长与发射波长相差大，荧光的光谱窄，抗干扰强；稀土离子衰变时间长，可通过时间分辨干扰，提高了检测的灵敏度；稳定性体现在三价稀土离子利用具有双功能的螯合剂，在水溶液中与抗原或抗体分子以共轭双键结合，从而使得标准曲线稳定，测试结果稳定性好；由于荧光信号强可以使得测量的线性范围更宽，重复性更好；标记物制备简单，有效使用期长；易于自动化等优点。

（六）微生物检验设备

一切肉眼看不见或看不清的微小生物，以及通常要用光学显微镜和电子显微镜才能看清楚的生物，统称为微生物。微生物包括细菌、病毒、真菌和少数藻类等。细菌包括大肠杆菌、金黄色葡萄球菌、枯草芽孢杆菌等。病毒是一类由核酸和蛋白质等少数几种成分组成的"非细胞生物"，但是它的生存必须依赖于活细胞。按照细胞结构分类分为原核微生物和真核微生物。微生物的细菌和病毒等对人体健康的影响很大，用于研究这些细菌和病毒的设备统称为微生物检验设备。

1. 生物安全柜　由于微生物的特异性，这些微小的物质极易受到外界物质的影响，同时也容易外泄造成对环境的污染，甚至造成致病原的传播，因此需要营造一个实验环境，这种环境既要保障培养物、菌毒株及诊断性标本等免受环境的影响，又要有保护操作者和实验室环境的功能。

早期医院检验科使用的是超净工作台，这种超净工作台只起到保护标本的作用，在超净工作台上部设有一台高压空压机，将空气通过精密过滤器送入超净工作台的操作室，在操作室内产生一定的洁净正压气流，由于标本处在洁净空气环境下，避免了环境可能对标本的污染，但是这种正压气流必然从操作室外泄到外界环境，很可能对操作者和外部环境造成危害，因此目前生物安全柜替代了超净工作台。生物安全柜是一种垂直单向流型局部空气净化设备，生物安全柜与超净工作台显著的区别是生物安全柜操作室内处于负压工作状态。因此，使用生物安全柜操作室里的有害物质就不会污染环境并保护了操作者，同时进入操作室里的空气也是经过高效空气过滤器过滤后的洁净空气，因此也保证了样品不会被污染。生物安全柜对于排出的空气也进行了过滤处理，防止有害物质排放到环境中造成社会性污染。

根据《中华人民共和国医药行业标准：生物安全柜》（YY0569-2011）标准，依据气流及隔离屏障设计结构，将生物安全柜分为一级、二级和三级三大类，以满足不同的生物研究和防疫要求。

目前二级生物安全柜是应用最为广泛的柜型。按照 NSF49 的规定，二级生物安全柜依照入口气流风速、排气方式和循环方式分为 4 个级别：A1 型、A2 型、B1 型和 B2 型。目前还没有统一的生物安全柜检测国家标准，并存的有建设部的标准，又有药监局的标准，还有欧盟标准、美国标准或各生产厂的企业标准。

2. 培养箱　是培养微生物的设备，可用于微生物与细胞的培养繁殖。其原理是应用人工的方法，在培养箱内模拟造就微生物和细胞生长繁殖的人工环境，如控制一定的温度、湿度和气体等。目前使用的培养箱有多种：电热式培养箱、隔水电热式培养箱、生化培养箱、二氧化碳培养箱和厌氧培养箱等。

（1）电热式培养箱可以分为直接电热式培养箱和隔水电热式培养箱，两者共同的特点都是采用电加热管进行加热，不同的是直接电热式培养箱采用的是热空气对流传导热量，而隔水电热式培养箱是采用水作为传导热量的媒介，由于水对温度变化有缓冲的作用，因此在使用上有一定优势。电热式培养箱结构比较简单，主要由箱体、加热系统和温度控制系统组成。箱体一般由优质钢板或不锈钢构成，常用的隔水电热式培养箱还配有储水箱。培养箱夹层一般都有石棉或玻璃棉隔热材料，以增加设备的保温效果。有的设备门采用双层钢化玻璃制成，可以清晰地看到箱体里的培养物品。目前市场上各种电脑温控系统已经十分成熟，通过箱体内的温度传感器，把温度数值传送给电脑，电脑根据操作者事先设置好的参数，自动调节温度和工作时间，并具有工作完成和水箱低水位报警等功能。

（2）二氧化碳培养箱：是通过在培养箱箱体内模拟形成一个类似细胞/组织在生物体内的生长环境，要求在稳定的温度（37℃）和 CO_2 水平（5%）、恒定的酸碱度（pH 在 7.2~7.4）、饱和湿度（95%）下，对细胞/组织进行体外培养的一种装置。其广泛应用于细胞、组织培养和某些特殊微生物的培养，是医院化验室常规设备之一。

二氧化碳培养箱控制二氧化碳的浓度是通过二氧化碳传感器进行的。二氧化碳传感器可分为热导传感器（TC）和红外传感器（IR），两种传感器各有优缺点。

1）热导传感器：监控 CO_2 浓度的工作原理是基于对内腔空气热导率的连续测量，输入 CO_2 气体的低热导率会使腔内空气的热导率发生变化，这样就会产生一个与 CO_2 浓度直接成正比的电信号。

2）红外传感器：通过一个光学传感器来检测 CO_2 水平。系统包括一个红外发射器和一个传感器，当箱体内的 CO_2 吸收了发射器发射的部分红外线之后，传感器就可以检测出红外线的减少量，而被吸收红外线的量正好对应箱体内 CO_2 的水平。

二氧化碳传感器将检测的结果传递给电磁阀开启控制电路，当二氧化碳浓度低时，电磁阀开启注入 CO_2，达到要求数值，电磁阀自动关闭，以达到设置的二氧化碳浓度值。

目前大多数的二氧化碳培养箱是通过增湿盘的蒸发作用产生湿气。尽量选择湿度蒸发面积大的培养箱，因为湿度蒸发积越大，越容易达到最大相对饱和湿度，并且开关门后的湿度恢复的时间也越短。

污染是导致细胞培养失败的一个主要因素，二氧化碳培养箱的制造商设计了多种不同的装置以减少和防止污染的发生，其主要途径都是尽量减少微生物可以生长的区域和表面，并结合自动排除污染装置来有效防止污染的产生。

（3）厌氧培养箱：又称为厌氧工作站或厌氧手套箱。厌氧培养箱是一种在无氧环境条件下进行细菌培养及操作的专用装置，可培养最难生长的厌氧生物，又能避免厌氧生物在大气中操作时接触氧而死亡的危险性。它能提供严格的厌氧状态、恒定的温度培养条件和具有一个系统化的工作区域。

厌氧培养箱厌氧状态有两种形成方式：自动连续循环换气系统和催化除氧系统。换气系统通过自动抽气、换气，使箱内 O_2 含量大幅度减少，形成厌氧状态。循环换气预设 3 个气体排空阶段、2 个氮气净化阶段和 1 个缓冲室气压平衡阶段。当厌氧状态显示灯为 ON 时，即可打开内门，用催化剂去除剩余的少量 O_2。钯催化剂可催化混合气体内的微量氧气与氢气反应生成水，水由干燥剂吸收。催化剂片和干燥剂片分别密封于筛网中，组成三层催化剂薄片，再将三层薄片插入气流循环系统中。

厌氧培养箱（图 4-17）是在密闭的箱体内操作，由手套操作箱和缓冲室（传递箱）组成，操作箱内还附有一个小型恒温培养箱。缓冲室具有内外两个门。缓冲室中的出气管连接真空泵，真空泵可以抽出室内

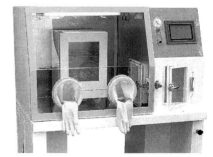

图 4-17　厌氧培养箱

空气。缓冲室的进气管路连接厌氧气体瓶（瓶内为 85% N_2、10% H_2、5% CO_2 组成的混合气体），缓冲室无氧环境主要靠抽气和换气完成。手套操作箱内的气体环境与外界隔离，操作箱内侧门与缓冲室相通，由操作者通过塑料手套控制开启。内置小型恒温培养箱细胞培养室的温度通常固定在 35℃，可控制精度为±0.3℃。当温度超过可控温度时会自动发出报警。

3. 自动血液培养仪 血液培养检查的快速性和准确性对由微生物感染引起的疾病的诊断与治疗具有重要的意义，可以对败血症、菌血症等患者血液里的病原微生物进行快速灵敏的检测，同时也可检测患者体内正常无菌部位的病原微生物，为临床迅速有效地进行抗感染治疗提供诊断依据。

自动血液培养仪的工作原理：细菌在生长繁殖过程中，分解糖类产生 CO_2，可使培养液中的浊度、培养瓶里压力、pH、氧化还原电动势、荧光标记底物或代谢产物等发生变化。利用放射性 ^{14}C 标记技术、特殊的 CO_2 感受器、压力检测器、红外线或荧光技术检测上述培养液中的变化，就可以以此判断血液和其他体液标本中有无细菌的存在。当增菌培养瓶进入仪器孵育后，仪器检测探头每隔 10～15min 会自动检测培养瓶 1 次，直到报告为阳性。当培养瓶培养时间超过规定的时间仍为阴性时，则仪器报告结果为阴性。目前，利用二氧化碳感受器的比色法和利用培养液中荧光物质变化的荧光法的自动血液培养仪在临床上应用最为普遍。

自动血液培养仪（图4-18）型号众多，外观差异较大，但是工作原理相似的同类产品结构基本相同：恒温孵育箱内设有恒温装置和振荡培养装置，其中可以放置瓶位数量是一个重要参数，有 50、100、240 等。瓶位数量的多少取决于医院化验室的日常工作量，与工作量匹配的自动血液培养仪型号才是最佳选择。根据检测原理的不同，设备配备不同的测试技术，其中以均质荧光技术最为常见。培养瓶底部的荧光传感器受细菌产生的代谢物质激发产生荧光，荧光强度随着细菌数量的增加而不断增强。系统根据荧光变化趋势判断有无微生物生长。自动血液培养仪一般都设有条码扫描仪，用于扫描条形码置瓶和取瓶，避免培养瓶的错位造成错取，确保与申请单的一致性。有些仪器还配套一次性使用的无菌带塑料管采血针，配合真空负压培养瓶能做到定量采血，血液通过负压作用自动流入瓶中，可避免采样污染。

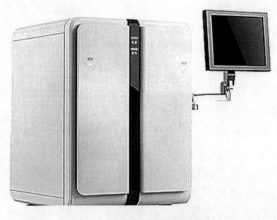

图4-18 自动血液培养仪

在选配自动血液培养仪时要特别关注培养瓶的问题。各厂家提供的多种专用封闭式培养瓶，不仅能提供不同细菌繁殖所必需的增菌培养液，还包含适宜的气体成分，可最大限度检出所有阳性标本，同时这些一次性使用的培养瓶根据临床需要可分为需氧培养瓶、厌氧培养瓶、小儿培养瓶、分枝杆菌培养瓶、中和抗生素培养瓶等。由此可见厂家配套的培养瓶的质量和价格是配置设备前期考察和论证中非常重要的内容，培养瓶的选取将直接影响设备运行质量和运行成本。

4. 自动微生物鉴定和药敏分析系统　微生物鉴定是微生物分类的实验过程，传统的微生物鉴定主要参考《伯杰式细菌鉴定手册》和《真菌鉴定手册》，鉴定过程烦琐，耗时长，对经验要求非常高。自动微生物系统有效地解决了这个问题，目前普遍使用的自动微生物鉴定和药敏分析系统主要功能包括微生物鉴定、抗菌药物敏感性试验及最低抑菌浓度的测试等。这项业务的发展对于目前抑制乱用抗生素现象起到重要作用，乱用抗生素不仅加大了患者的经济负担，而且会造成患者的抗药性，甚至会出现在危重病情下无药可用的现象。

（1）自动微生物鉴定原理：目前商品化的几大品牌的自动微生物鉴定系统虽然各有不同，但是其基本原理都是采用了数据库编码技术。每种自动微生物鉴定系统都要根据自己系统的生化反应模式，把每种细菌一一编码，然后把这些编码存入数据库或编成检索本。将待测的细菌在建立数据库同等条件下进行生化反应，得出相应的编码，再用这个编码与数据库中的编码对照，数据库中编码对应的细菌种类，即为待测的细菌种类。

微生物自动鉴定系统微量培养液的载体是配套的鉴定板卡，包括常规的革兰氏阳、阴性卡和快速荧光革兰氏阳性、阴性卡两种，其检测原理略有不同。将菌种接种到鉴定板后进行孵育，仪器定时对卡板中各微量反应池进行检测，由于细菌各自的酶系列不同，新陈代谢的产物有所不同，而这些产物又具有不同的系列化特性。常规的革兰氏阳性、阴性卡是根据比色法原理测定，反应结果与数据库对照。快速荧光革兰氏阳性、阴性卡是根据荧光法原理，通过对荧光底物的水解被利用后 pH 变化、特殊代谢物的生成及某些代谢物的生成率的检测来完成。

（2）药敏分析系统检测原理：自动抗菌药物敏感性试验使用药敏测试卡进行测试，其实质是微型化的肉汤稀释实验。基本原理是将抗菌药物微量稀释在条孔中，加入细菌悬液孵育后放入独立孵育器，仪器每隔一定时间自动测定细菌生长的浊度或测定培养液中荧光指示剂的强度或荧光源性物质的水解，观测细菌生长情况。待测菌在各药物浓度的生长线斜率与阳性对照孔细菌生长线斜率相比较，经回归分析得出 MIC 值，并根据 CLSI 标准得到相应敏感度：敏感（"S"）、中度敏感（"MS"）和耐药（"R"）。药敏测试卡也分常规测试卡和快速荧光测试卡。

（3）自动微生物鉴定和药敏分析系统的基本结构：绝大多数自动微生物鉴定和药敏分析系统都配有自动接种器，有真空接种器和活塞接种器两种类型，以真空接种器较为常见。系统一般都配有标准麦氏浓度比浊器，实验时用于测试稀释的待检菌液的浊度。各种自动微生物鉴定和药敏分析系统均配有相应的测试卡。测试卡接种菌液后立即放入孵育箱中进行孵育和监测。检测系统定时对反应效果进行监测，并将系统监测所得数据与数据库的数据进行比较，推断出菌种的类型和药敏结果。自动微生物鉴定和药敏分析系统的数据管理系统负责数据转换及分析处理。系统具有强大的运算功能，对菌种发生率、菌种分离率、抗菌药物耐药率等项目进行流行病学统计。有些仪器还配有专家系统，可对药敏实验结果进行耐药机制的提示，以供参考。

（4）自动微生物鉴定和药敏分析系统的性能评价包括：设备各项功能自动化程度的高低；测试功能的范围包括测试菌种的种类和检测同类标本的数量；检测速度的快慢；细菌资料库中的细菌种类的多少；强大的数据处理软件可以输出多种统计学报告；测试卡的质量和是否具有升级功能；设备应设有质控功能，包括自动维护、自动质控和开放式的维修菜单等。

微生物鉴定药敏分析仪主要功能是对临床分离的细菌进行菌种鉴定和耐药性试验，以指导临床医生正确实施抗感染个体化治疗。避免滥用抗生素造成耐药。

在选购自动微生物鉴定和药敏分析系统时要特别注意一次性测试卡的质量和价格问题。

（七）细胞分子生物学设备

细胞分子生物学是生命科学的支柱学科，流式细胞术、基因克隆、PCR 技术等是该领域研究的重要发展，推动生命科学的发展。

1. 流式细胞仪　是利用多种技术方法对处于快速流动的单个细胞或生物颗粒进行自动化多参数分析。流式细胞仪在细胞生物学、免疫学、肿瘤学、病理学、遗传学等领域都得到了广泛的应用，在临床检验中发挥重要作用。

（1）流式细胞仪工作原理：染色的单细胞悬液在液流泵的作用下垂直进入流动室，形成沿轴心向下流动的样品流，并与包绕细胞悬液的鞘液流一起从喷嘴孔喷出，在测量区与水平方向的激光束垂直相交。染色的细胞受激光照射后发出荧光，同时产生光散射。这些信号被光电二极管接收，经过转换器转换为电信号，最后输入计算机。计算机通过相应的软件处理，可得出所测样品中细胞的大小、活性、核酸含量酶和抗原的性质等物理和生化指标。在流动室上部设有压电晶体，在压电晶体上加频率为 30kHz 的电信号，使之产生机械振动，流动室也随之振动。使得通过测量区的液柱，断裂成为一串均匀的液滴。当满足分选特性的细胞形成液滴时，流式细胞仪就会给这些液滴充以特定的电荷，液滴下落经过偏离板时，在偏离板静电场的作用下，带电细胞根据电荷性质，发生相应的偏转，落入指定的收集器中，而不带电的液滴不发生偏转，垂直落入废液槽中被排出，从而达到细胞分类收集的目的。

（2）流式细胞仪结构：流式细胞仪主要由流动室和液流系统、激光源、检测系统、分析系统四部分组成。

流式细胞仪的流动室由石英玻璃制成，中央有一个长方形孔，供细胞单个通过。在鞘液泵的作用下使流动室内充满鞘液，并形成稳定的鞘液流。细胞仪所用激光是一种相干光源，能提供单波长、强度高和稳定性好的光照。经特异荧光染色的细胞需要合适的光源照射激发才能发出荧光供收集检测。常用的光源有弧光灯和激光，普遍采用氩离子激光器。激光束经透镜聚光，形成几何尺寸约为 $22\mu m \times 66\mu m$ 的光斑，光斑的短轴稍大于细胞直径，照射在流动室的细胞上，细胞产生的荧光信号和激光散射信号照射到光电二极管检测器上，经光电转换器转变成电信号，其中光电倍增管最为常用。也有用硅光电二极管的，它在强光下稳定性比光电倍增管好。由于输出的电信号较弱，需要经过放大后才能输入分析仪器，流式细胞仪中一般有两类放大器。一类是输出信号与输入信号呈线性关系，称为线性放大器。线性放大器适用于在较小范围内变化的信号，如 DNA 检测等。另一类是对数放大器。所得的电信号经过模/数转换输入计算机，就可获得测试结果。除上述主要部分外，还备有电源及压缩气体等附加装置。

流式细胞仪还设有细胞分选器，细胞分选器由水滴形成装置、水滴充电及偏转和分选逻辑电路三部分组成。分选逻辑电路根据分选细胞的参数，给含有此参数的细胞液滴充电，充电的液滴经过电极偏转板时，依据带电荷的不同而偏向不同的电极板，在电极板的下方放置集容器，便可得到要分选的细胞。

目前流式细胞仪的数据存储均采用列表排队方式，这种方式可以节约内存和磁盘的容量，易于分析和处理，但缺乏直观性。根据测量的参数不同可以采用一维直方图、二维直方图、等高线图、密度图或三维立体视图等。

（3）流式细胞仪主要性能指标：灵敏度是衡量仪器的重要指标，一般以能检测到单个微球上最小荧光分子数目来表示，现在使用的仪器数目均可达到 1000 左右；分辨率是衡量仪器测量精度的指标，一般流式细胞仪变异系数（CV）<2%；分析速度以每秒分析的细胞数来表示，一般为每秒 5000~10 000 个细胞；分选指标包括分选速度、分选纯度和分选收获率，分选纯度和分选收获率是相互矛盾的，分选纯度提高则分选收获率降低，分选收获率提高则分选纯度降低。

2. 聚合酶链反应基因扩增仪 聚合酶链反应（polymerase chain reaction，PCR）是现代分子生物学研究中重要的实验技术。聚合酶链反应基因扩增仪由于名称较长，因此在日常工作中一般都使用其英文缩写，甚至把 PCR 扩增仪也简称为 PCR。PCR 已经成为类似 CT 等在医疗系统中的专用名词。

（1）PCR 工作原理：聚合酶链反应是利用核酸变性、复性和复制的原理进行的一项体外 DNA 扩增，是一种用于放大扩增特定的 DNA 片段的分子生物学技术，它可看作是生物体外的特殊 DNA 复制，能将微量的 DNA 大幅增加。PCR 技术的基本原理类似于 DNA 的天然复制过程，其特异性依赖于与靶序列两端互补的寡核苷酸引物，利用 PCR 技术对特定基因做体外大量合成，用于各种基因分析。

如图 4-19 所示，PCR 基本反应步骤为变性-退火-延伸。

1）模板 DNA 的变性是指模板 DNA 经加热至 93℃左右后，使模板双链或经过 PCR 扩增形成的双链 DNA 分解成单链，以便与引物结合，为下一轮反应做准备。

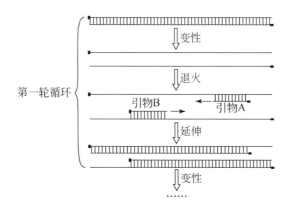

图 4-19 PCR 基本反应步骤示意

2）模板 DNA 与引物的退火，模板 DNA 经加热变性成单链后，温度降至 55℃左右，引物与模板 DNA 单链的互补序列配对结合。

3）引物的延伸是 DNA 模板引物结合物在 Taq DNA 聚合酶的作用下以 dNTP 为原料，靶序列为模板，按照碱基互补配对原则，合成一条新的与模板 DNA 链互补的半保留复制链。重复以上循环就可获得更多的新链。新链又可成为下次循环的模板。每完成一个循环需要 2～4min，2～3h 可完成 30～35 次循环，将目的基因扩增 10^6～10^7 倍。

（2）PCR 结构与分类：目前 PCR 核酸扩增仪有 4 种温控方式：水浴锅控温、压缩机控温、半导体控温、离心式空气加热控温等。

1）普通 PCR 仪：把一次 PCR 扩增只能运行一个特定退火温度的 PCR 仪，称为传统的 PCR 仪，也称为普通 PCR 仪。这种 PCR 仪要做不同的退火温度，需要多次运行，主要用于简单的基因的扩增。

普通定性 PCR 仪分为三类：①水浴式 PCR 仪由 3 个不同温度的水浴槽和机械臂组成，采用半导体传感器技术控温，由自控的机械臂完成样品在水槽间的放置和移动。②变温金属块式 PCR 仪采用半导体加热和冷却，由电脑进行温度调控。③变温气流式 PCR 仪，其热源由电阻元件和吹风机组成，热空气枪以空气作为热传播媒介，并配以制冷系统，在电脑和温度传感器的配合下，确保温度掌控。

2）梯度 PCR 仪：一次性 PCR 扩增可以设置一系列不同的退火温度条件（温度梯度），通常有 12 种温度梯度，这种仪器称为梯度 PCR 仪。梯度 PCR 仪除具有普通定性 PCR 仪的功能外，还带有梯度扩增功能，每个孔的温度可以在指定范围内按照梯度设置。因为被扩增的不同 DNA 片段，其退火温度是不同的，通过设置一系列的梯度退火温度进行扩增，从而一次性 PCR 扩增就可以筛选出表达量高的最适宜退火温度，进行有效扩增。其主要用于研究未知 DNA 退火温度的扩增，这样节约成本的同时也节约了时间。梯度 PCR 仪在不设置梯度的情况下也可以做普通 PCR 仪扩增。

3）原位 PCR 仪：带有原位扩增功能，可以在细胞原位进行 PCR 扩增，不破坏组织形态。原位 PCR 仪可保持细胞或组织的完整性，使 PCR 反应体系渗透到组织和细胞中，在细胞的靶 DNA 所在的位置上进行基因扩增，不但可以检测到靶 DNA，又能标出靶序列在细胞内的位置，在分子和细胞水平上研究疾病的发病机制和临床过程及病理的转变有重大的实用价值。

4）荧光定量 PCR 仪：在普通 PCR 仪的基础上增加一个荧光信号采集系统和计算机分析处理系统，就成了荧光定量 PCR 仪。其 PCR 扩增原理和普通 PCR 仪扩增原理相同，只是扩增时加入的引物是利用同位素、荧光素等进行标记，使用引物和荧光探针同时与模板特异性结合扩增。扩增的结果通过荧光信号采集系统实时采集信号并连接输送到计算机分析处理系统得出量化的实时结果输出。人们将其称为实时荧光定量 PCR 仪。荧光定量 PCR 仪有单通道、双通道和多通道之分。

（八）即时检测技术设备

即时检测（point-of-care testing，POCT）指在患者旁边分析标本的技术，或者说是测试项目不在实验室进行，它是一个可移动、简便快捷的系统。目前检验科设备有向两极发展的趋势，即大型检验设备自动化和小型设备快速化，POCT 顺应了小型设备快节奏、高效的发展趋势。

目前 POCT 检测技术主要通过如下几种方式体现。①将传统检验方法中的相关液体试剂等浸润于滤纸和微孔膜材料内，成为干燥试剂块，然后固定于基质上，形成诊断试剂条。②将传统分析仪微型化，使之成为便携式和手掌式的设备。③将上述两种方法结合。④应用生物感应技术检测待测物体。

早期的 POCT 大多直接用肉眼观察结果，随着微电子技术的发展使 POCT 设备的小型化、智能化得到了快速发展，一些 POCT 设备在临床上得到了广泛的应用。例如，采用化学涂层技术的设备可以快速进行血糖等生化项目检测；采用差示点位多层膜法的设备可以用于电解质的测定；采用免疫渗滤和免疫层析技术的设备，可以快速定量检测血清和尿液中的待测物；采用免疫荧光技术的 POCT 仪可以进行全定量免疫荧光检测。采用生物传感器技术的即时检测仪有血糖仪、血气分析仪等；采用红外分光光度技术的即时检测仪有无创伤自测血糖仪、无创胆红素检测仪、无创全血细胞测定仪等。

四、检验科自动化系统

实验室自动化系统（laboratory automation system，LAS）又称全实验室自动化（total laboratory automation，TLA）系统，是将检验科各种自动化分析仪器以及分析前、后的化验室处理装置，通过自动化输送轨道和信息网络进行连接，构成全自动流水线作业环境，覆盖整个检验过程，形成大规模的检验自动化。这种实验室自动化系统已经成为规模较大医院追求和发展的趋势。

（1）实验室自动化系统基本组成包括标本传送系统、标本处理系统、自动化分析系统、分析后输出系统和分析测试过程控制系统。

1）标本传送系统负责将样品从一个模块传送到另一个模块。目前传送方式主要有传送带和自动机械臂，两者的区别在于试管架设计及运送试管的方式不同。

2）标本处理系统的功能包括样本分类和识别、样本离心、样本识别、样本管去盖，样本再分注及标记。系统可对样本进行多种方式的标识，包括二维码、条形码、ID 芯片等，其中以条形码最为常用。

3）自动化分析系统由各种检测仪器和连接轨道组成，可完成生化、免疫、凝血及血细胞等不同项目的检验。一般流水线厂家都是连接的自己品牌的分析仪。

4）分析后输出系统（输出缓冲模块）包括出口模块和标本存储接收缓冲区。出口模块用于接收需人工复检标本及离心完毕待检标本。标本存储接收缓冲区的功能是管理和储存标本。

5）分析测试过程控制系统依靠 LIS，实时完成从 HIS 中下载患者资料、检验申请项目、上传标本在各模块的状态、标本架号位置、分析结果、数据通信等功能。

（2）目前 LAS 已发展有两个层次，一是检验科模块自动化，二是全检验科自动化。

1）检验科模块自动化系统是指一套模块工作单元组合。模块工作单元由 1 台控制器和 2 台以上具有相同分析原理的自动分析仪组成。模块自动化系统包括分析前自动化系统、合并自动化分析仪或整合自动化分析仪和分析后自动化系统。

2）全检验科自动化是将众多模块分析系统整合成一个，以实现对标本处理、传输、分析、数据处理和分析的全自动化过程，包括自动化标本处理、标本自动传送和分选至相应的分析工作站、自动分析、利用规范的操作软件对分析结果进行审核、储存已分析的标本并能随时对存储标本进行重新测试。

（3）实施 TLA 系统很重要的因素之一是检验仪器的自动管理系统如何与 HIS 良好匹配和对接。医生、护士通过计算机工作站在 HIS 中下达医嘱检验项目，LIS 再将检验项目传给不同的检测系统，并将子标本的信息传送到各个单元。检验科仪器可以分为两大类：一类是可以纳入 TLA 系统，即可在自动流水线上使用的仪器，如生化、免疫和血液检测仪等；另一类是非 TLA 系统检验设备，如血细胞分析仪、尿液分析仪等。子标本到达各检测仪器后，检测结果通过仪器的接口传送回 LAS，LAS 再把结果回传给 LIS，检验科人员在工作站审核测试结果，再将合格的测试结果传送到 HIS，供医生、护士查阅。

临床实验室全自动化系统已成为 21 世纪临床实验室诊断技术自动化、智能化、信息网络化的重要标志。各级医院要根据本院的实际情况，合理规划临床实验室全自动化系统的进程，既不盲目，又要有长远规划。如果暂时还不具备实现 TLA 的条件，而又有此项规划的医院，在添置和更新检验仪器时，要关注设备是否为模块式结构，具备融入今后流水线的性能，以免造成资源浪费。

目前将生化仪与免疫分析仪进行全自动化的连接已经比较多见，并且技术也日趋成熟。如果有逐渐形成自动化的计划在购置此类设备（图4-20）时，首先要求设备应为模块式构造，同时应配有相应的软件系统，该软件系统与其他设备的兼容性，以及今后改造升级的能力等都需要酌情可虑。我们在关注检验科检验设备自动化的同时，也要关注随着信息技术的发展，思考如何利用网络技术更好地为患者服务。目前 5G 技术的应用将会对社会的发展产生很大的影响，5G 技术是否也会给目前检验科的日常工作带来一些变革，如患者需要持单领取检验结果，有时还需要专门到医院取检验报告，既劳民又不能及时看到检验结果。随着检验设备自动化和 5G 技术的运用，能做到检验报告能在第一时间内就能传输到患者的手机终端。随着 AI 技术的发展，患者不仅可以看到检验结果，还可以看到对检验报告中的问题进行分析和提示。总之检验设备自动化不仅要提高工作效率，而且更要达到为患者服务的目的。

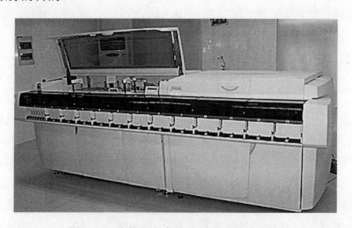

图 4-20　生化仪与免疫分析仪自动流水线

五、合理布局与水处理

对于现代化医院检验科的建设还有两个值得关注的问题：一是检验科合理布局问题，二是检验科纯净水供给问题。

早期的检验科布局通常采用分离式，有时一间屋内只放入 1 台设备，并且此屋以设备名称命名，如生化室、免疫室等。现代化的检验科都是开放式布局，既节省了人力，又便于全自动化的实施。不论是新建还是改建检验科都要充分考虑医院感染布局要求，工作区、污染区、缓冲区、生活区、办公区等都要合理布局，以减少造成医院污染的风险性。

检验科配制试剂或冲洗设备都需要纯净水。近年来大家对水质要求越来越高，对制水设备越来越关注。如何选配更适合检验科要求的水处理系统是许多医院管理者面对的一个现实问题。建议配置检验科水处理系统可以参照血透机水处理系统的工作原理与配置，详细内容可参见第五章血透机部分。

第七节　病理科设备

病理科是大型综合医院必不可少的科室之一，其主要任务是在医疗过程中承担病理诊断工作。病理诊断范围较广，包括组织活体检查、脱落细胞学检查及尸体剖检等。在此只对日常最常见的肿瘤细胞性质鉴定及相关的医疗设备做简要的介绍。

病理诊断报告与其他诊断手段如 B 超、CT、MR 及 ECT 等相比，世界各国医学界公认最信赖、准确性最高的仍然是病理诊断，被称为诊断肿瘤性质的"金标准"。病理诊断报告不是影像学的描述，而是明确细胞病变的名称和性质，临床医生要根据病理报告决定治疗原则、治疗方法和预后评估等。最常见的肿瘤切除手术中，肿瘤切除后需要将肿瘤使用冰冻切机在 30～40min 做出初步病理报告，判断肿瘤的性质。如果是良性病变，局部切除即可；如果是恶性肿瘤，则需要根据恶性侵犯程度进一步扩大切除范围，进行淋巴结清扫，判断淋巴结有无转移或切除相关的器官等。由此可见病理诊断报告在临床治疗中的重要作用。

日常病理检测工作流程大致可分为活体取样、病理切片制作、显微镜下诊断和发放诊断报告及资料存储等。其中每个细节都很重要，需要引起大家的高度关注。如以常见的穿刺取样为例，取样位置的不同，有可能造成诊断结果的不同；几微米厚的病理切片质量直接影响检测中细胞组织的清晰度；通过显微镜图像判断细胞的性质，尤其是一些非典型的癌细胞病变是一项难度非常大的专业技术，需要日积月累的学习和总结经验。

要了解病理科使用的设备，首先应对标本的制作有一个大致的了解，每台设备都是服务于标本的制作的工艺流程。用病理组织学方法制成病理切片通常是取一定大小的病变组织，将病变组织包埋在石蜡块里，用切片机切成薄片，黏附在玻璃片上，再用苏木精-伊红（H-E）染色，最后用显微镜检查病变组织，做出病理诊断，为临床诊断和治疗提供帮助。

一、脱水机

标本经过固定和冲洗后，组织中含有较多的水分，必须将组织块内的水分置换出来，这一过程称为脱水。无论是用石蜡切片，还是用火棉胶切片，都必须除去组织中所含水分，因含水组织与石蜡、火棉胶等包埋材料不相容，常用的脱水剂为一系列不同浓度的乙醇溶液，此过程可用脱水机自控完成。

自动组织脱水机实际上就是一个带有自控装置的离心机，利用了离心力的原理，脱水桶的底部连接着一个电机，脱水桶壁上面有很多出水孔，当电机高速旋转时脱水桶也会同时旋转起来，高速旋转会产生离心力，在离心力的作用下，水就会被甩出来。通过出水孔排水，经脱水机下面的排水管流出。现代自动组织脱水机普遍采用彩色触摸面板，可以选择多种程序，大容量配置满足科室处理量的增长，同时增强环保意识，采用封闭系统和活性过滤器可以让使用者免受有害气体的伤害。

二、自动包埋机

使用常规技术制作切片或超薄切片时，由于组织是柔软的，或局部软硬不均的，这样制作厚薄均匀的切片是非常困难的。所以有必要用一定物质浸透组织内部，使整个组织硬化。将浸蜡后的组织置于融化的固体石蜡中，石蜡凝固后，组织即被包在其中，称蜡块，此过程称为包埋。包埋机又称生物组织包埋机或石蜡包埋机，是对人体或动植物标本经脱水浸蜡后进行组织蜡块包埋，以供切片后做组织学诊断或研究的设备。包埋机的工作原理是先将熔化的石蜡注入包埋托内（模具），而后用镊子将经过浸蜡的组织块从脱水盒中取出，放入包埋托中央，再放在小冷台上，用镊子轻按组织块，以达到组织块平整，盖上脱水盒底，再加好石蜡，移至冷冻台上，待冷冻好后，卸下组织蜡块，完成包埋程序。自动包埋机设有中文菜单显示，人机对话式智能化操作；采用微电脑自动控制技术，温控准确；可预设自动开机时间，实现提前熔蜡；具有双重过热保护功能；防断电全自动程序控制；储蜡缸大容量、密封性能好，不漏蜡；适合于批量作业。

三、切片机

切片机的工作原理是利用切片机锋利的切面，将物体和材料按照一定的比例或者宽度切成片，以适用于制作病理切片。切片机主要由两部分组成：刀台和进刀机构。把标准切片刀或一次性刀片安装在刀台上，安装时要注意把刀台上的紧固螺丝旋紧，保持一定的切片厚度。切片时转动切刀手柄，此时切刀沿滑轨上下移动，对固定好的蜡块进行切削；切完一片后，进刀机构自动将蜡块向前推进一定的距离，此距离即为切片厚度。切片机的厚度调节器上一般刻有 $0\sim50\mu m$ 或 $0\sim25\mu m$，可任意选择其厚度，厚度器的梯度通常为 $1\mu m$，进刀系统的精准度是保证切片薄厚的重要因素。

如前所述，在手术过程中有时需要对切下来的肿瘤做出病理诊断，在较短的时间里无法用常规的脱水包埋方法制成石蜡切片，因此就需要冷冻切片机制成冷冻切片，供病理医生诊断使用。冷冻切片机是利用物理降温的方法将新鲜的组织标本冷冻，使其产生一定的硬度，再进行切片。其切刀部分和切片薄厚控制部分与一般切片机基本相同，主要的区别是增加了制冷系统和温控部分。冷冻切片机（图4-21）一般设有速冻台，温

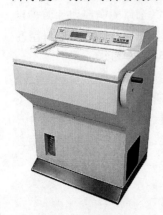

图4-21　冷冻切片机

度可达-60℃，把组织标本放在速冻台上可以快速被冷冻。刀架和样品头等都处在冷舱里，冷舱温度可降至-25℃。刀架工作预设温度为-5～35℃。冷冻切片机不仅需要有良好的制冷系统和温控系统，还需要有良好的除霜功能。冷冻切片机与石蜡切片相比最大的优势是制片速度快，但是由于组织在冷冻过程中会形成冰晶影响制片质量，以及组织处理过程的特殊性、阅片诊断时间紧迫所限，冷冻切片不能达到常规石蜡切片的精确效果及对病变组织取材位置差异等因素，可能会出现个别冷冻切片报告与常规报告不一致的现象。

四、烘片机

烘片机也称捞烤片机，其主要功能是把载有切片的玻璃片烤干。取出从切片机切出的标本，用镊子将蜡带轻轻平铺在40～45℃的水面上，借助水的张力和温度，将褶皱的蜡带自然展平，这个过程称为铺片；待切片在恒温水面上充分展平后，将蜡片捞到载玻片的中段处，去除载玻片上的余水，这个过程称为贴片；然后置入60～65℃恒温箱内或烘片机内烤片15～30min，脱去溶化组织间隙的石蜡，这个过程称为烘片。目前使用的烘片机一般都带有单片微处理器自动控制系统。机器的温度设置、工作温度及工作状态所有参数，都采用实时数码显示，并具有记忆功能，运行后自动保留设置温度等功能。

五、染色机与封片机

染色机的功能主要是给切片上的组织上色；封片机的功能主要在载玻片上放置盖玻片。染色封片一体机是将两个功能组合在一起，使得工作流程更快捷。

常用的染色方法是苏木精-伊红染色法。这种方法对任何固定液固定的组织和应用各种包埋法的切片均可使用。目前各种品牌的染色机在结构和配置上各有不同，但是其舱位设置、染色方法及控制系统等大同小异。染色机一般都配备左右两组以上载玻片舱位，每组至少有 4 个载玻片位；载玻片静止或混匀可调，振荡次数可调；可实现连续不断地放载玻片和取载玻片；采用光电开关定位，具有自动定位功能。设备设有单独的清洗缸与等待缸。染色机一般采用滴染的方式，多位滴液自动染色；滴液位可调，以便染液全覆盖；滴液时间可调，染色或脱色时间可调。现代染色机一般都采用触摸屏+PLC控制，编程方便灵活，运行过程中可根据染色需要更改程序，样本染色完毕有报警提示功能。

现代封片机可实现四位一体，即实现取片、滴胶、封片、送片流水线同步作业，满足高通量的需求。衡量封片机性能的主要技术参数：①封片速度，即每小时可以封装的片数；②载玻片装载量，即每次可装载的片数；③胶量可调范围、涂胶的宽度设置，应满足不同科室的封片需求；④设备智能化自动确定盖玻片位置，内设出胶管道自动清洗程序，有效防止封固胶堵管；⑤碎片筛查功能，如有碎片可自动筛查报警，不中断封片流程；⑥设备应具有活性炭过滤器和自动外排风系统，保证操作者的安全。

六、显微镜

病理组织学的细胞水平的认识，这是目前公认的对疾病最可信赖的定性诊断依据，因为利用显微镜的放大功能，可以分辨微米水平的细胞变化。不论是使用蜡块包埋技术制成的病理切片，还是由冷冻切片机制成的切片，最后都需要病理医生通过显微镜进行识别诊断，因此显微镜的性能是病理科设备配置时值得关注。有关各种类型的显微镜的功能和结构参见第四章第六节"检验科设备"。值得一提的是为病理科特有的多头显微镜，这种显微镜可供五人或十人共同使用，主要适用于教学。主镜配有目镜和物镜，以及调焦等功能，主镜看到的图像可以通过一系列的光学传导，让其他副镜都能看到相同的图像。这种方法比较传统，有一种身临其境的感觉，实际上在现代影像系统高科技年代，完全可以通过计算机图像系统对主镜看到的图像进行再现与处理，也可以起到很好的教学效果。随着计算机技术与大数据的发展，真彩病理图像系统会不断地完善，"智能显微镜"的研制与开发成为病理诊断的一个必然发展趋势，给病理医生的诊断提供更科学的参考依据。

七、病理远程会诊

2011年卫生部建立了中国数字病理远程会诊与质控平台网络体系，卫生部医管司2011年 11 月发布关于开展病理远程会诊试点医院病理诊断水平预评估的通知，迄今已建立了约 50 个数字病理远程诊断与质控试点医院。

数字远程诊断的建设有效地架起了专家与基层医院、病理科医生会诊、咨询、讨论的桥梁，并汇集全国各类顶尖的病理学专家、教授近百名，可以实现无时间、空间限制的快速的远程病理会诊和咨询业务。

在我国，病理远程会诊系统已在北京、上海等大城市，郑州、昆明等省会城市，以及常州、保定等市级城市及县级城市积极筹建和开展，各项条件均已具备。具体来说，病理远程会诊系统应具备以下三部分。

（1）基层医院病理科（申请会诊单位）：除具备优良的制片技术外，应有图像采集设备，如标准的光学显微镜，装有高质量的彩色电视照相机（摄像机）连接到有数字图像采集板的计算机上，以采集高清晰度的彩色病理图像。

（2）专家会诊工作站（一般建在大医院病理科）：由具有丰富经验的病理学家负责会诊。该工作站应设有一台光学显微镜及两个监视器，包括一台监视器调控系统和一台观察标本及彩色病理图像的高分辨度的电视监视器。病理学家通过对电视监视器上显示的由外部传输来的彩色显微图像进行会诊，提出病理诊断。

（3）远距离图像传输线路：在基层医院病理科与专家会诊工作站之间有一条专用或普通电话线，可完成两地之间病理图像的传输。有了这条线路，相同的真彩色图像可同时显示在两地的电视监视器上，一般为静止图像。例如，通过卫星传输可移动切片的活动图像，甚至能在会诊工作站由专家进行遥控，选择观察的视野。在欧美发达国家，已具备此种活动图像的传输条件，但所需设备价格昂贵，会诊费用太高，尚不适合当前我国国情。

目前，随着 5G 网络技术的发展，图像传输快速且清晰，把图像在手机上显示也是一种可行性的选项，因此在图像传输硬件上也不会对远程会诊造成技术上的困难。目前随着区域网络化的建设，形成一个阶梯式的区域病理会诊平台是一切实可行的办法。基层医院可以根据具体情况，与本地区的中心医院建立病理会诊平台，解决大部分问题，再由中心医院与国家级等医院建立会诊平台研究重点疑难病症。

八、病理图片智能化系统的研制与开发

病理诊断报告的结果对于医生的治疗方案和患者的身体健康至关重要，因此病理诊断报告的准确性是医务界十分关注的问题。目前病理诊断报告源自病理医生对病理图片的理解和判别，因此病理医生的业务水平决定了诊断报告的可靠性，社会上热衷于开发远程会诊系统的目的，也是为了增加诊断报告的可靠性。病理诊断报告的准确性和可靠性一部分源于知识积累，另一部分源于实践，也就是医生根据病理图片做出诊断后，要持续跟踪患者的治疗方案和病情的变化，以验证自己当初诊断的正确性，这是一种长期实践经验的积累和不断学习提高的过程，一些老专家的权威性就是在这种不断实践中形成的。这些老专家虽然见多识广，但是多数是经验型，思维和记忆有一定的局限性。

目前被热议的 AI 智能显微镜读片，实质上是利用计算机大数据的统计与分析功能，开发病理图片智能化系统。随着医院网络化的发展和患者健康档案信息化的建设，可以通过计算机软件把患者的病史、病情和治疗效果等与病理切片图谱相对应，通过统计学等方式，不断完善病理切片图谱的内容，为辅助医生做出准确的病理诊断报告提供更科学可靠的参考依据。

九、病理科辅助设备及环境

病理科除了上述一些基础设备外，还有一些必要的辅助设备，这些设备虽然大部分技术含量不高，但是对日常正常工作还是有较大的影响。

这些设备主要包括生物安全取材工作站、解剖台、实验操作台、通风排毒柜、标本柜、晾片柜、切片柜、蜡块柜等。由于病理蜡块和切片需要保留较长的时间，因此有些医院需要保留大量的标本。为了管好、用好这些标本，医院一般采用密集型切片存储柜和密集型蜡块存储柜，以解决存放问题，这种密集型存储柜类似于档案存储柜，通过手轮可以使柜子在地轨上移动，可减少用地空间；采用数字自动化病理资料管理系统使查阅切片和蜡块更方便、快捷，且不易出错。

由于这些辅助设备制造工艺比较简单，因此一般都能满足病理科使用要求。衡量其性能和质量的优劣主要从三个方面考虑：设备的先进性应体现在配置合理与适用于业务的开展；先进的工艺应体现在外观平整，尤其是一体式模压成型台面需要高精度模具和冲压机；选用优质不锈钢，目前有 304 型和 316 型等型号的医用不锈钢，绝不能使用 206 型普通不锈钢，316 型比 304 型价格高，因此如何确认产品的使用材质较为困难，即使是同一型号，制造厂商不同，钢材材质也会有差异，选取有信誉度的厂商是有效办法之一。

随着社会上环保意识的加强和病理学的发展，对病理科的环境布局和解决空气污染问题提出了更高的要求。在新建和改造病理科时要聘请有资质的公司或技术专家规划和设计好分区和布局，使之符合医院感染规范要求。在制作蜡块和标本时会产生一些有害气体，因此完善的排风系统对改善室内环境十分重要。在购置设备和辅助设备时，要与排风净化系统统一考虑，争取成为一体化工程。

第八节　供应室设备

医院供应室也被称为中心供应室，大多数医院都把供应室纳入医技科室范围管理，其主要原因是供应室的工作性质涉及医院感染问题，对医院安全运营起到非常重要的作用。

住院患者和工作人员在医院内受到感染的现象被称为医院感染，简称院感。医院感染严重威胁到患者的身体健康，尤其是手术患者更容易接触到感染源，感染会给患者带来严重的危害，有些感染会危及患者的生命安全。如果一旦发生严重的医院感染现象，且不能及时得到控制，将会导致整个医院停业整顿。为此卫生部自 2006 年 9 月 1 日起施行《医院感染管理办法》。在实践中医院感染涉及医院的各个部门和科室，供应室和手术室尤其是重点管控的科室，同时涉及供应室配备的各种消毒灭菌设备。

一、医院消毒供应室的合理布局

医院消毒供应室的合理布局不仅要符合医院感染的规范要求，而且与清洗、消毒设备的配置有着密切关系。

国家卫健委对供应室的建设极为重视，制定了对各级医院供应室的建筑和布局的要求（见《医院分级管理文件汇编》），根据国家卫健委的要求，以及一些医院的经验和专业人员的建议，其中三区（污染区、清洁区和无菌区）的划分尤为重要。污染区、清洁区、无菌区路线采取强制通过的方式，不准逆行。实际上三区的划分与供应室的工作流程密不可分。供应室从使用科室回收的医疗器械一般称为污染物，因此传送和处理这些回收后器械的场地被称为污染区；将处理后的医疗器械通过传递窗等途径进入清洁区，在清洁区进行冲洗、清洁、干燥和包装；打包好的医疗器械进入消毒灭菌的程序，灭菌后的物品应该存放在无菌区，然后从无菌区内把消毒灭菌过的医疗器械分送到各个使用科室。

根据上述文件中不准逆行，即不走回头路的原则，如果供应室采用的是单门柜式消毒锅，不管消毒物品运入和运出路线再合理，也不符合不可逆行的原则，容易造成清洁区和无菌区部分重叠，因此在建筑条件允许的情况下，应该尽量采用双门柜式消毒锅，消毒物品由清洁区消毒锅开门送入，从无菌区开门取出，这种设计布局才符合医院感染流程的要求。

二、消毒与灭菌

在日常生活中常把消毒和灭菌混为一谈，实际上两者有很大的差别。①消毒是指杀死病原微生物，但不一定能杀死细菌芽孢的方法，细菌芽孢和非病原微生物可能还是存活的。消毒只要求杀灭和（或）清除致病微生物，使其数量减少到不再能引起人们发病，主要用于医院中一般场所与物品的处理。②灭菌不仅要求杀灭和清除致病微生物，还要求将所有微生物全部杀灭或清除掉，包括非致病微生物，微生物不仅包括细菌，还包括病毒、真菌、支原体、衣原体等。灭菌主要用于处理医院中进入人体无菌组织器官的诊疗用品，如进行外科手术时，必须是无菌操作，无菌操作的前提是所有手术器械都要经过灭菌处理。

医院里消毒和灭菌的方法很多。有时一些医疗器械在实施灭菌处理前也需要进行前期的消毒处理，因此从医院感染的角度理解消毒和灭菌密不可分。下面简要介绍几种消毒灭菌的办法和相应的设备。

三、消毒灭菌设备

（一）医用清洗机

用水冲洗医疗器械，尤其是用无菌水冲洗是最有效的消毒办法之一，通过冲洗和清洗可以去除医疗器械上面的大部分微生物。

早期供应室大多采用手工冲洗医疗器械的方法进行消毒处理，需要将通过初步人工清洗过的医疗器械再经过超声波清洗器处理。医用超声波清洗器适用于人工清洗不到的地方，为对医疗器械的深孔、盲孔、凹凸槽的清洗最理想的设备。现代医用全自动清洗机是靠高压射流喷沫，用 90℃热水，广泛应用在消毒漂洗流程中。这种清洗机可以替代以往供应室人员需用手工冲洗医疗器械的工作。整个工作过程无须人工接触，有效地保护了医院护理人员免受感染。医用超声波清洗器根据其清洗的不同要求而具有不同的配置，可以分为单槽式、双槽式、三槽式和四槽式医用超声波清洗器等，可外加漂洗、煮沸、干燥等功能。目前，为了适应有些规模较大医院的工作量的需求，使得清洗程序更加规范和提高工作效率，有些厂家推出了全自动清洗消毒流水线（图 4-22），使得此项工作更加方便、快捷、高效。

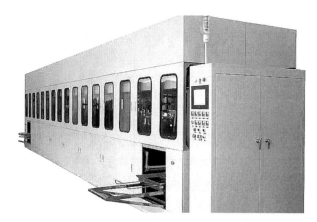

图 4-22　全自动清洗流水线

（二）高温高压蒸汽灭菌器

高温高压蒸汽灭菌器在 0.1MPa 的压力下，温度可达 121℃。在此条件下，可以很快杀死各种细菌及其高度耐热的芽孢，是目前最彻底的消毒灭菌方式，因此在医院中得到了广泛的应用。高温高压蒸汽灭菌是将待灭菌的物品放在一个密闭的加压灭菌锅内，高温蒸汽从灭菌锅的隔套间进入锅内，待水蒸气急剧地将锅内的冷空气从排气阀中驱尽，然后关闭排气阀，继续加热，此时由于蒸汽不能溢出，而增加了灭菌器内的压力，从而使沸点增高，得到高于 100℃的温度，导致菌体蛋白质凝固变性而达到灭菌的目的。

根据使用需求蒸汽灭菌器大致可以分为三种类型：手提式高压灭菌器、小型台式灭菌器和卧式高压蒸汽灭菌器。

1. 手提式高压灭菌器　类似家用的高压锅，电热式高压灭菌器通电后，电加热棒将水加热成高压蒸汽对锅内物品进行消毒灭菌。这种手提式高压灭菌器结构简单、安全可靠、易于携带、有多种小容量供选择，因此特别适合野外救助和外出出诊使用。

2. 小型台式灭菌器　近年来得到了广泛的应用，它既有手提式高压灭菌器灵活方便的特色，又有大型高压蒸汽灭菌器的多项功能，其工作原理、系统自动控制和工作流程完全与大型高压蒸汽灭菌器相同，只是体积相应减少，更适合临床科室灵活使用，如手术室、化验室、口腔科等，尤其适用于一些连台手术使用的医疗器械消毒灭菌处理需求。

3. 卧式高压蒸汽灭菌器　是医院中心供应室的主要灭菌设备。这种大型灭菌设备都配有专用的物品栏筐，物品栏筐由不锈钢材质制成，物品栏筐放置在推车上，推车上有轨道与消毒锅内轨道衔接，可以轻松地把物品栏筐推入或拉出。把装满需要消毒物品的栏筐推入消毒锅后，关闭锅门。锅门有两种关闭方式：一种是手动锁紧锅门，一种是电动自动控制锁死锅门。关闭后的锅门要能承受一定的压力，不能松动和漏气。因锅门胶圈老化造成漏气是常见的故障，要及时更换锅圈。关好锅门后，即可启动灭菌程序。目前大部分高压蒸汽灭菌器都采用电脑控制所有运行程序。

在电脑的控制下实施三次预真空程序，通过反复抽真空注入蒸汽，使物品内无残留的空气，从而保证灭菌效果。在这三次预真空程序中真空泵的质量事关运行程序所用时间和真空度，因此需加以关注。一些简易的灭菌器没有电脑控制系统，可以通过手动方式，以进气、排气方式排净锅内空气，使均匀升温，保证灭菌彻底。清除锅内的空气后，即进入灭菌程序，在 103.4kPa 蒸汽压下，温度可达到 121.3℃，根据电脑输入的程序，灭菌时间可维持 15～20min，然后进入干燥程序，全部程序完成后从锅中取出灭菌物品。现代高压蒸汽灭菌器一般都配置微电脑处理器控制的数字显示控制面板，可以显示灭菌程序的压力、温度、时间等。全过程自动控制，具有报警和误操作保护系统。除了已有的规范程序外，用户还可以根据需要自行设定程序和参数，进行多种实验。现代高压蒸汽灭菌器还可以根据用户需求，配置了全过程的各种数据打印功能，用以灭菌质量的备案。

高压蒸汽灭菌器应用范围较广，适用于普通培养液、生理盐水、手术器械、玻璃容器及注射器、敷料等物品的灭菌。高压蒸汽灭菌具有灭菌速度快、效果可靠、温度高、穿透力强等优点，但使用不当，可导致灭菌失败。在灭菌中应注意以下几点：做好消毒物品前期的清洗包装工作；消毒物品的包装和容器要合适；消毒物品装放应合理；做好排尽锅内空气工作；根据灭菌过程的实际情况，合理计算灭菌时间；消毒物品干燥后，检查指示剂达到灭菌要求方可出锅；严格按规程进行操作，注意安全阀是否良好等，灭菌器的工作状态；不能使用高压蒸汽灭菌器消毒任何有破坏性材料和含碱金属成分的物质，以免造成爆炸或腐蚀内胆和内部管道等。

灭菌物品湿包和 B-D 试验失败问题较为常见，且处理比较困难。出现这种情况将导致二次污染，严重影响灭菌质量。如果出现问题，首先要考虑蒸汽源提供的蒸汽质量。目前，脉动真空蒸汽灭菌柜蒸汽源有两种方式：一种是灭菌柜自带蒸汽发生器；一种是使用外源蒸汽。蒸汽发生器属于高压锅炉系列产品，是国家严格控制和强制检测的项目，因此厂家具有生产蒸汽灭菌柜的资质并不代表具有生产蒸汽锅炉的资质。当使用外源蒸汽时，应尽量缩短蒸汽源到灭菌柜之间的距离，过长的输送距离即使做好保温措施也会影响蒸汽质量。不论哪种供汽方式都要在保障蒸汽源质量的前提下，按照使用说明书上要求合理调整减压阀使蒸汽按所需压力进入灭菌柜，注意夹层压力达到 $0.2MPa/cm^2$ 时再启动进入消毒灭菌程序，要防止产生超热现象，超热现象也可导致灭菌失败。

（三）环氧乙烷灭菌器

气体灭菌法是指采用气态杀菌剂（如臭氧、环氧乙烷、甲醛、丙二醇、甘油和过氧乙酸蒸汽等）进行灭菌的方法。该方法特别适合环境消毒，以及不耐加热灭菌的医用器具、设备和设施的消毒。目前医院最常用的是环氧乙烷灭菌器。

环氧乙烷能与蛋白质上的羧基、氨基、硫基和羟基产生烷基化反应，代替上述各基团上不稳定氢原子，而构成一个带有羟乙基根的化合物，这个化合物破坏了微生物重要代谢反应中所必需的反应基，影响细菌酶的作用而使微生物死亡。环氧乙烷是一种广谱灭菌剂，可在常温下杀灭各种微生物，包括芽孢、结核杆菌、细菌、病毒、真菌等。环氧乙烷几乎可用于所有医疗用品的灭菌，适合于环氧乙烷灭菌的包装材料有纸、复合透析纸、布、无纺布、通气型硬质容器、聚乙烯等；不能用于环氧乙烷灭菌的包装材料有金属箔、聚氯乙烯、玻璃纸、尼龙、聚酯、聚偏二氯乙烯及不通透的聚丙烯。

目前使用的环氧乙烷灭菌器种类很多，根据设备的容量大小可分为大型、中型和小型环氧乙烷灭菌器，它们的应用范围各有不同。容量为零点几至 1 立方米的小型灭菌器多用于医疗卫生部门处理少量医疗器械和用品。

目前中小型环氧乙烷灭菌器采用 100%纯环氧乙烷或环氧乙烷和二氧化碳混合气体。这类灭菌器自动化程度比较高，可以自动预热、预湿、自动调节温度和相对湿度、抽真空、自动加药达到气化环氧乙烷的预定浓度，可自动控制灭菌时间，清除灭菌柜内环氧乙烷气体，解析以去除灭菌物品内环氧乙烷的残留。

使用环氧乙烷灭菌器时，应按照环氧乙烷灭菌器生产厂家的操作使用说明书的规定执行。根据灭菌物品种类、包装、装载量与方式不同，选择合适的灭菌参数。为了保障灭菌效果需要注意以下几点：在使用环氧乙烷灭菌时必须合理选择温度、浓度和时间参数；控制灭菌环境的相对湿度和物品的含水量（一般情况下，以相对湿度在 60%～80%为最好）；进行环氧乙烷灭菌前，必须将物品上有机和无机污物充分清洗干净，以保证灭菌成功；解析可以在环氧乙烷灭菌柜内继续进行，也可以放入专门的通风柜内，不应采用自然通风法。反复输入的空气应经过高效过滤，可滤除 99.6%以上直径≥0.3μm 粒子。

目前使用环氧乙烷对医疗器械进行灭菌处理，虽然在灭菌效果等方面具有许多优势，但是环氧乙烷是易燃易爆的有毒气体，在室温条件下，很容易挥发成气体，当浓度过高时可引起爆炸。由于环氧乙烷易燃、易爆，且对人体有害，所以必须在密闭的环氧乙烷灭菌器内进行。针对环氧乙烷这种特点，在安装和使用的过程中一定要有针对性的防护措施，以保障工作人员和设备的安全。

首先，要做好环氧乙烷灭菌器放置选址工作，环氧乙烷灭菌器及附属气瓶等要远离火源和静电，必须安放在通风良好的地方。环氧乙烷存放处，应严格按照国家制定的有关易燃易爆物品储存要求进行处理。另外，医院环氧乙烷排放安装时必须有专门的排气管道系统，要求排放管道要与大楼其他排气管道完全隔离。可以请专业的安装工程师，并结合环氧乙烷灭菌器生产厂商的要求进行统一设计和安装。如将环氧乙烷向水中排放，整个排放系统（管道、水槽等）必须密封，否则大量带热的环氧乙烷会由水中溢出，污染周围的工作环境。工作中按照生产厂商要求定期对环氧乙烷灭菌设备进行清洁维修和调试，设备良好运行状态是人身和设备安全的必要保障。

环氧乙烷残留主要是指环氧乙烷灭菌后留在物品和包装材料内的环氧乙烷和它的两个副产品：氯乙醇乙烷和乙二醇乙烷。接触过量环氧乙烷残留可导致患者被灼伤和刺激。如果一旦发生过度接触环氧乙烷，应迅速将患者移出中毒现场，立即吸入新鲜空气；皮肤接触后，用水冲洗接触处至少 15min，同时脱去脏衣服；眼睛接触液态环氧乙烷或高浓度环氧乙烷气体至少冲洗眼部 10min。遇前述情况，均应尽快就诊。平时要对环氧乙烷工作人员进行专业知识和紧急事故处理的培训。

除了上述几种消毒灭菌的方式，还有一些化学药剂和其他气体的消毒办法不再介绍。总之，通过上述的介绍不难看出高压高温蒸汽灭菌办法是最经济、效果最好的灭菌办法，环氧乙烷等气体虽然也可以达到灭菌的目的，但是成本和风险高，只适合无法用蒸汽灭菌办法处理的医疗器械。因此在选购医疗器械时尽量选取可以用蒸汽灭菌办法处理的医疗器械，有些厂商也把能够采用蒸汽灭菌办法处理作为重要的卖点，这项条款应予以关注和落实。

四、供应室管理

目前根据医院的规模和具体情况，以及管理思路，采取消毒的组织形式也各有不同，如有些医院的手术设备消毒大多由医院统一在中心供应室进行，即集中消毒灭菌管理模式；有些医院使用科室对一些医疗设备自行进行消毒处理，如内镜室、手术室、口腔科等，即分散消毒灭菌管理模式。集中管理与分散管理各有优缺点，集中管理消毒灭菌操作更加规范，易于管理，消毒灭菌设备利用率高，但需要送取器械，比较麻烦；分散管理方便灵活，根据使用情况酌情及时消毒灭菌，熟悉设备器械构造，不易损坏器械，但不利于质量监管。总之不论采用哪种管理方式都要保障消毒灭菌质量，落实岗位责任制是保障质量的前提，加强医院感染部门的监管力度是必要的保障。

第九节　手术室设备

手术室是为患者提供手术及抢救的场所，是医院的重要技术部门。

一、手术室建设与医院感染

手术室的建设与医院感染有着密切的关联，手术室是医院感染管理重点监管部门。医院感染管理内容参见第四章第八节"供应室设备"，手术室的建设与医院感染主要体现在合理布局和手术室空气消毒。

（一）手术室合理布局

手术室合理布局首先体现在手术室的选址，手术室应尽量远离人员流动较密集的地方，选址需要空气清新、环境清洁，同时尽量方便手术患者的接送，一般选址在楼层的顶部为宜。在规划科室布局时要严格按照医院感染管理有关规定，规范医护人员和手术患者进入手术室更衣流程及合理规划清洁和污物通道、各种功能的科室，如医护人员休息室、值班室、更衣室、洗浴室、物资室、消毒室等，有条件的地方对不同洁净等级的手术室也要根据医院感染规定合理分布。

（二）手术室室内空气消毒

2000 年以前绝大多数医院手术室都是采用紫外线消毒方式，即开启紫外线灯到达预定时间后，在手术室多处放置培养皿，放置一定时间后，再通过细菌培养，以菌落数据为依据，确认手术室的空气环境是否符合医院感染要求，不合格者再去消毒和检测，这项工作是医院感染办公室的重要职责之一。

紫外线杀菌灯不仅应用于手术室的消毒，而且几乎遍布医院的各个部门和角落。紫外线属于电磁波辐射，主要用于医院中的空气和物品表面的消毒，杀菌最强的波长范围为 250～270nm。空气消毒有效距离不超过 2m，照射时间为 20～30min；物品消毒有效距离不超过 60cm，照射时间为 20～30min。

紫外线杀菌灯是利用紫外线能够破坏微生物（细菌、病毒等病原体）机体中的 DNA（脱氧核糖核酸）或 RNA（核糖核酸）的分子结构，造成生长性细胞死亡和再生性细胞死亡，达到杀菌消毒的效果。

紫外线杀菌灯实际上是一种低压汞灯。低压汞灯利用较低汞蒸汽压力被激化而发出紫外光。杀菌效果是由微生物所接受的照射剂量决定的，同时也受到紫外线的输出能量、光强和使用时间等影响。随着灯的老化光强将丧失 30%～50%。一般每隔 3～6 个月检测紫外线灯管照射强度 1 次，并建立登记卡，使用时间超过 1000h 的应予以更换。

由于紫外线能够穿透细胞使其死亡，因此用紫外线消毒时要注意不能直接照射到人的皮肤，尤其是人的眼睛，紫外线杀菌灯点亮时不要直视灯管，戴防护眼镜可避免眼睛受伤害。如果眼睛受到紫外线伤害，应及时就医，以帮助复原。

目前手术室虽然大量使用了层流技术洁净空气，但是仍然有学者坚持认为采用紫外线消毒手术室室内空气是最经济、最有效的办法。

现代化的手术室一般都采用层流技术净化室内空气，达到减少污染的目的。层流技术原理是根据细菌一般都需要附着在空气的灰尘中才得以生存，如果减少空气中灰尘颗粒数量，则可以达到净化手术室空气的目的。

层流技术采用高压风机将空气强力通过高效空气过滤器，空气过滤器阻止空气中的灰尘颗粒进入手术室。手术室空气净化的等级取决于最后的高效过滤器的孔径大小。我国目前手术室空气净化的等级可分为百级、千级、万级和十万级四个级别。百级为特别洁净，适用于器官移植等精密手术需求；千级为标准洁净，适用于眼外科、整形外科等Ⅰ类手术；万级为一般洁净，适用于胸外科、泌尿外科、妇产科等手术；十万级为一般洁净，适用于感染手术、麻醉预备室等。层流手术室等级的检验标准是通过检测仪器确认尘粒数的多少，而在实际工作中院感部门仍然按传统的细菌培养方式作为检验标准。

层流手术室分为垂直层流式和水平层流式两种。垂直层流式高效过滤器装在手术病床的正上方，气流垂直吹送，回风口设在墙面的四角，确保手术台洁净度达标，目前一般多采用垂直层流式。建立层流手术室是一个要求自动化程度相当高的系统工程。设备结构不仅要保证手术室内形成稳定流速的洁净气流，而且还要保证空气的温度、湿度都要符合标准要求。

　　在实际使用中一是要注意及时地清理粗效过滤器，对延长高效过滤器的使用寿命影响很大。二是不建议医院盲目追求高净化级别配置，高效过滤器价格昂贵，运行成本高且安装复杂。

二、手术室医疗设备

　　手术室常用的医疗设备有手术灯、手术床、吊塔、麻醉呼吸机、电刀和血液回收机等。

（一）手术灯

　　医用手术灯也称无影手术灯，是手术室必备的基础设备之一。

　　手术室的手术灯一般都悬挂在房顶上，安装前要根据手术灯底座的尺寸要求，在房顶上做好预埋件，一般手术灯都比较重，因此预埋件要非常牢靠，以确保安全。制定预埋件长度时要把层流装置的高度考虑进去。

　　手术灯大多是子母灯结构，即一个主灯、一个副灯（图 4-23）。每个灯头通过平衡臂悬挂系统与底座相连，平衡臂关节联动的设计、质量与调整十分重要，要移动轻巧，定位稳定，可以使灯头随意停留在任何位置上，并且稳定不动，可满足手术中不同高度和角度的需要。由于现代手术室一般都采用层流净化除菌方法，因此灯体应根据空气动力学原理采用全封闭流线型设计，充分满足高标准层流要求，有利于手术室层流净化及消毒的应用。

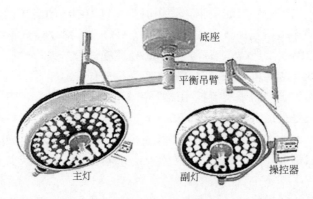

图 4-23　手术子母灯

　　每个灯罩里都有许多点光源，因此可以从不同的角度照到一个部位，即使有些光源被手术医生遮挡，手术部分仍然可以得到充足的照度，因此手术灯被称为无影手术灯。每个点光源由灯泡和反光面组成。早期采用的是普通白质灯泡，由于易损和热量大已被淘汰，目前主要有长寿命的卤钨灯泡和 LED 灯，其中由于 LED 灯具有寿命长、耗电量低和发热量小等优点，逐渐成为主流配置。手术灯有两个重要参数：光照强度和色温。光照强度是指单位面积上所接受可见光的能量，用于指示光照的强弱和物体表面积被照明程度的量，简称照度，单位为勒克斯（Lux），简称勒。色温是照明光学中用于定义光源颜色的一个物理量，即把某个黑体加热到一个温度，其发射的光的颜色与某个光源所发射的光的颜色相同时，这个黑体加热的温度称为该光源的颜色温度，简称色温（K），一般手术灯在 4200K 左右。由于在不同色温下组织器官的显色性有所不同，因此有的公司不断开发可调色温的手术灯，以适应医生的手术需求。总而言之，自然光的颜色指数为 100，手术灯的色彩还原指数越接近自然光越好。手术灯还应具备调焦聚光功能。有些手术灯是采用微电脑数字控制，可进行电源开关、多段亮度调节、照度记忆、主副灯检测等操作。采购设备时仍需重视灯泡备件的供应，良好的设计结构应体现在更换灯泡时方便快捷。

（二）手术床

手术床是手术室必备的医疗设备。按用途分类，可分为多功能手术床、妇科手术床、骨科手术床等，其中骨科手术床双层台面板全部采用高强度透光板制成，在手术时可以使用小型 C 形臂 X 线机进行影像诊断。

手术床的结构一般要求台面可以前后倾斜；左右倾斜；背板上下折及台面可以整体上下升降等，满足医生手术时对患者体位的要求。手术床有液压和电动两种动力方式。液压手术床有一个储油箱，内设油泵和功能阀，通过人工踩动踏板，使油泵输出高压油进入功能阀，根据预设的位置油通过功能阀输入相应的油缸，推动缸内活塞运动，活塞连杆推动床体运动，此时油缸另一侧的油通过功能阀流回油箱。液压手术床（图 4-24）的优势可以不用电源，安全可靠，液压系统运行平稳，无噪声，故障率较低。其缺点是一旦油缸漏油床身无法保持预定的位置。电动手术床的每个运动方向都需要配备一套电机和涡轮蜗杆，电机转动带动涡轮旋转，涡轮再带动蜗杆转动，蜗杆一端推动床体运动。电机停止运动后，涡轮蜗杆有自锁功能，床体保持原位不动。电动手术床的结构相对复杂，但稳定性较好，容易维修。

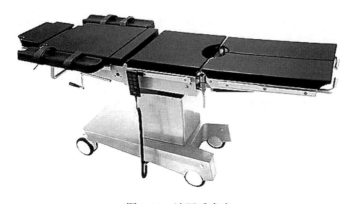

图 4-24　液压手术床

（三）吊塔

早期的手术室中使用的氧气、压缩气体及负压吸引等都是采用类似病房里的功能带，需要用管路从墙壁处连接到使用的设备或患者身上，非常不方便。一些设备放置在普通器械车上，电源线也需连接到墙壁的插座上，工作中极易绊到医护人员，还容易造成设备的损坏。现代化的手术室常采用医用吊塔（图 4-25）的方法解决上述问题。吊塔的结构有些类似手术灯的平衡臂悬挂系统，气体管线、电源线、网络通信线等都可以从房顶的底

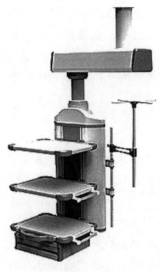

座穿入，沿着平衡臂输送到设备平台上。把使用的设备放置在平台上，可以自由转动，使平台移动到靠近患者最合适的位置上。

在购买吊塔时首先要考虑到除了气体和电源必备的功能，其结构还要适应手术医疗设备的需求，如是普通外科手术还是腔镜类吊塔，预计放置哪些设备，其外形尺寸是否与吊塔平台相适应。吊塔的承载力在 200kg 左右，完全可以承受一般医疗设备的载重，吊塔在满负荷状态下长期使用应该不变形。

吊塔的结构外形简单，却是一种高科技产品，由于吊塔的支撑点和受力点之间距离大，对零件本身的强度和抗变形要求很高，在长期负重使用中，如果产生形变及旋转机构出现磨损，就会造成吊塔的自动"漂移"和承载平台的倾斜。另外，要求吊塔的外观造型圆滑、流线设计，无拼接缝隙，表面无裸露螺

图 4-25　吊塔

钉，符合洁净手术室的特殊环境要求，这些外形要求虽然不会对吊塔的使用造成直接的影响，但是可以反映出产品工艺水平，对鉴别产品质量有一定的参考价值。

（四）麻醉机

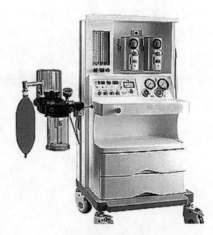

麻醉机（图 4-26）的工作原理是患者在完成麻醉诱导后，将空气麻醉机与密闭式面罩或气管导管连接。吸气时，麻醉混合气体经开启的吸气活瓣进入患者体内；呼气时，呼气活瓣开启，同时吸气活瓣关闭，排出呼出的气体。当使用辅助或控制呼吸时，可利用折叠式风箱。吸气时压下，呼气时拉起，保证患者有足够的通气量。现代麻醉呼吸机可由气体供应输送系统、麻醉气体挥发罐、呼吸回路、麻醉呼吸机、残气清除系统及安全监测系统等组成。

1. 气体供应输送系统　由于麻醉机工作时需要大量的氧气，所以通常是从医院的中央供气系统或氧气钢瓶中获得。麻醉机的合适工作压力为 0.3～0.6MPa。

图 4-26　麻醉机

大多数麻醉机都有氧源故障报警系统，如果氧气压力低于 0.28MPa 以下，机器会减少或切断其他气体的流量，并启动报警器。

麻醉机每一种气体的流量均由流量计控制，并将流量计显示出来，流量计可以是机械性的，也可以是 LED 电子显示。流量计单位为 L/min 和 ml/min。麻醉机还应配备一氧化二氮-氧气比例互锁控制装置，保证输出的麻醉气体氧浓度水平不低于 25%；当氧气供应不足或中断时，一氧化二氮供应自动切断。现代的麻醉机很多具有 55L/min 氧气旁路，通过应急接口可迅速直接进入呼吸回路，极大方便临床麻醉师的供氧操作。

2. 麻醉气体挥发罐　又称麻醉蒸发器或蒸发罐，是麻醉机的重要组成部分，它的质量不但标志着麻醉机的制造水平，也关系到吸入麻醉的效果与成败，直接涉及患者的安

危。挥发罐的基本原理是利用周围环境的温度和热源的变化，把麻醉药物变成蒸发气体，其中一部分气体携走饱和的麻醉气体，成为有一定浓度的麻醉蒸汽气流，直接进入麻醉回路。

在使用麻醉机进行全麻手术时，应该使用哪种麻醉剂就需要了解各种麻醉机的特性，同时应该对各种麻醉剂的性能、特性和适用范围都非常清楚和了解。目前麻醉剂有安氟醚、异氟醚、七氟醚、地氟醚、一氧化二氮等，其中一氧化二氮又称笑气，是最早使用于全身麻醉的麻醉药，它性能稳定，适合任何方式麻醉，但有易缺氧、麻醉不够稳定等缺点。后来改用乙醚做全身麻醉药，它有麻醉状况稳定、便于手术等优点，但它易燃，使用时应注意防火措施，目前不作为常用麻醉药。

3. 呼吸回路 是麻醉机与患者相连接的气路装置，为患者输送麻醉混合气体，输回患者呼出的气体。呼吸回路主要由呼吸管道、CO_2吸收罐、呼吸活瓣、储气囊、面罩、排气阀、限压阀、机控/手控阀、全开/半开阀等组成。通过活瓣的开启与关闭，在管道内形成气体的定向循环运动；使用者可以根据实际情况通过机控/手控阀，进行操作模式的转换；调控全开/半开阀、限压阀等可使呼吸回路更合理地控制压力，有利于患者进行自主呼吸。

4. 麻醉呼吸机 是麻醉机上的一个重要组成部分。其主要功能是在麻醉的维持期间代替人体的肺部的通气功能。按其驱动方式，可以分为气动气控型、气动电控型、电动电控型，国内生产的麻醉呼吸机95%为气动电控型。在这类麻醉机中，有两种主要的呼吸回路，紧闭式和半紧闭式。在紧闭式呼吸回路中，患者呼出的气体经去除CO_2后，全部返回循环系统。半紧闭式中，患者呼出的气体部分进入循环系统，部分排出循环系统。

治疗用的呼吸机，常用于病情较重的患者，要求功能齐全，多种呼吸模式，以适应病情的变化。而麻醉呼吸机主要用于麻醉手术中的患者，患者大多无重大心肺异常，呼吸机只要具有基本功能即可。麻醉师可根据患者的情况调节潮气量、呼吸频率及分钟通气量等参数即可满足患者通气方式的各种需要。跟普通呼吸机的区别是，麻醉呼吸机有吸入麻醉药的挥发装置；还有二氧化碳吸收功能，可以形成紧闭式和半紧闭式循环气路。

5. 残气清除系统 目前大多数手术室都采用层流净化系统，层流净化系统一般使室内空气处于封闭或半封闭状态，如果麻醉废气大量排放在室内，对医护人员将造成危害，因此手术室麻醉废气的污染问题一直是建造层流手术室时所关注的问题。

麻醉呼吸机多采用半开放/半紧闭回路，也就是呼出来的气体通过二氧化碳吸收装置之后大部分重复吸入患者体内，这样既减少了麻醉药对空气的污染，也减少了药物的浪费。二氧化碳吸收系统，由1～2个CO_2吸收罐（钠石灰罐）组成，罐内装有钠石灰或钡石灰，这些物质通过化学反应吸收CO_2，同时释放热和水。当吸收能力耗尽时，指示剂就会改变颜色。另外，还有一种主动式闭合型的排污系统，主要包括废气收集和排放装置。残气清除系统由调节阀、排放阀、真空发生器、管道及连接件等组成。系统收集麻醉机内多余的残气和患者呼出的废气，并通过管道将其排出手术室，以免造成手术室内的空气污染。

6. 安全监测系统 现代麻醉机都设有安全监测系统。监测内容主要有吸入氧浓度、麻醉气体浓度、吸入潮气量、气道压力、每分钟通气量、呼吸频率、呼出潮气量和呼气末CO_2浓度等。现代麻醉机采用微电脑处理和显示各项数据，并附有故障报警装置系统，极大提高了临床使用麻醉质量和患者的安全性。另外，麻醉工作站还需配有麻醉信息管理系统，这套系统可接收、分析、储存与麻醉有关的临床和行政管理信息，自动采集监护仪的信息并自动生成麻醉记录单。

（五）麻醉深度监测仪

麻醉深度监测仪（BIS）可以对患者麻醉状态进行精确控制，同时还具有对镇痛进行监测的辅助功能。以往麻醉医生是根据患者的体重、年龄、性别、既往史、过敏史等给予不同的麻醉药物及剂量，通过观察患者的心率和血压的变化、眨眼反射、呼吸频率和幅度等情况判断患者是否进入麻醉状态及麻醉深度。过度麻醉可增高手术患者并发症的发生率，过浅的麻醉可导致术中患者感知疼痛，甚至因躁动发生意外。BIS 监测是目前对麻醉深度监测最理想的手段，准确的数据将指导麻醉医生调整麻醉药物的使用量，既可以满足必要的麻醉深度，同时又可减少麻醉费用，为患者提供更加安全可靠的麻醉。

目前的麻醉深度监护采用两种技术，听觉诱发电位和脑电波的脑电监护技术或两者的联合。BIS 指数是通过结合三个分析步骤来实时计算的。第一步是 EEG 预处理程序，它将 EEG 信号分解至每秒，将某些部分做上标识；第二步是催眠/镇静状态指数的计算，该计算是结合挑选的 EEG 特征，利用上述改进的计算法则来进行；第三步是利用机器内存储的大规模数据库规律校正催眠/镇静状态指数，以便更好地反映 EEG 抑制程度。

BIS 的使用具有较大的临床意义，可以指导麻醉医生给予患者最恰当的麻醉药物剂量，直接掌握患者麻醉深度，保障手术、麻醉、患者和医院的安全与利益；帮助医生使患者更快地苏醒和预测患者苏醒；减少患者恶心和呕吐等的发病率。

（六）电外科手术器械

早期外科手术采用的都是普通手术刀，手术时必然会切断许多血管，用大量的止血钳夹住主要血管，用纱布压迫毛细血管止血，患者的出血量大。20 世纪八九十年代开始使用高频电刀，随后又出现了氩气刀、LEEP 刀等手术器械。近年来电外科工作站的理念和设备配置已经逐渐在国内普及开展。电外科工作站也称电外科手术系统，是应用于外科手术室的一种高频电流手术系统。它集高频电刀、大血管闭合系统、超声刀、氩气刀、LEEP刀、内镜电切刀等众多外科高频电流手术器械于一体，并且通过计算机来控制手术过程中的切割深度和凝血速度。现代电外科工作站都配备有大尺寸触摸屏，大容量的手术程序存储系统及可以装配更多高频电刀的设备。有些电外科工作站采用模块化设计，可根据需求进行自由配置，每个模块相当于某个电刀整台主机的功能，同时具有任意配置输出模块、输出接口、人机对话显示和通信系统。

电外科工作站实际上就是把诸多刀类进行组合，组合配置应根据本院开展手术项目的具体情况而定，无须盲目追求多而全，避免造成资源浪费。

1. 高频电刀　是一种取代手术刀进行组织切割的电外科器械。当高频电流通过人体组织时，由于每一振荡的电脉冲时间极短，离子很难引起迁移，仅在富有黏滞性的体液中振动，因摩擦而生热，高频电刀就是利用高频电流通过机体的这种热效应而制成的。高频电切割时通过电极尖端放电产生的高频高压电流与肌体接触对组织进行加热，把电极下的组织爆发性地蒸发掉，分裂成一个不出血的窄而平的几毫米的切口，而且还可以使血管中的血液凝固到一定的深度，代替结扎，完成切口止血工作。

医用高频电刀有两种主要的工作模式：单电极模式和双电极模式。

在单电极模式中电路是由高频电刀的高频发生器、患者极板、接连导线和电极组成。在应用中电流通过导线和电极穿过患者，再由患者极板及其导线返回高频电刀的发生器，形成一个完整的回路。它将高频电流聚集起来，直接摧毁处于与电极尖端相接触点下的组织。当与有效电极相接触或相邻近的组织的温度上升到细胞中的蛋白质变性时便产生凝血。为了避免在电流离开患者返回高频电刀时继续对组织加热而灼伤患者，单电极装置中的患者极板必须具有相对大的面积与患者紧密接触，以提供低阻抗和低电流密度的通道。双电极模式是通过双电极镊子的两个尖端向机体组织提供高频电能，使双电极镊子两端之间的血管脱水而凝固，而达到止血的目的。它的作用范围只限于镊子两端之间，对机体组织的损伤程度和影响范围远比单电极方式要小得多，适用于对小血管（直径<4mm）和输卵管的封闭。因此，双极电凝多用于脑外科、显微外科、五官科、妇产科及手外科等较为精细的手术中。

高频电刀一般是由高压电源、低压电源、振荡单元、功率输出、电切和电凝选择开关等单元组成。电源单元包括电源变压器等，次级输出高压和低压两路；通过振荡单元产生高频电流是高频电刀的核心技术，目前大多采用晶体管和集成电路组成振荡器和控制电路；设备设有输出功率调整按钮；工作模式可选择电切模式、混切Ⅰ模式、混切Ⅱ模式和单极电凝模式。输出的高频电流通过专用刀柄完成电切和电凝的临床任务。

2. 氩气刀　高频氩气刀是近年来在临床应用的新一代高频电刀。其实际上就是在氩气保护下的高频电刀。

当氩气刀进行电切时，氩气从电极根部的喷孔喷出，在电极周围形成氩气隔离层，将电极周围的氧气与电极隔离开来，从而减少工作时和周围氧气的接触及氧化反应，降低了产热的程度。由于电极的温度较低，所以切割时产烟少，组织烫伤坏死层浅。另外，由于氧化反应少，电极输出的高频电能集中于切割，因而提高了切割的速度，增强了对高阻抗组织的切割效果。

当氩气刀进行电凝时，在电极与出血创面之间形成氩气流柱，这些氩气离子可以将电极输出的凝血电流持续传递到出血创面。由于电极和出血创面之间充满氩气离子，所以凝血因子以电弧的形式大量传递到出血创面，产生很好的止血效果。加电弧氩气后，凝血电弧成倍增加，所以无论对点状出血或大面积出血，氩气刀都具有非常好的止血效果。

氩气刀适用于普通外科，特别是对肝移植、胸外科等大面积出血的手术具有良好的使用效果。

3. 利普刀　超高频电波刀的电圈切除术（LEEP）是 1981 年由法国学者首次报道的，现已广泛应用于临床。LEEP 的另一个提法为"大环状宫颈移行带切除术"，显然利普刀主要适用于妇科手术。

超高频电波刀的原理：高频电波刀是采用高频电刀通 LOOP 金属丝由电极尖端产生 4MHz 以上的超高频（微波）电波，在接触身体组织的瞬间，由组织本身产生阻抗，吸收电波产生高热，使细胞内水分形成蒸汽以完成各种切割、止血等目的。利普刀实际上也是高频电刀的一种变异形式，其基本原理都一样，有些类似于双电极的电刀，其高频电波刀射频转化的热能产生于组织内部，由射频产生正弦波使细胞内水分子振荡，产热蒸发，细胞破裂从而使组织分开，达到手术的目的。

4. 超声刀 超声刀的名称只是一个宏观上的定义，其基本原理是利用超声波进行医疗诊治，各类超声刀的结构和使用范围都有很大的区别。各种类型的超声刀有许多，下面仅对有代表性的几种主要类型的超声刀进行简要介绍。

（1）手术室超声刀：目前手术室超声刀是指应用在腹腔镜外科的超声刀。超声刀由主机、脚踏开关、驱动手柄、连线及刀头等组成。主机的超声频率发生器，通过驱动手柄将电能转变成机械能，使金属的刀头以 50kHz 左右的频率进行机械振荡，运动幅度为 50～100μm。具有超声能量的刀头使所接触组织细胞内水汽化、蛋白氢键断裂、细胞崩解、组织被切开或凝固。在使用时，超声刀刀头的温度低于 80℃，周围传播距离小于 5μm，极少产生烟雾、焦痂，无电火花，对机体无电生理干扰。与普通手术常用的电刀比较，超声刀对周围组织的损伤远小于电刀；其切割精确更高，适用于重要脏器和大血管旁边进行分离切割；超声刀用于腹腔内片状粘连及肠系膜的处理有较大优势，可降低手术难度，减少术中出血量；超声刀切割时使腹腔镜手术视野更清晰，缩短手术时间，减少了并发症的发生。

（2）美容超声刀：其热能是通过无数点阵的集束热传递方式，探头可发出每秒震动高达 600 万次的矩阵分子能量波，深入皮下 1.5～4.5mm，通过射频电场形成聚焦面，强烈撞击组织，在组织上产生电场聚集效果，使皮下温度提升至 68～72℃，确保有足够热量在纤维层有效热损伤大量细胞，引发机体启动修复细胞功能，同时促使再生胶原蛋白。

（3）肿瘤超声刀：即高强度聚焦超声（HIFU）。HIFU 是一种治疗肿瘤的设备，可以起到替代手术切割肿瘤的作用，因此被称为"超声刀"。这种叫法与 X 刀、γ刀等类似，实际上治疗肿瘤的超声刀与手术超声刀有很大的区别。

这种超声刀是利用超声波极强的穿透力，通过超声发射器发射的数百束高能超声波，像聚集太阳能一样使焦点汇集在肿瘤组织上，利用高能超声空化作用使肿瘤组织细胞膜破裂，同时高能超声波释放出巨大能量迅速转化为热能，瞬间焦点处肿瘤组织的温度达 70～100℃。超声刀拥有一套肿瘤识别系统，它能准确探测到肿瘤的部位和大小，然后把这些影像信息传递到计算机中，计算机在接收到这些信息后能自动锁定肿瘤，在计算机的控制下，超声波能毫无损伤地穿过人体正常组织到达肿瘤组织，既能杀死肿瘤细胞，又不伤及肿瘤周围的正常组织。

超声刀在临床上可达到手术相当甚至更好的疗效，对抑制转移灶的生长，减少化疗药用量等具有重要意义。目前任何一种治疗方法都难以使肿瘤不扩散或复发，而超声刀可以反复多次治疗，随时消灭新生的瘤体组织，维护身体健康。采用超声刀治疗时患者无痛苦，不加重身体负担，不影响原来的正常生活或工作（大部分不需住院）。超声刀直接作用于瘤体，止痛效果明显，对提高肝癌患者的生活质量效果明显。

（七）手术显微镜

手术显微镜（图 4-27）主要适用于精细的手术或检查，可用于耳鼻喉科、眼科、脑外科、神经外科等，在显微镜下操作微细血管和神经缝合及各种复杂的精细手术，其中以眼科手术显微镜最为常见。手术显微镜主要由光学系统、脚控系统、支架、光源和图像系统组成。

1. 光学系统 手术显微镜与一般检验用的显微镜显著区别之一是手术显微镜放大倍数只在 4～25 倍，但是要求显微镜采用高分辨率、高清晰度光学系统和显像系统。手术显微镜要求双目立体式观察，产生立体感的放大正立像，目镜与手术野之间具有一定的工作距离，约为 200mm，并以 25mm 或 50mm 为挡次进行变换。手术显微镜由两架小物镜型的单人双目手术显微镜组成，达到二人能同时观察一个目标的目的，也可选配全方位旋转助手镜，成为三人六目多功能手术显微镜。主刀医生观察镜的镜筒相对较短，以便靠近手术视野；助手镜的镜筒稍长。使用时首先把镜头调节至功能位，再调节好瞳距和屈光度。

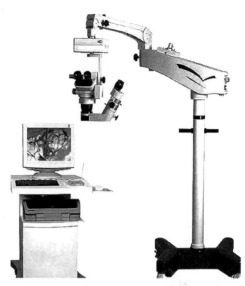

图 4-27 手术显微镜

2. 脚踏控制板 手术显微镜一般都具有功能强大的脚踏控制板，因为主刀医生双手都在手持器械进行手术治疗，因此主刀医生可以通过脚踏控制板调节位移、光圈、焦距、高低等。调节时要轻动、慢进，到达极限位置时要立即停止，超时空转会损坏电机而导致调节失灵。每次手术前医生应提前验证脚踏控制板各种功能是否运行可靠，出现问题及时报修，避免术中影响治疗。

3. 支架 手术显微镜的支架有三种方式：台式支架、天花板式支架和落地支架。台式支架是将支架安装在手术台上；天花板式支架是把支架安装在天花板上，节约了地面空间，但安装复杂且不能移动；落地支架是目前使用最广泛的形式。落地支架显微镜在主臂上的升降，一种是采用平衡锤式，可电动和手动，运行平稳；另一种是丝杠式，通过底座上的电机来驱动涡轮蜗杆机构，从而使显微镜在主臂上能上下移动。使用时根据手术部位安放显微镜，刹牢底座、旋紧制动手轮。手术显微镜使用一段时间后，支架的关节锁会出现过紧或过松的现象，需要及时调整，恢复正常工作状态。每次使用显微镜前应常规检查各关节部位有无松动现象，以免在手术过程中影响定位。

4. 光源 手术显微镜应具有足够亮的光源，光源可调，冷光源的双灯可方便地转换使用，其目的是在手术中一旦照明灯泡损坏，可立即转换成另一个灯泡，保证手术的正常进行。手术显微镜有同轴照明和斜照明，灯泡产生的光源是通过光纤传输到照明系统中，有些设备运用冷光源双光纤同轴照明和辅助斜照明，视场亮度好。每次开关机时要将照明亮度调到最小，以避免高脉冲电流损坏光源。

5. 图像系统 手术显微镜的分光器安装在显微镜体与双目镜筒之间，分光器的一部分光向前进入双目镜筒，供医生观察使用；分光器分光棱镜使一部分光束反射偏转 90°，只需在分光器一侧的接口上安装照相机或摄像机的接头装置，即可获取手术中的影像资料。现代 CCD 摄像技术大容量存储器完全可以满足手术录像需求，同时计算机工作站可以把患者的各种信息与手术图像相结合，适用于病历的调阅和归档。

（八）血液回收机

随着医学的进步与发展，广泛开展的微创手术极大减少了患者手术中的出血，但是仍然有一部分大手术，因患者术中失血过多，需要术后输血。血液回收机是从患者术中收集起来的血液，进行过滤、分离、清洗、净化后再回输给患者，不但显著缓解了用血难的问题，也避免了异体输血选型和传染疾病的风险。

血液回收机由主机、离心系统、显示器、管道夹、滚压式血泵、步进驱动器、气泡探头、血层探测装置、外壳体、悬挂、铰链等部件组成。血液回收机使用时还需要与机器配套的一次性耗材配合使用。一次性耗材包括吸引管、抗凝药袋、储血器、血液回收罐、清洗液袋、浓缩血袋、废液袋，以及肝素 2 支，生理盐水数瓶，负压吸引装置 1 套。

血液回收机工作流程为通过负压吸收装置，将创伤出血或术中出血收集到储血器，在吸引过程中与适量抗凝剂混合，经多层过滤后再利用高速离心机将回收罐里的血细胞分离出来，把废液、破碎细胞及有害成分分流到废液袋中，用生理盐水对血细胞进行清洗、净化和浓缩，最后再把纯净、浓缩的血细胞保存在血液袋中，回输给患者。血液回收机配套物品均采用环氧乙烷消毒灭菌，且一次性使用，在安装与连接各管道接头时，严格执行无菌操作，即可避免医源性交叉感染。

（九）体外膜肺氧合（ECMO）设备

血液遍布人体全身各种组织和器官，血液循环系统正常运行是保证生存最基本的条件。心脏为血液循环系统提供流动的动力，心脏收缩时左心室将含有氧的动脉血泵入主动脉，动脉血沿血管输送到全身各个部位，通过毛细血管的作用完成氧和二氧化碳的交换，含有二氧化碳的静脉血流回心脏完成一个循环，一般称为大循环。右心室将含有二氧化碳的静脉血泵入肺动脉，通过肺泡毛细血管排出二氧化碳，将非氧合血氧合成氧合血，含氧的血液流回心脏完成一个循环，一般称为小循环。由此可见，在整个血液循环系统中心脏为系统运行提供了动力，肺为系统运行提供了必要的气体交换功能，这两个器官一旦出现病变，将严重影响血液循环系统正常运行。其中心脏结构复杂，各种瓣膜极易出现病变，有些病变可以通过手术的方法恢复，心脏手术时需要使用体外循环设备短期替代心肺功能，由于心脏手术是一项风险极高的高科技手术，只有少数医院具备开展这项手术的能力。

近年来随着医疗、材料、机械等技术不断发展，体外膜肺氧合（extracorporeal membrane oxygenation，ECMO）越来越得到医务界的广泛认可和应用。由于这种 ECMO 管路有肝素涂层材质并且是密闭系统，又无相对静止的血液，减少了污染的风险。ECMO 插管与人体动静脉连接多数无须开胸手术，因此操作相对简便快速。使得 ECMO 不仅可以应用在心脏手术室，还被广泛地应用于一些心肺功能危重患者的抢救治疗中，成为生命支持技术的重要组成部分。

ECMO 由血管内插管、连接管、动力泵、氧合器、供氧管、加热系统、监测系统等组成。其中动力泵，亦称人工心脏，作用是形成动力驱使血液向管道的一方流动，类似心脏的功能，主要有滚轴泵、离心泵两种类型的动力泵；氧合器又叫人工肺，其功能是将非氧合血氧合成氧合血。氧合器有硅胶膜型与中空纤维型两种。目前由于膜式氧合器使用中空纤维膜作为气血交换的介质，气体与血液在膜两侧通过扩散作用进行氧气和二氧化碳的交换。

临床使用 ECMO 救治患者时，根据病情主要有两种连接方法，分别为 V-V 转流和 V-A 转流。把经静脉将静脉血引出再经氧合器泵入另一静脉称为 V-V 转流。经静脉将静脉血引出再经氧合器后泵入动脉称为 V-A 转流。V-V 转流适合单纯肺功能受损，无心脏停搏危险的病情。V-A 转流可同时支持心肺功能的连接方式，适合心力衰竭、肺严重衰竭并有心脏停搏可能的病情。ECMO 连接的选择模式要根据病因、病情，灵活选择和掌握。

ECMO 适应证为各种原因引起心搏/呼吸骤停、急性严重心力衰竭、急性严重呼吸衰竭、各种严重威胁呼吸循环功能的疾病。目前，随着临床对 ECMO 使用技术水平的不断提高，对危重症患者的抢救成功率明显上升，同时 ECMO 管路、氧合器、急救套包等各种耗材的质量提高和价格的下降，ECMO 设备会在临床实践中得到越来越广泛的应用。

（十）其他手术室设备

手术室还有许多其他设备，如多参监护仪、除颤器、输液泵、微量泵、微创手术器械、高压消毒器、专用转运车及各种手术器械等。这些设备具体情况参见相应章节。

（十一）数字化手术室

目前有数字化手术室、一体化手术室、整体手术室等多种说法，实际上是随着医院整体信息化的建设，把手术室内部的一些信息与外界相互连接，已成为实现自动化管理的一种模式。由于手术室相对其他科室比较封闭，使得手术室与外界的信息传递存在较大的障碍。早期由于模拟通信技术的落后，只能在手术灯和周边云台上加装摄像头，才能将图像传输至监控室，以供观看手术情况，对医务人员进行手术培训。

现代化数字化手术室主要体现在几个方面。

（1）可以通过计算机 HIS、PACS 等，实现手术过程中术者调阅患者基本信息、病历信息、影像、检查检验等大量外部信息，同时在手术过程中也会将患者生命体征监护信息、麻醉事件、手术过程记录等大量信息进行存储和保留。

（2）数字化手术室可以实现数据查询和远程会诊，手术中既可以做示范教学，也可以听取专家意见，从而提高手术的效率和安全性。

（3）手术室各种医疗设备可以通过 USB 接口进行传输和管控，如可以通过 USB 接口的信息传递，使维修工程师不在现场的情况下就可以知道设备故障原因，并提出处理意见。

（4）数字化手术室一般还包括对洁净手术室的自动化控制。数字化自动化系统需要对手术室的温度、湿度、压力、通风量、新风量，以及维持不同洁净区域的压差等参数进行监控和调整。

（5）手术室日常工作计算机管理，如患者手术安排、术者安排、设备配置、医用耗材管理、院感消毒管理、手术示教等。

第五章　临床科室医疗设备

内科、外科、妇科、儿科是传统医学的四大临床科室，随着医学的发展，不仅出现了眼科、耳鼻喉科、口腔科、康复科等多个专业性的临床科室，传统医学的四大临床科室每个专业科室也衍生出多个分支科室，如内科分为神经内科、肾内科、呼吸内科及 ICU、CCU 等，外科分为普通外科、神经外科、骨外科、泌尿外科及肝胆外科等。尽管每个分支科室专业各有特色，使用的医疗设备也各有不同，但在介绍相应的医疗设备时，我们仍然以内科、外科、妇科、儿科等科室为单元，同时尽量遵照分支科室设备的专业特色。例如，我们把涉及呼吸内科的医疗设备，通过对人体呼吸疾病的诊断与治疗串接起来，使人们对治疗呼吸系统疾病的医疗设备的配置与功能更容易理解和掌握。

第一节　内　科　设　备

内科医疗设备大致可分为心血管内科设备、呼吸内科设备和肾内科设备等，每个专业选取一些有代表性的设备做简要介绍。对适用于 ICU、CCU 的特殊部分也会在具体介绍时给予说明，其他通用部分不再重复。

一、内科学与生理检测设备概述

人体的结构和功能十分复杂，构成人体的基本成分是细胞和细胞间质。功能和结构相似的细胞和细胞间质有机地结合起来组成了组织。各种组织又结合成具有功能的器官，如肌肉、心、肝、脑等。为能够完成一种或几种生理功能而组成的多个器官的总和称系统，如鼻、咽、喉、气管、支气管和肺组成了呼吸系统；血液、血管和心脏组成了循环系统。

生理学的研究与临床实践都与医疗检测设备密不可分，如血液循环生理系统信息可以通过血压计、心电图机等医疗设备获取；呼吸生理系统可以通过呼吸监测仪等方式了解，并可以通过呼吸机进行呼吸系统的运行状况的改善；神经系统脑电图机等是鉴别人体神经系统的重要手段。由此可见，在学习生理学理论时要结合相应的医疗设备，因为许多理论上的知识要通过这些设备来体现，同时在学习医疗设备时一定要结合相应的生理学知识，不要简单、孤立地看待和理解医疗设备测试结果和数据。在临床实践中呼吸系统与血液循环中的心脏等状况又是密不可分，因此我们尝试通过结合人体的生理学系统来介绍医疗设备的功能。

二、心血管内科设备

心血管系统是人体的重要组成部分，也是非常容易产生疾病的生理系统，检测心血管的医疗设备类型较多，如 CT、DSA、超声心动图及生化检测仪等。在此介绍的是心血管内科日常工作中常用的一些医疗设备，如听诊器、体温计、血压计、心电图机、动态心电图机、多参监护仪、除颤器和多导生理记录仪等。其中大部分设备也广泛应用于外科、妇产科、急诊室和 ICU 等科室。

（一）听诊器

听诊器是医生最常用的诊断用具，是医生最基本的医疗设备。听诊器的发明还有一段趣闻。1816 年法国医生林奈克在一个偶然的机会通过观察 2 个小孩敲击木梁的游戏受到了启发，诞生了最原始的听诊器，利用这种原理制成的听诊器历经多次改进成为现代临床医生必备的医疗器械。

现代听诊器主要由拾音部分、传导部分及听音部分组成。听诊器的听头可分为杯式和膜式两种。杯式听头适合听取低频声响或杂音，膜式听头适合听取高频声响。现代听诊器均为双面听诊器，听诊头上既有膜式听头又有杯式听头，两者可以转换，专家建议临床医生应使用双面听诊器。

现代听诊器上防寒圈的使用比较人性化，减少了寒冷的金属对患者的刺激。专业听诊器一般选配密封性及舒适性均极佳的密闭式耳塞。新式听诊器耳簧为由韧性好的钢材制成，可调到合适的松紧度，佩戴较舒适，调整耳塞的朝向也很方便。

随着电子技术的发展，一些电子技术也应用到听诊器上，出现了电子听诊器，电子听诊器将声波转换成电信号，然后把电信号放大和处理，不但可以再现人体内的声音，还可以通过计算机辅助分析系统，对心音病理或心脏杂音等进行分析与录制。有些电子听诊器设有直接音频输出，可用于与外部的记录装置如笔记本电脑或录音机等连接。保存这些声音，通过听诊器耳机听先前录制的声音，医生可进行更深入的研究，甚至可以实施远程会诊。除此之外还有胎儿听诊器、多普勒听诊器等各种类型的听诊器。尽管有许多电子产品可以替代听诊器的功能，但是普通听诊器使用方便，所听到的声音是原生态的，没有失真的问题，因此用好听诊器仍然是临床医生的基本功。

（二）血压计

1. 血压计的形式　目前主要有三种形式的血压计：水银血压计、表式血压计和电子血压计。

（1）水银血压计在一些国家是禁用的医疗器械，目前我国也开始启动禁用和停产水银柱式血压计的措施。从水银血压计的结构原理不难看出，其 0 位为大气压，水银的比重是固定数值，因此只要血压计不发生漏气、漏液及水银柱断裂等故障，其准确性和稳定性确实很好。

（2）表式血压计是利用充气后表内的一个中空金属环发生机械形变，带动齿轮转动一个角度，齿轮轴上安装一个指针，表盘上有相应的血压刻度。表式血压计体积小，携带方便，适用于外出急救。

（3）电子血压计是一种非常可靠的测量血压方式。压力传感器是电子血压计的关键部件，压力传感器要有良好的线性和温度补偿等功能，随着电子技术的发展，压力传感器和数字集成电路必然能够精准地反映出袖带中的气压，其精确度可与水银血压计相当。

2. 电子血压计临床应用　淘汰水银柱式血压计是因为环保的要求，而采用电子血压计替代水银柱式血压计，又产生了电子血压计准确性的问题。社会上不仅对电子血压计本身的准确性存在质疑，而且校正电子血压计的血压模拟器也成了重要科研课题。要剖析这个难题，首先要分清计量器具和使用方法在测量人体血压过程中的作用和影响。

（1）电子血压计使用的压力传感器和现代电子集成电路，其测试压力的准确性完全可以与水银血压计相媲美，因此首先确认电子血压计在临床应用中本身没有质量问题。

（2）医生使用水银血压计检测患者血压时，充气压力达到听诊器听不到声音后缓慢放气，当听到脉搏声音时，此时血压计上的数值即为收缩压，也称高压；继续放气减压，当听不到脉搏声音时，此时血压计上的数值即为舒张压，也称低压。这种测试血压的方法被称为柯氏音法，也被称为无创测量血压的"金标准"。

电子血压计大部分使用的是示波法，也称振荡法。其测试方法是袖带自动充气达到一定数值后开始放气，当血流通过血管时产生一定的振荡波，振荡波传播给压力传感器，随着继续放气，振荡波越来越大，达到最大峰值后振荡波逐渐变小。最大峰值为平均血压值，以此为参考点，向前寻找峰值是 0.45 的波动点对应的压力为收缩压，向后寻找峰值是 0.75 的波动点对应的压力为舒张压。最大峰值与放气速度和电路参数有关，收缩压和舒张压前后取值常数，各个厂家会有不同。

通过上述对两种测试方法的描述，显然测量误差出在测试方法上。

医生采用水银血压计，该血压计受外界干扰少，可以反复校对高、低压两个节点，这种测量方法带有很强的个人主观因素，当医生确认测试结果后，很难再接受其他方式测试的结果，这可能是临床医生总觉得电子血压计测试结果不准确的原因之一。电子血压计在测试过程中容易受到外界因素的干扰，甚至测试失败。如果要以带有个人主观因素的柯氏音听诊法测试结果为标准，客观上很难与电子血压计测试结果相吻合。

3. 血压计改进措施

（1）如果医务界仍然认可柯氏音听诊法测试的结果，则应把重点放在研制水银血压计的替代产品上。目前有一种完全模拟水银血压计的电子产品，用压力传感器替代了水银壶；用发光二极管替代水银柱。这种电子血压计完全可以按照水银血压计检测规程校对其准确性，同时还可以通过自动电子控制系统对高、低压数值进行提示。这样不仅保留了无创血压测试的"金标准"，而且使用效果也优于水银血压计。

（2）如果医务界认可采用振荡法电子血压计测试的结果，则需要开展电子血压计计量的标准化，包括血压模拟器数据库的标准化。

（3）如何更客观地对待和理解血压计测量误差对临床诊断的影响，也是当前医务界需要关注的问题。根据有关学术报道"血压测量中较小的测量误差就可能对患者的健康诊断产生很大影响，5mmHg 测量误差可能使被诊断为高血压的患者数增加一倍"。不结合患者的实际病情，把医疗设备提供的数值绝对化，高于参考值 5mmHg 就判断为高血压，这种诊断病情方式不可取。

（三）体温计

体温计又称医用温度计。体温计由玻璃泡和玻璃管组成，两者之间有一个很狭窄的曲颈。玻璃泡内装满水银，玻璃管刻度通常是 35～42℃，体温计可精确到 1/10℃。玻璃泡和玻璃管之间的曲颈可以使从人体取出体温计后，管内水银保持在原有位置不变。如果要使水银柱恢复到35℃左右的位置上需要外力的作用，可以采用人工甩表的方式，也可以使用专用甩表机。

水银式体温计是最早被列入强制鉴定的计量器具之一。其准确性主要取决于出厂质量鉴定。由于水银封闭在玻璃体内，因此性能稳定，读数准确，并且是无源测量器械，使用、保管都十分方便。

目前已经出现很多类型的新式体温计。电子体温计由温度传感器、专用集成电路、液晶显示器和电池组成。目前温度传感器的技术和产品已经相当成熟，传感器将人体温度的变化转换成电信号，再经过集成电路的放大，模数转换，把测试结果显示在屏幕上。目前电子体温需要电池供电是其短板，对这个问题可以通过配置太阳能供电和更换电池报警等技术解决。

非接触多功能红外体温计在"非典"期间得到了广泛的应用。红外体温计的原理是将人体发射的红外线具有的辐射能转变成电信号，红外线辐射能的大小与人体本身的温度相对应，根据电信号的大小确定人的温度。测量耳温的测试结果比较准确；使用测量额温方式测量速度不超过1s，适用于公共场合人群体温的测量。虽然额头测温十分方便，但是红外线额温测量受环境温度影响较大，因此只能用作人群体温的筛查工作。

（四）心电图机

心电图机是最早应用于临床诊断中的医疗设备，在内科、外科、ICU、CCU及急诊室等科室发挥着重要作用。

1. 心电图机工作原理　心脏是人体血液循环的动力装置。心脏在搏动前后，心肌激动，会产生微弱的生物电流，心脏每一个心动周期均伴随着生物电的变化。这种生物电变化可传达到身体表面的各个部位，由于身体各部分距心脏的距离不同，心电信号在身体不同的部位所表现出的电位也不同。正常心脏这种生物电变化的方向、频率、强度是有规律的。若通过电极将体表不同部位的电信号检测出来，再用放大器加以放大，并用记录器描记下来，就可得到心电图形。医生根据所记录的心电图波形的形态、波幅大小及各波之间的相对时间关系，便能做出诊断，如心电节律不齐、心肌梗死、期前收缩、高血压、心脏异位搏动等。由于其诊断可靠、操作简便、对患者无损伤，因此在临床中得到了广泛的应用。

2. 心电图机主要结构　心电图机主要由输入、信号处理和输出三部分组成（图5-1）。

（1）心电图机是通过导联线与人体电极相连。一般心电图机设有12个导联，即标准双极性肢体导联（Ⅰ、Ⅱ、Ⅲ）、单极加压肢体导联（aVR、aVL、aVF）和单极胸导联（$V_1 \sim V_6$）。单导心电图机心电信号放大通道只有一路，机内设有导联转换器，各导联的心电波形要逐个描记。单导心电图机效率低，且不能反映同一时刻各导心电的变化，但经济实惠，便于出诊，目前已经很少应用。多导心电图机可分为三道、六道和十二道同步心电图机等，其中十二道同步心电图机

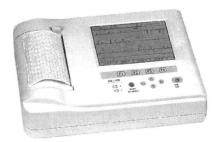

图5-1　多导心电图机

在诊断上占有优势，可以观察在同一时间内各导心电信号的变化。随着电子技术的发展，

其造价成本也在不断下降，使得十二道同步心电图机得到了普及性发展。

（2）心电图机主机部分由前置放大器和功率放大器组成。由于心电信号非常微弱，现在都采用集成化运算放大器芯片，其成本低、稳定性好。

（3）输出部分主要由记录器和走纸传动装置组成。早期模拟式心电图机多用位置反馈记录器，记录器将电信号转变成机械运动的装置，记录器使记录笔转角随心电信号变化而随之摆动，在记录纸上描记出随时间变化的心电图形。现代数字化心电图机记录器为热敏式或点阵式打印机。无论采用哪种记录方式，都需要记录纸按设定的走纸速度匀速运动，一般为25mm/s和50mm/s两种速度，其中25mm/s最为常用。记录纸的运动依靠一个微型电机和一套传动齿轮来完成。

现代心电图还具有图像显示屏，有些心电图还具有诊断提示功能，在心电图机内输入一些诊断软件，根据心电信号测试结果做出诊断提示供临床医生参考，随着大数据技术不断发展，心电图机智能化是一个必然趋势。

现代心电图机一般都采用交、直两用方式供电。机内电池不仅可以在外出或停电时使用，还可以观察心电图机对交流电抗干扰的能力。

3. 心电图机基本图形解读　心电图机的电信号波形与设备状况有密切联系，故应具备一些心电信号的基本知识。如图5-2所示，心电图记录纸上印有许多小方格，每个小方格为1mm×1mm，常规25mm/s走纸速度时，每1个小横格表示0.04s，每1个小格高表示0.1mV。

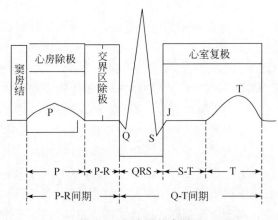

图 5-2　心电图基本图形

P波反映左右两心房去极化过程电位和时间的变化；P-R间期指以P波起点至QRS波群起点的时间间隔，代表心房开始去极化至心室开始去极化的时间；QRS波群反映左右两心室去极化过程中电位和时间的变化；S-T段从QRS波群终点至T波起点的间段，反映心室复极早期的电位和时间变化。正常的S-T段在水平基线上；T波反映了心室复极后期的电位变化；Q-T间期指从QRS波群起点至T波终点的时间，反映心室去极化与心室复极化的总时间；U波代表心室肌的激后电位，在T波之后0.02~0.04s出现。

4. 心电图机主要技术指标　主要包括共模抑制比、输入电阻、灵敏度、内部噪声、时间常数、线性、抗极化电压、频率响应、移位非线性、基线漂移、阻尼、走纸速度和绝缘性与安全性等。其检测的方法主要是采用一台信号发生器模拟人体的心电信号，模拟信号输入心电图机后，检查心电图机输出信号是否符合规范的技术指标。

（五）24小时动态心电图

动态心电图（dynamic electrocardiogram，DCG）于1957年由美国人Holter首创，故称HOLTER心电图。目前HOLTER已经成了24h动态心电图的代名词，患者进行动态心电图检查常被俗称"背HOLTER"。动态心电图可以记录受检者日常生活状态下连续24h动态心电的信息，可以检测到在常规心电检查不易发现的一过性异常心电。动态心电图弥补了常规心电检测的不足，能更全面地反映出心脏的电活动情况，供医生诊断参考。

HOLTER心电图机分成携带式记录盒和快速回放分析系统两个部分。

早期的记录盒是采用磁带作为记录介质，后来发展为闪存卡或固态式记录介质，记录的信息量大幅度增长，由单导记录发展成为十二导联全记录。携带式记录盒包括生命信号获取、调理和储存等，也包含有患者自觉症状的记录功能。DCG可连续记录24h心电活动的全过程，包括休息、活动、进餐、工作、学习和睡眠等不同情况下的心电图资料，能够发现常规ECG不易发现的心律失常和心肌缺血，是临床分析病情、确立疗效的重要客观依据。

分析系统主要由存储信号解读和分析软件组成。主体高性能计算机主要完成对所记录的信号进行分析和统计。回放和自动分析的速度一般可达记录速度60倍以上。大部分分析系统都可以人为添加漏判或剔除误判的信号波形，这样的系统都必须有人机交互功能和快速索引功能，最终还能把结果打印出来或存档。

动态心电分析系统的常见功能有干扰波的识别、室性心电图、彩色趋势图、全屏幕显示或分屏叠加显示、屏幕编辑和确定患者心电图资料、测试结果储存、S-T段数据分析和HRV分析软件、单个心电图编辑、屏幕电子卡尺等。

目前，随着互联网技术的发展，手机将成为动态心电图接收器，通常医生会给患者佩戴一个生物数据的收集器来持续收集数据，并通过5G WiFi直接传送到医院，由此实现了动态心电图数据的实时转发。

DCG主要适用于心悸、气促、头昏、晕厥、胸痛等症状性质的判断；心律失常的定性和定量诊断；心肌缺血的诊断和评价，尤其是发现无症状心肌缺血的重要手段；心肌缺血及心律失常药物的疗效评价；通过观察复杂心律失常等指标，判断心肌梗死后患者及其他心脏病患者的预后；选择安装起搏器有关的心律失常；医学科学研究和流行病学研究等。

动态心电图虽然有许多优势，但是由于患者处于活动状态，多少都会给心电图的记录质量带来影响，其图形质量不如普通心电图。同时，导联粘贴的位置等都会影响图形质量，因此动态心电图与普通心电图是一个互补关系，两者既不能互相代替，又有相互联系的关系。在患者做完普通心电图的基础上，是否需要再做HOLTER检查，要由医生做出判定。

继动态心电图之后，又逐渐兴起24小时动态血压检测，也称血压HOLTER，即在24h之内，通过自动测量装置定时检测人体的血压，其工作原理和结构与多参数监护仪中无创血压检测基本相同。和动态心电图一样，通过回放，分析患者在不同时期内血压的变化。血压测试也是采用波动法，因此人体动作会对检测值有一定的影响，患者检测时尽量保持体位不动，以免影响测量的准确性。

（六）多参监护仪

医疗监护仪在我国起步相对较晚，20 世纪 80 年代上海医疗器械厂生产的心电监护仪主要应用在危重患者监护室。进入 20 世纪 90 年代，医疗监护仪的功能有了快速发展，医疗市场出现各种多参数监护仪，进口设备逐渐取代国产设备。多参数监护仪促进了医院 ICU 科室的建立与发展，配置进口多参数监护仪成为当时医疗水平的标志之一。随着我国集成电子技术的发展，多参数监护仪从过去主要用于 ICU、CCU、急诊抢救室的监护，逐渐发展到目前普通病房和基层医疗单位也在广泛地使用多参数监护，多参数监护已经成为现代医疗常规性的设备。

多参数监护仪从 20 世纪 90 年代发展到现在，其基本功能并没有较大的突破和改进，只不过随着计算机和液晶显示屏技术的发展，其成本不断降低，为多参数监护仪普及提供了有利条件。

1. 多参数监护仪分类　多参数监护仪主要分为多参组合式监护仪和插件式监护仪。

（1）目前使用最为广泛的是多参组合式监护仪，也就是最常见的六参数监护仪。这种监护仪把心电、脉搏、无创血压、血氧饱和度、呼吸、体温监测功能组合在一起，成为设备的标准配置。这些检测的功能基本能够满足临床诊断的需求，适用于医院各个科室。

（2）插件式监护仪除了具有常规的六项基本功能外，还可以通过转换多种模块，如有创血压、呼气末二氧化碳、呼吸力学、麻醉气体、心排血量、脑电双频指数等模块，把需要的模块通过监护仪上的插件槽插在设备上，此监护仪就具备了此项测试功能。插件式监护仪适用于 ICU、手术室等科室，因为这些科室有时需要对患者的一些特殊生理参数进行监护。

2. 多参组合式监护仪测量技术参数　无论是多参组合式监护仪还是插件式监护仪，主要技术参数测量原理和方法都是一致的。

（1）心电图是监护仪器最基本的监护项目之一。心电信号是通过电极获得，三个一次性纽扣式电极分别贴在患者的胸部和腹部。电极把电信号传输到监护仪主机，通过信号放大等处理后，将心电图形显示在监视屏上。根据心电波形可以测定瞬时心率，并计算出平均心率。

人体呼吸运动时，胸部肌体组织的电阻抗也交替变化，呼吸阻抗与肺容量存在一定的关系，根据肺阻抗的变化，通过心电电极可以测试呼吸阻抗的图形曲线，并显示在监视屏上。

（2）多参数监护仪还具有测量血压的功能。一种是采用常规袖带方式获取血压数据，称为无创血压监测；一种是采用带有压力传感器的导管从静脉插入，经大静脉进入上下腔静脉与右心房交界处测得中心静脉压，称为有创血压监测。

多参数监护仪的无创血压监测与前述的电子血压计原理类似，采用了示波法间接测量血压。有创血压适用于心血管危重患者的监测，风险高、操作复杂且需要昂贵的一次性导管，因此较少使用。

（3）血氧饱和度（SPO_2）是多参数监护仪度量动脉血管中的含氧量。血液携带输送氧气的能力用血氧饱和度来衡量，监测动脉 SPO_2 可以对肺的氧合和血红蛋白携氧能力进行估计。正常人体动脉血的 SPO_2 为 98%，静脉血为 75%。目前是采用指套式光电传感器，传感器由 2 只发光管和 1 只光电管组成。测量时，只需将传感器套在患者手指上，利用手指作为盛装血红蛋白的透明容器，使用波长为 660nm 的红光和 940nm 的近红外光作为射入光源，测定通过组织床的光传导强度，来计算血红蛋白浓度及 SPO_2，为临床提供了一种连续无损伤血氧测量。

（4）监护仪体温测量是通过一个温度传感器把体温信息传输到主机，然后显示在屏幕上。

（5）除了上述 6 个常见参数外，多参数监护仪还可以根据科室不同的具体情况，如手术室、ICU、CCU，配备不同功能的监护仪，以满足临床需求。其他功能主要包括有创血压监测，可以更准确地反映中心静脉压、左心房压、心排血量的数值，因此有些监护仪还配备了双有创血压监测通道；监护仪可以配备血气监测功能，主要测试氧分压（PO_2）、二氧化碳分压（PCO_2）；心排血量是衡量心功能的重要指标，心排血量是心脏每分钟排出的血量，有些监护仪可以配备监测心排血量功能的模块。

3. 多参数监护仪在临床中的应用　多参数监护仪在 ICU、CCU 病房中的应用，一般是通过有线或无线方式，把每台监护仪的图形数据传输到中心监护仪，即常说的"一拖几"，"一"是中心监护仪，"几"是几个床旁监护仪。值班医生、护士可以通过中心监护仪掌控每台床边监护仪，了解每个患者的具体情况。

多参数监护仪在急诊室或普通病房应用中，一般不采用中心监护仪，而是根据医生的医嘱，护士把监护仪随机推到需要监测患者的床旁。常态监测工作一般由家属或看护人员来完成，医护人员只是巡视监测情况和处理异常报警工作。

多参数监护仪还有两个重要功能：报警功能和数据存储功能，为多参数监护仪的管理提供了较好的客观条件。由于工作关系，看护人员不可能长时间查看显示屏上的测试波形，因此需要在设备上设定报警线，如电极脱落、心率报警范围、呼吸频率等，一旦出现设备报警，提示医护人员马上进行救护处理；现代监护仪设备具有强大的存储功能，可以调阅患者病情发展变化的进程，为医生诊断提供可靠的依据。预计随着 5G 网络技术的发展，今后每台监护仪的测试数据和报警信息都可以通过网络传输到医护人员的手机或工作终端上，以便医护人员及时掌握患者信息，并做出及时的处理。

（七）除颤器

除颤器主要应用于心律不齐、心房颤动、心室颤动等短时即可致命的心脏类疾病，是医院和社会必备的重要抢救设备。除颤器主要分为两大类：一类是用于医院临床科室，如急诊室、手术室等，这种医用除颤监护仪除有除颤的基本功能外，一般还配有心电监测功能，因此也称除颤监护仪；另一类是用于社会公众场合的全自动除颤器。

1. 医用除颤监护仪　除了具有除颤功能外，还可以有不同的配置功能。一般只配备心电检测功能的较为常见，这种配置较经济实惠，造价相对较低。有些除颤监护仪在这种配置下，又增添了血氧饱和度、无创血压等功能，组成了实际意义上的既具有多参数监护功能又能除颤的除颤监护仪，造价相对较高。这种除颤监护仪平时可以用作监护仪使用，既提高了设备的使用率，又提高了科室的经济效益，因为仅靠设备的除颤功能使用率极低，根本无法收回投入成本。

正确使用医用除颤监护仪，可以挽救患者的生命，不正确的使用很可能对患者造成伤害。在操作中要特别关注在何种情况下使用同步除颤和何时使用非同步除颤功能。在除颤监护仪的操作面板上有两者功能的选择开关。

（1）非同步除颤的绝对适应证是心室颤动。电刺激时无须考虑患者的自主节律，所以称为非同步除颤。在心脏停搏时，可以立即进行非同步除颤，也称盲目除颤。非同步除颤操作方法是医生选择好除颤能量后，按动电极按钮即可立即放电除颤。

（2）患者具有心房颤动、心房扑动、室上性心动过速、室性心动过速等心律失常表现时，可考虑采用电除颤恢复窦性心律。因患者虽有心律失常，但尚有自身节律，电击时，复律脉冲的发放必须与患者的心搏同步，使电刺激信号落入心室绝对不应期中（R 波起始后 30ms 处），以免刺激落入 T 波顶峰附近的心室易损期而引起心室颤动。当除颤方式选择开关位于同步除颤时，此时即使医生按动放电按钮后，除颤电极也不会立即放电，而是由患者心电图中的 R 波来触发放电。对患者是否应用除颤应考虑电除颤的适应证，尤其是心房颤动、心房扑动一类的房性心律失常，即使是使用 R 波触发的同步除颤也有一定的风险性，因此在可以使用药物控制的情况下，尽量选择药物治疗，慎用除颤方法。在给患者实施除颤时不仅要合理选择除颤能量，还要特别注意双手一定要握紧除颤电极，并紧贴患者除颤部位，以避免灼伤患者皮肤。

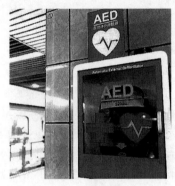

图 5-3　公共场所 AED

2. 自动体外除颤器（AED）　又称自动体外电击器、自动电击器、自动除颤器、心脏除颤器及傻瓜电击器等，是一种便携式的医疗设备（图 5-3）。它可以诊断特定的心律失常，并且给予电击除颤，是可被非专业人员使用抢救心源性猝死患者的医疗设备。但是目前国内尚不允许未受训练的非专业人员使用。

自动体外心脏除颤器主要用于患者心室颤动或无脉性室性心动过速。患者在这两种心律失常时，心肌虽有一定的运动但却无法有效地将血液送至全身，因此必须紧急予以电击矫正。在发生心室颤动时，心脏的电活动处于严重混乱的状态，心室无法有效泵出血液；在心动过速时，心脏则是因为跳动太快而无法有效泵出充足的血液，通常心动过速最终会变成心室颤动。若不矫正，这两种心律失常会迅速导致脑部损伤甚至死亡。每拖延 1min，患者的生存率即降低 10%。自动体外心脏除颤器不同于一般专为医疗人员设计的专业心脏除颤器，除了以上所提的两种情形外，它无法诊断其他类型的心律失常，也无法提供治疗，而且它无法对心动过缓提供体外心率调节的功能。

自动心脏除颤器在日本及中国香港等人口稠密的国家及地区设置较多，在中国内地则仅见于机场、高铁车站、部分地铁车站、消防局救护队等部门。目前，大家比较熟知的还是心肺复苏的抢救方法，对于如何使用自动心脏除颤器还比较陌生，相信随着社会的发展和自动除颤器知识的普及教育，自动除颤器将会在日常抢救心脏病患者的治疗中发挥越来越重要的作用。

（八）多导生理记录仪

多导生理记录仪是一种能够记录人体各项生理指标的仪器，根据需求可以完成以下生理信号的测量：心电、脑电、肌电、眼电、胃肠电、诱发电位、神经电位、细胞电位、有创血压、无创血压、体温、肌张力、呼吸波、呼吸流速、组织血流速度、血管血流量、氧气含量、二氧化碳含量、血氧饱和度、无创心排血量、光电脉搏容积、皮肤电阻、电刺激等。其适用心脏电生理检查、进行心脏介入手术、射频消融治疗心律失常、二尖瓣球囊扩张、冠状动脉造影、PTCA、血管内支架成型及其他心脏介入手术。

多导生理记录仪最常见的有 16 个模拟数据采集通道，如果联网工作，可升级到 64 个模拟数据采集通道。全体表导联与心内预设信号全程记录，任意切换，无论何时均可选中体表打印键打印患者此时的全体表导联信号，打印出的体表信号与屏幕上显示信号同步，记录手术全过程体表和心内信号，方便医生进行比较、分析。

操作屏上可实现分屏和标注功能，可在实时监测时进行分屏显示；可存放不同时刻的电生理波形；波形可分别冻结、测量、分析、自动比较，尤其方便了在双径路和旁道的消融治疗。

多导生理记录仪一般都具有强大功能的软件，可以在计算机屏幕上测量计算，系统提供多个计算功能。软件设计灵活，使用者可以根据试验要求设计计算公式并存储下来，同类实验可直接调用。基于多导生理记录仪的上述功能，在一般临床治疗中较少使用，主要是在心血管内科、导管室和科研部门使用。

三、神经内科设备

神经内科疾病一般由 CT 等设备进行检查，一些神经内科疾病的治疗主要体现在康复设备，在此只对与神经内科关系密切的脑电图仪做简要介绍。

脑电图（electroencephalogram，EEG）是通过电极从头皮上将脑部脑细胞群的自发性、节律性电活动的生物电位加以放大并记录而获得的图形。EEG 是癫痫诊断和治疗中最重要的一项检查工具，尽管高分辨率的解剖和功能影像在不断地发展，但在癫痫的诊治中 EEG 始终是其他检测方法所不可替代的。

（一）脑电图分类

目前经头皮 EEG 监测的主要有常规脑电图、动态脑电图和视频脑电图三种类型。

1. 常规脑电图 一般记录时间为 20～40min，由于癫痫样放电随机性很大，常难以捕捉到，所以根据常规脑电图常很难对患者的癫痫情况做出诊断，因此目前常规脑电图使用率呈逐年下降趋势。

2. 动态脑电图监测（ambulatory EEG monitoring，AEEG） 又称便携式脑电图监测。AEEG 通常可连续记录 24h 左右，因此又称 24h 脑电图监测。由于没有录像设备，所以主要适用于发作频率相对稀少、短程脑电图记录不易捕捉到发作者；或癫痫发作已经控制，抗癫痫药物准备减停前或完全减停后复查脑电图。

3. 视频脑电图监测（Video-EEG，VEEG） 又称录像脑电图监测，是在脑电图设备基础上增加了同步视频设备，从而同步拍摄患者的临床情况。监测时间可以根据设备条件和病情需要灵活掌握，从数小时至数天不等。视频脑电可全过程同屏同步存储、编辑、回放患者的脑电波与录像信号并可长距离、长时间检测。患者可以处于正常生活状态，只要用摄像机对准患者的面部和全身，以便发作时记录下任何部位的抽搐动作。根据贴头上电极记录的脑电，结合患者发作时的视频图像，供专业人员研究，以找到诊断和处理所需要的答案，以便对癫痫的诊断、分类、致病灶定位得出正确的结论和进行正确的处理。

（二）脑电图机结构

脑电图机的结构大致可分为六部分：输入盒、导联选择器、放大器、记录器、控制部分和 CPU 部分等。

1. 输入盒　脑电图机的导联数较多，而且为了观察脑电场分布的对称情况和瞬时变化，必须要有多通道的放大器和记录器同时工作，常见的有 8 导、16 导、32 导等。由于脑电信号一般由若干个头部电极从统一的部位引出，引出的电极线就有若干根，因此经常采用中间接线盒，又称输盒。电极引出线直接与输入盒相连，通过输入盒引出线再将脑电信号送到脑电图机中去，有的机器还附加一道心电和一道记号导联。输入盒为金属屏蔽盒，上有电极插孔，外接插孔可用于描记脑电、肌电、眼电、诱发电、呼吸波等。盒内有缓冲放大器，脑电信号被电极拾取后送至输入盒，然后经过导联选择器和放大器后送到记录器进行描记。

2. 导联选择器　通常是一个节点开关阵列，来自 CPU 的指令接通一组节点即可把相应的来自电极的生物电信号送到放大器输入端。脑电图机可提供固定导联选择及自由导联编程。

3. 放大器　脑电电信号弱是由于大脑皮质对外的放电本身就少，同时颅骨也会对大脑内产生的电信号造成进一步的衰减，因此脑电图机要具有将大脑皮质发出的电信号放大100 万倍的功能，才能满足诊断需求。

4. 记录器　由于脑电信号幅值变化比较大，故要求增益控制能有多档粗、细调节，定标电压能设置有多种幅值。脑电图机运用微处理器控制技术，随着信号的记录，在各导波形的旁边能自动打印出放大器和记录器各自的工作参数，有的可以直接打印出数值，有的可以打印出编码标记。

5. 控制部分　主要是键盘扫描电路，用于产生相应的键码，这些操作包括导联的选择与编程、定标描记、光刺激、参考电极的选择等。

6. CPU 部分　现代脑电图机常用 CPU 控制各项操作，操作过程由存储于 ROM 中的监控程序来完成。

脑电图机还应设有电极-皮肤接触电阻测量装置，一般接触电阻应小于 20kΩ，如果超过此值，则必须清洁皮肤，处理电极和采用更好的电极膏，以保证人身安全和测量的准确。

（三）脑地形图

目前在人体脑电检测仪器中还有脑地形图设备也较为常见，其检测原理与脑电图基本相同，最主要的差别是脑电图机一般输出的是脑电波形，而脑地形图机将脑电波各频段内功率值用不同颜色表示的球面，把头皮展成平面图形，也就是显示出经脑电波形分析出来的三维地形图，供医生诊断参考。随着计算机工作站性能的提高，脑电工作站既可以记录脑电波形，也可以分析出脑电地形图，因此使得脑电图机和脑地形图机的概念和区别日益淡化，划分得不是很明确。脑地形图主要用于精神病、痴呆、癫痫、脑肿瘤、脑外伤、脑血管病的辅助诊断。

目前通过脑电图的检测对多发癫痫病主要有两种治疗的方法。一种是采取药物控制治疗的方法；一种是采取手术切除癫痫病灶的方法。

四、呼吸内科设备

呼吸系统是人体中重要组成部分，呼吸系统的疾病不仅局限于呼吸器官，而且必然影响到心血管等各个器官的正常状态。涉及治疗呼吸系统疾病的医疗设备主要有供氧系统、血氧饱和度测试仪、肺功能仪、多导睡眠监护仪、超声雾化器、呼吸机、高压氧舱等。

（一）医院供氧系统

1. 医院供氧系统类型　目前医院中心供氧系统大致可以分为三类：中心液氧供给系统、中心制氧系统和汇流排供氧系统。前两种适用于规模较大的医院，后一种适用于规模较小的医院。

（1）中心液氧供给系统：工业化生产氧气的方法是将空气进行低温处理，在一定压力下采用低温分馏。根据制取氧气的纯度和杂质含量的不同，氧气又分为工业用氧和医学用氧。把医用氧气冷却到-183℃以下即可成液态，便于运输和存储。医院采用中心液氧站供氧方式简便易行、质量可靠、管理方便，只需氧气厂按需定时向中心液氧站加注液氧即可，因此常被医院当作首选供氧方式。

中心液氧站主要由真空粉末绝缘低温液氧储罐、升压盘管、气化器、氧气分配器等组成。中心液氧站操控人员和管理人员应经过严格培训，持证上岗，确保设备和人员的安全。医院中心液氧站应建在空旷的地方，周围至少10m内应无建筑和明火等设施。

随着社会的发展和安全意识的增强，对液氧的运输要求越来越严格，显然液氧需要在高压低温下运输，在运输中有一定的风险，更不适宜长途运输，因此液氧的运输在一定程度上制约了液氧的发展。

（2）中心制氧系统：由于液氧或氧气瓶都是高压设备，使用中存在一定的风险，同时运输装卸也十分麻烦，因此许多医院曾尝试采用自制氧气的方法，早期其效果并不理想。

近年来随着医用分子筛制氧机的兴起，使得医院中心制氧系统得到了快速发展。分子筛制氧技术不同于传统制氧方法，这种制氧机一般采用变压吸附式技术。在制氧机内装填分子筛，在吸附塔内，氮气被分子筛吸附，氧气在吸附塔顶部被聚积后进入氧气储罐。氧气再经过除尘过滤器和除菌过滤器三级过滤系统，除去异味等，最后生成为合格的氧气。制氧系统主要包括空气罐、空压机、干燥机、制氧主机、氧气罐等，医用制氧机得到的氧气符合医用氧气的要求。目前分子筛制氧技术已经日渐成熟，并在许多医院得到实践认可，对节能环保具有重要意义，不仅免去运输带来的污染，而且夜间制氧时可以采用低谷电。由于制氧的最大压力为0.2～0.3MPa，避免了高压易爆等危险。

（3）汇流排供氧系统：实际上就是把一些医用氧气瓶串接起来形成一个供氧中心，中心通过管路输送到使用科室，省去了把氧气瓶推到患者床前的麻烦。这种供氧方式更加稳定、安全。有些医院中心液氧系统也并联一个汇流排以防不测。汇流排供氧系统一般都采用40L氧气钢瓶，装满的钢瓶内气压为135～150个大气压，因此汇流排供氧系统需要减压后再送入供氧管路。

2. 供氧系统的传输与使用　氧气从制氧中心通过管路输送到各个使用科室的医用功

能带，供患者使用。早期的输送管道采用的是紫铜管，紫铜管柔韧性好、易于焊接、不易生锈。现代氧气管路一般采用的是 306 医用不锈钢管路，管路铺设好后要做打压实验，避免管路漏气造成氧气泄露现象。

医用功能带主要用于医院病房内，可以装载气体终端、电源插座和呼叫系统等设备。它是中心供氧及中心吸引系统的必不可少的气体终端控制装置。

医用功能带上的气体插座最多有 3 个：氧气、负压和高压空气插座。其中氧气插座和负压插座比较常用，负压系统由于漏气不易察觉，漏气后可影响整个负压系统，因此有些医院采用有选择性地分布供给负压插座，而氧气是气体设备带必备的配置，并且每个病床床头都需要配备。患者需要吸氧时，只要将输氧瓶插在插座上即可给患者输氧。输氧瓶由加湿器、流量调节阀和吸氧管组成。使用时观察流量浮漂位置，通过调节阀设定输氧流量。目前大部分采用一次性输氧管和输氧瓶，以避免交叉感染。

通过输氧虽然能够有效地改善患者呼吸系统的功能，但是也要控制好适当的吸氧量和时间，注意呼吸的氧气浓度过高，会对人体造成一定的伤害，也就是常说的氧化损伤或氧中毒，过度吸氧导致人体对氧气产生依赖性。

（二）血氧饱和度监测仪

患者呼吸状况可以用血氧饱和度监测仪测定。血氧饱和度监测仪可度量动脉血管中的含氧量。专用血氧饱和度监测仪工作原理和设备结构与多参监护仪中的血氧饱和度监测部分基本一致，专用血氧饱和度监测仪只检测一项指标，因此其体积小、使用更方便。

（三）肺功能仪

肺是气体交换的器官，右心室将血液输送到肺部肺泡的毛细血管，在肺泡处进行气体交换，带有 O_2 的血液回流到左心室，再由左心室把含 O_2 的血液输送到全身。在肺部血液循环状况和气体交换的能力直接体现了肺的功能，测量这种功能的设备称为肺功能仪。

早期的肺功能仪测量方法类似现在多参数监护仪，采用的是阻抗法。根据胸阻抗的变化与呼吸活动有直接关系，利用胸电极获取人体不同位置的呼吸波形频谱图，再根据波形、幅度、频率变化对肺功能进行监测和诊断，这种测量方法提供的参数少，不能满足临床需求。

现代肺功能仪采用直接测量患者吸入和呼出气体的方法。这种肺功能仪通常采用一只高精度稳定的流量传感器直接置于待测的气路中，将呼出和吸入的气流信号转化为电信号，再经过放大、整形和计算机专用程序处理后，获取各种参数。肺功能仪由肺量计、气体分析仪及压力计组成。肺功能仪可测量 FVC、FEV$_1$、FEV$_1$/FVC 等，常用肺功能检测参数用力肺活量（FVC）、肺活量（VC/SVC）；输入 FRC 后，可测出残气量（RV）、功能残气量（FRC）、肺总量（TLC）、每分通气量（MV）、每分钟最大通气量（MVV）、支气管扩张试验（BD）等参数。

目前肺功能仪大致可以分为两种类型：一种是大型肺功能仪，其性能齐全、数据稳定、价格昂贵、需要专用测试室，因此适用于大型综合性医院使用；一种是小型便携式肺功能仪，简便易行，价格低，具备肺功能检测的基本功能，适用于体检、社区医疗服务站和小型医院。

（四）多导睡眠监护仪

睡眠呼吸暂停综合征（sleep apnea syndrome，SAS）会导致患者猝死，近年来引起了人们的高度重视。SAS 的临床表现为大家习以为常的睡眠打鼾，医学上定义为夜间睡眠 7h 内，口或鼻腔气流持续停止 10s 以上，并超过 30 次者即患有睡眠呼吸暂停综合征。目前对于睡眠呼吸暂停综合征的治疗包括内科治疗和外科手术治疗，患者必须在专科医生指导下选择合适的治疗方法才能取得好的治疗效果。

睡眠呼吸暂停综合征必须通过多导睡眠图检测才能够确诊，多导睡眠图监测仪（PSG）是诊断 SAS 最重要的方法，是国际公认的睡眠呼吸暂停综合征诊断的"金标准"，PSG 检测的项目包括脑电图、眼电图、颏肌电图、心电图、胸腹壁呼吸运动、口鼻气流及血氧饱和度等。

多导睡眠监测仪由主机和附件组成，主机包括信号放大器、信号处理器、显示器、隔离电源和诊断分析用软件等组成。附件包括采集盒、EEG/ECG/EOG/EMG 传感器、胸腹运动传感器、热敏气流传感器、血氧传感器、鼾声传感器、体位传感器、信号电缆等。

主机和附件的配置取决于医院开展业务的特色和需求，完备的监测参数可达 20～65 导系统配置，能够监测所有常规睡眠参数及其他参数，可以充分满足不同科室对临床监测的应用需求。1 台主机最多可同时监测 8 床位。

现代多导睡眠监测仪可选配的无线遥测模块，便携式记录盒已经用于临床。近年来无电极的床垫式多导睡眠监测系统的研制是诊断技术的重大进步，使睡眠呼吸监测更加舒适。

（五）超声雾化器

雾化吸入治疗是呼吸系统疾病治疗中一种重要和有效的治疗方法，采用雾化吸入器将药液雾化成微小颗粒，药物通过呼吸吸入的方式进入呼吸道和肺部后沉积，从而达到无痛、迅速有效治疗的目的。雾化吸入器主要用于治疗各种呼吸系统疾病，如感冒、咳嗽、哮喘、咽喉肿痛、咽炎、鼻炎、支气管炎、肺尘埃沉着病等气管、支气管、肺泡、胸腔内疾病。

目前使用的雾化器主要有三种类型：超声波雾化器、压缩空气式雾化器和网式雾化器。

1. 超声波雾化器　是继加热雾化方式之后，最早应用在临床治疗中的机械雾化器。超声波雾化器利用电子高频振荡电路，通过陶瓷振荡片的高频谐振，将液态水分子打散而产生水雾，雾化器微量风扇将水雾吹入输出管路。在水中加入药液，药液随水雾吹入人体口腔。这种超声雾化器与目前广泛使用的家用空气雾化器在工作原理和结构上没有本质的区别。超声雾化器缺点：产生的药物颗粒大部分沉积在口腔、喉部等上呼吸道，肺部的沉积量较少；由于超声波雾化器产生的雾粒大，雾化快，导致患者吸入过多的水蒸气，使得堵塞在支气管的干稠分泌物膨胀，加大呼吸道阻力；超声波雾化器对药物需求量大等。由于超声波雾化器有上述缺点，因此逐渐被压缩空气式雾化器替代。

2. 压缩空气式雾化器　也称为射流式雾化器，是根据文丘里喷射原理，利用流速大压强小的基本原理，压缩空气在细小管口处形成高速气流，产生的负压带动液体一起喷射到阻挡物上，在高速撞击下向周围飞溅使液滴变成雾状微粒，再从出气管喷出。气体压缩式雾化器优点：使用原药雾化，不易造成气管内壁黏膜发胀，而使气管堵塞；雾化的颗粒能进入支气管、肺部等气管，适宜治疗下呼吸道疾病；药物利用率高；操作使用方便；故障率低，维修费用低，使用寿命长。

3. 网式雾化器 是通过振动子的上下震动，并通过喷嘴型的网式喷雾头的孔穴将药液挤出，利用微小的超声波振动和网式喷雾头来喷雾，属于雾化器的一种最新类型，兼具压缩式雾化器和超声波雾化器的特点，利用微小的超声波振动和网式喷雾头构造来喷雾，是面向小儿哮喘患者使用的家庭医用雾化器，便于随时随地携带使用。

（六）呼吸机

在现代临床医学中呼吸机已普遍用于各种原因所致的呼吸衰竭、呼吸支持治疗中，能增加肺通气量，改善呼吸功能，节约心脏储备能力，在现代医学领域内占有十分重要的位置。呼吸机在急救、麻醉、ICU 和呼吸治疗领域中正得到越来越广泛的应用，掌握呼吸机的基本知识和基本操作方法是临床医生必需的基本知识和技能。

1. 呼吸机工作原理 人体吸气时胸腔产生负压，肺被动扩张出现肺泡和气道负压完成吸气；吸气后胸廓及肺弹性回缩，产生相反的压力差，完成呼气。早期的呼吸机就是仿照这一生理功能制成，将患者的胸部置于密闭的容器中。当容器中为负压时，空气进入肺泡，为吸气期；而当容器压力转为大气压时，肺泡内气体排出体外，为呼气期。这种呼吸机被俗称为"铁肺"，由于多种原因现在这类呼吸机已经被淘汰，但是其工作原理符合人体的正常呼吸生理功能。现代呼吸机都是采用正压力差原理而完成呼吸运动，这种通气原理有违人体的正常呼吸生理功能，是造成人机对抗和肺泡破裂的重要原因之一。如何使这种通气方式更适合人体生理功能是用好呼吸机的关键技术问题。

2. 呼吸机类型与结构 呼吸机有许多种分类方式，如按连接方式分类、按用途分类、按驱动方式分类、按通气模式分类、按压力和流量发生器分类等，其中把呼吸机分为无创和有创呼吸机两大类较为实用。顾名思义，无创呼吸机是通过面罩或鼻罩向患者输气；有创呼吸机一般需要将患者的气管切开，或通过口鼻插入气管插管，插管连接到呼吸机。

（1）无创呼吸机：目前社会上广泛开展心肺复苏技能教育，在按压胸部的同时，间断性地捏住患者的鼻孔，口对口地向患者吹气，其作用就相当于人工无创呼吸机。这种抢救方式只是一个应急办法，争取抢救黄金 4min。而后的抢救工作常由专业医务人员来完成，抢救设备中一般都配有简易呼吸器，俗称"皮球"。这种呼吸器主要由皮球、面罩和阀门组成。使用时把面罩扣在患者的鼻子和口腔部位，人工定时按压皮球，进气阀打开，空气送入患者呼吸系统，按压结束后排气阀打开，由患者肺部收缩排出空气。在无创呼吸机（图 5-4）没有广泛普及时，这种人工抢救方式有时会持续很长时间，需要人工替换的方法来维持治疗方式。现代治疗方式虽然已经被各种类型的呼吸机所替代，然而在一些特殊环境中，使用好这种简易呼吸器仍然具有非常重要的现实意义。

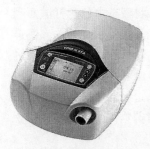

图 5-4 无创呼吸机

早期无创呼吸机在临床上主要用于治疗睡眠呼吸暂停综合征及相关疾病，也就是阻塞性睡眠呼吸暂停综合征的患者。现在常用的呼吸机一般都带有自动功能，这种呼吸机提供的压力会根据患者体位和阻塞的严重程度有所变化，以适应患者呼吸量的需求。通气的压力和容量大小由医生根据患者的需要设定，由 CPU 控制涡轮泵的转速，调节适量的气体通过单向阀进入面罩，最终输入人体。这类呼吸机因为只提供一种压力，因此被称为单水平呼吸机，也可称为家用呼吸机。

随着无创呼吸机功能不断完善，其适用治疗范围不断扩展，使具有治疗功能的医用无创呼吸机得到了快速发展和普及。现代无创呼吸机多为双气道压力呼吸机，当患者在吸气时机器提供较高的吸气压力，以保持气道开放，以利于吸气；呼气时提供较低的呼气压力，以保证患者呼吸顺畅，因此这种呼吸机被称为双水平正压呼吸机。双水平呼吸机一般具有的 S、T 和 S/T 自动切换三种通气模式。双水平呼吸机可实现：①调节呼吸机吸气压上升斜率与呼气压下降斜率；②监测吸气压力、呼气压力、呼吸频率、峰流速等参数；③具有漏气报警、断电报警、过热保护、独立气道和参数锁定等功能。

双水平正压呼吸机不仅适用于各类睡眠呼吸暂停综合征患者，而且也适用于抢救治疗一些危重患者，如肺心病、慢性阻塞性肺疾病等患者；自主呼吸微弱、昏迷患者；不合作患者；呼吸道分泌物多及合并其他脏器症状者；消化道出血不宜使用无创呼吸机者。在使用无创呼吸机时要特别注意做好护理工作，及时根据病情调节呼吸机参数。无创呼吸机使用鼻面罩既有无创伤的优势，也有容易漏气的劣势，因此在使用时一方面要戴好面罩，同时设备应具备漏气自动补偿功能。如果使用无创呼吸机达不到治疗效果或无效时，应及时考虑转为有创呼吸机治疗。

（2）有创呼吸机：使用有创呼吸机首先要解决为患者提供有效呼吸的通道，该呼吸通道主要有使用气管插管和将患者的气管切开两种。气管插管可以经患者的口或鼻插入人体气管，其中以经口比较常见。现代喉镜一般带有视频系统可以清晰地看到声门的开合，为气管插管快速、准确地经过声门进入气管提供技术支持。气管插管外端与呼吸机连接形成了一个稳定的封闭式供气通道。气管切开术是切开颈段气管，插入切开气管，气管再连接到呼吸机呼吸通道，为患者提供呼吸支持。气管插管简便易行，且无须外科手术，适用于抢救治疗；气管切开有创伤，但通气顺畅，不影响进食，尤其适用于对气管插管不适应的患者。

有创呼吸机常用于病情复杂、病情较重患者的抢救和治疗，一般配置在 ICU、CCU 和急诊抢救室等。呼吸机功能齐全，稳定可靠、并配有多种呼吸模式，以适应患者病情的变化和需求。

1）有创呼吸机类型：有创呼吸机可分为定压型呼吸机、定容型呼吸机和定时型呼吸机三种类型。一般把压缩空气进入人体肺部的过程称为吸气相；把人体胸廓收缩肺部气体排出的过程称为呼气相。吸气相的过程涉及三个物理量：压力、容积和时间。以进气压力定标即为定压型呼吸机；以进气容积量定标即为定容型呼吸机；以进气时间定标即为定时型呼吸机。

三种类型的呼吸机各有优缺点。①定压型呼吸机的优点是气道有漏气时，它也可以保持一定压力，维持适当通气。其缺点是只能保持气道的压力，潮气量得不到保障。简言之，此类呼吸机保压力不保容量。②定容型呼吸机将固定的容积气体泵入患者气道及肺部。此类呼吸机的优点是在安全压力范围内，密闭的气道状态下能保证一定的潮气量；缺点是气道漏气无法补偿。简言之，此类呼吸机保容量不保压力。③定时型呼吸机产生气流，进入气道达到预定时间，吸气停止。其吸气时间、呼吸频率、吸/呼比值、吸入氧气浓度可以调节。选择哪种类型的呼吸机取决于医生对患者治疗方案的选择，目前生产的治疗型呼吸机一般都有呼吸类型转换器，即 CPU 根据转换器的指令，呼吸机可以在定压型和定容型之间转换，以适应临床治疗的需要。

2）有创呼吸机呼吸模式：有创呼吸机有多种呼吸模式，也是与无创呼吸机相区别的显著特点之一。由于有创呼吸机主要用于救治危重患者，因此呼吸机需要有与患者各种病情相适应的呼吸模式功能。现代呼吸机的治疗模式种类越来越多，如何针对患者病情运用好这些呼吸模式取决于医生对这些模式的理解和应用。下面简要介绍几种最基本的呼吸模式。①间歇正压呼吸（IPPV）：是最基本的通气方式。吸气时产生正压，将气体压入肺内，身体自身压力呼出气体。②呼气平台：也称吸气末正压呼吸（EIPPB），吸气末及呼气前，呼气阀关闭一段时间，再开放呼气，这段时间一般不超过呼吸周期的 5%。③呼气末正压通气（PEEP）：在间歇正压通气的前提下，使呼气末气道内保持一定压力，在治疗呼吸窘迫综合征、非心源性肺水肿、肺出血时起重要作用。④间歇指令通气（IMV）、同步间歇指令通气（SIMV）：属于辅助通气方式，呼吸机管道中有持续气流，若干次自主呼吸后给一次正压通气，保证每分通气量。⑤气道持续正压通气（CPAP）：要保证足够的流量，应使流量加大 3～4 倍。⑥分钟指令性通气（MMV）：保证患者灵活设置的目标分钟通气量。⑦双水平气道正压通气：即在给定的时间内设置 2 个不同的压力水平，患者在 2 个不同的压力水平上自主呼吸。⑧压力支持：是在自主呼吸基础上，提供一定压力支持，使每次呼吸时压力均能达到预定的峰压值。⑨辅助控制通气模式：属于纯指令性通气，其中包括压力控制，压力限制和容量控制。

3）呼吸机参数设置：选择好呼吸机治疗模式后，就需要根据呼吸机处在定容型还是定压型的状态，根据使用说明书的要求设置呼吸机的各项参数。各项参数包括设置潮气量（VT）、设置呼吸机频率、设置呼吸机吸呼比、气道压力、设置呼吸机吸气流率、设置呼吸机吸气流模式等。

4）呼吸机的供气方式：主要有两大类，一类是外接高压空气或氧气，通过呼吸机的减压系统供给通气系统使用，这类呼吸机需要在具有外加压缩空气环境中使用；另一种是呼吸机自带供气系统，呼吸机自带供气系统也有多种形式，各种品牌呼吸机供气结构也略有不同。其中由于在治疗的过程中需要给患者输入含有一定比例氧气的空气，因此如何控制和调剂好空气和氧气的混合比也是呼吸机的重要功能。现代呼吸机大多采用氧电池提供的数据控制氧气与空气的混合比。医用氧电池又称氧气传感器、氧浓度传感器、氧探头、氧电极等，采用电化学原理，主要功能是用于测量混合气体的氧浓度。空气、氧气分别进入两个气体模块，根据设置的潮气量、压力水平和氧浓度计算精确后送气至混合腔，混合腔内有混合瓣搅动气流，空气、氧气充分混合，经氧电池监测实际氧浓度后送出。现代呼吸机应带有氧电池自动定标功能，同时氧电池失效后应及时更换。现代呼吸机供气系统中应配备湿化器。

5）呼吸机管理：有创呼吸机的管理是一项非常重要的工作。呼吸机是一种直接关系到患者生命安全的治疗性设备，其性质不同于一般检测设备，患者赖以生存的呼吸完全取决于呼吸机的供气方式，因此一旦呼吸机出现故障，医生又不能及时发现和处理，不仅起不到治疗效果，反而会直接威胁到患者的生命安全，也就是人们常说的"隐形杀手"，因此呼吸机使用前应处于良好状态，各种报警系统要严格认证；使用中要随时监测呼吸机运行状况；使用后要按使用说明书中的要求进行清洗、消毒处理，可以使用一些专业的呼吸机消毒产品。检测各种功能是否完好，合格后保存备用。为了确保呼吸机的完好率，许多医院也做了不同管理模式的尝试，主要分为由医院医学工程科集中管理和使用科室分散管理模式。两种管理模式各有优缺点，不论哪种管理方式，其核心问题是责任到位，提高大家的呼吸机风险意识。

（七）高压氧舱

由于高压氧舱设备有一定的场地要求，同时治疗范围有限，因此有些综合性医院并不配备高压氧舱。高压氧舱室在医院中是一个相对独立的科室，在此把高压氧舱设备内容纳入呼吸内科设备介绍，主要是从临床学角度考虑高压氧与呼吸系统有着密切关系。

1. 高压氧舱设备工作原理　高压氧舱是将患者置于 1.5～2.5 个大气压下，在氧舱内给予纯氧治疗疾病。在一个大气压的环境下，由于空气中的氧气只占 1/5，所以人血液里溶解的氧气很少，红细胞携带的氧气比溶解到血中的氧气高几十倍，正常人能满足运送氧气的吸氧量。人在高压氧舱中，溶解在血液中的氧随着氧舱的压力增高而增加，在 2 个大气压的氧舱里吸纯氧后溶解在血里的氧气增加了 14 倍，而在 3 个大气压下增加了 21 倍。利用这一原理，高压氧舱可以对于煤气（CO）中毒、急性严重缺氧有特殊效果。对于脑血栓、脑出血、脑外伤、神经炎、脉管炎、糖尿病坏疽、难愈合的溃疡、胎儿发育不良、新生儿窒息，高原病、突发性耳聋、美尼尔综合征、眩晕症等，高压氧还具有抗菌等效果。

2. 高压氧舱主要结构　高压氧舱由舱体、给氧装置和监测系统组成。舱体要符合高压容器的耐压要求，舱内必须具有防火、防爆的装置和措施。舱体内部的容积和治疗床位数，要根据医院的规模和病源的多少酌情而定。高压氧舱的工作环境、位置和相应的配套医疗用房，应符合高压氧舱设计建筑规范要求。由于氧是一种助燃剂，极易发生火灾和爆炸，因此高压氧舱是一种风险较高的治疗设备。

3. 高压氧舱治疗流程　大致可分为准备过程、治疗过程、减压过程和出仓过程。

（1）高压氧舱治疗前的准备工作十分重要，某些细节的失误，甚至会威胁患者的生命安全。例如，进入纯氧舱人员必须脱掉内衣裤，净身更换纯棉衣裤，患者自己的衣物一律不得带入舱内，防止人员在舱内因摩擦产生数千伏的静电，也曾有过因静电引起高压氧舱火灾伤人的案例。凡需高压氧治疗的患者，在治疗前必须经专科医生检查，确认无禁忌证后方可进舱治疗；根据规范要求做好患者心理、治疗常识和各种物质准备工作。

（2）舱门关闭后患者要听从医生的指挥，并及时反映加压过程中的感受。医生要严格按照规程进行操作，注意舱内温度，稳压后定时换气。要随时通过观察窗观察患者的状态，发现异常应及时处理。

（3）减压过程中不要大幅度活动及屏气，以免影响血液循环，防止诱发减压病和气压伤。

（4）出仓过程中由于在高气压的条件下气体密度增加，使呼吸阻力增大，内分泌水平增高，因此，治疗结束后有些人会感到疲劳，或者因调压不当，出舱后有些患者耳部仍有不适，一般情况下无须治疗，症状可自行缓解。个别感到身体不适的患者，经医生检查后方可离开。

4. 高压氧舱设备的安全性　由于高压氧舱设备曾发生过多起火灾伤人事例，因此高压氧舱的安全问题尤为重要。设备本身是否合格是引起爆炸的原因之一，舱内线路老化及电器设备配置不合理等原因，可能导致起火或爆炸。医务人员的操作是否符合规程也是引起事故的一个原因。由于高压氧舱治疗的特殊性，各地卫生部门应该对引进设备的医院进行严格资质认定，对操作人员进行资格证书认证与培训。严格执行医院对高压氧舱的操作管理与规定。另外也要关注高压氧舱的医疗安全问题，常规的高压氧舱治疗不会产生任何不良反应，但是如果工作人员操作不当，未按操作规程办事，可能会产生严重的后果。

五、肾内科与血透室设备

肾内科是治疗人体肾功能的科室，医生可以通过药物治疗缓解和改善肾功能，一旦患者病情发展到肾衰竭后，很难通过药物治疗和自我康复恢复肾功能。肾功能衰竭综合征简称肾衰，一种临床表现为尿毒症，尿毒症是严重威胁人民身体健康的病症之一。患者一旦出现尿毒症除了肾移植手术外，基本没有其他治愈手段。目前通过血液透析是维持患者生存的唯一有效手段，也有人把这种血液透析方式称之为人工肾或洗肾。

20世纪40年代国外就开始尝试用透析的方式挽救尿毒症患者的生命，我国从20世纪50年代开始研制血液透析机（简称血透机），但是真正把血透机应用到临床治疗是在20世纪80年代，在北京只有少数医院拥有透析机，大部分三甲医院都没有开展血液透析治疗。不仅如此，每次透析费用高达四五百元，每周需要透析两三次，并且大部分需要自费。医疗资源的匮乏和高昂的透析费用制约了血透治疗方式的普及，使许多尿毒症患者失去了宝贵的生命。20世纪90年代血液透析治疗有了跨越式发展，血透机作为提高医院医疗水平的高精尖设备被多家医院引进。1997年中华医学会医学工程学会与北京市第四医院共同组织召开了全国首届血液透析机应用技术研讨会，进一步促进了血透机的普及和发展。近年来，国家医疗保险政策惠及广大肾病患者，使得越来越多的尿毒症患者看得起病，治得起病。由于我国人口基数大，慢性肾衰竭患者的人数十分惊人，许多医院多次扩建血透室，社会上也开办了一些大型血透中心，仍然满足不了患者的需求。

（一）肾与人工肾

人体有2个肾，每个肾约有100万个肾单位，肾单位包含肾小球和肾小管，肾小管起始于肾小球囊，最后连接于集合管，开口汇集于肾盂。肾小球主要有滤过作用。肾小管主要有重吸收功能，将滤液中的大部分水、电解质、葡萄糖及其他小分子物质吸收入血液，每天排出尿液约为2.0L。肾有排泄功能、调节体液平衡、调节电解质平衡和调节酸碱平衡等，同时产生的尿液从肾盂通过输尿管排到膀胱。

当患有尿毒症后，人体的肾就失去了脱水和脱毒的功能，只能借助人工的方法完成脱毒和脱水，否则患者就无法生存。透析器的工作原理完全模拟了人体肾的功能，因此把透析器称作人工肾，把为透析器提供必要血路和水路的设备称为人工肾机，即常说的血液透析机。

（二）透析器结构与功能

透析器主要由支撑结构和透析膜组成。根据支撑结构的形状及相互配置关系，历史上先后出现过三类透析器：平板型、蟠管型和空心纤维型。现代透析器都采用空心纤维型。

如图 5-5 所示，动脉血从透析器的右侧流入透析器，透析器是由许多中空透析膜组成，其目的是流经透析膜中的血液能够充分与膜外透析液进行溶质的交换。经过净化的血液从左侧流出成为静脉血。透析液从透析器的左侧流入，流动方向与膜内血流方向相反，从透析器右侧流出，达到净化血液的目的。

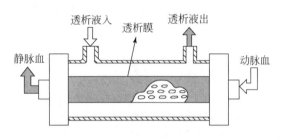

图 5-5　透析器工作原理示意图

由于透析膜是一个半透膜，膜上有许多小孔能够让水和一些溶质通过，膜内流动的血液和膜外流动的透析液中的一些溶质通过半透膜，从浓度高的一侧向浓度低的一侧弥散，借此清除了血液中的一些毒素，透析液中浓度较高的离子和缓冲碱反向弥散进入血液，也就是常说的脱毒。在脱毒的过程中如果透析膜内侧的血液压力大于透析膜外侧透析液的压力，在这种跨膜压的作用下，血液流入透析液完成脱水，脱水量的多少取决于跨膜压的大小。

透析膜材料是影响血液透析治疗效果的关键因素。以前透析膜主要是纤维素型材料，如再生纤维素、铜仿、血仿等。近年来出现了许多高分子合成材料，如聚砜、聚丙烯腈和聚甲基丙烯酸甲酯等。高分子合成膜具有超滤性好、生物相容性好等优点，临床应用越来越广泛。

清除率和超滤系数是透析器的两个主要参数，清除率是指穿过血液透析器或血液滤过器的纯溶质，常用小分子物质作为评价透析器清除率的指标。超滤系数是指透析膜对水的清除能力，其大小决定脱水量。根据这两项指标又把透析器分为低通量透析器和高通量透析器。除这两项指标外，还有生物相容性、顺应性、血流阻力、破膜率、残余血量、预充容量、抗凝血率等多项指标来评价透析器的质量。

从 20 世纪 80 年代血液净化开始兴起，一直到 2000 年前后，北京各个医院血透室都在使用复用的透析器。当时每个透析器需花费四五百元，每次透析后把透析器经过冲洗消毒存放起来，以备下次透析使用，这种透析器称为复用透析器。复用过的透析器可以使用3～5 次，甚至可达 6～8 次。复用透析器不仅可以显著降低透析成本，而且使用过的透析器透析膜上附着许多人体组织成分，极大提高了透析膜的生物相容性，减少了因相容性造成的人体透析的不良反应。近年来由于多种原因复用透析器逐渐被弃用，现在国外有些国家和地区仍然大量用此方法处理透析器，而我国基本上都在使用一次性透析器。

目前随着对透析膜的开发和研究，一次性透析器的生物相容性得到了很大改进。例如，将某些具有抗凝作用的物质固化在透析膜材料上，可抑制血液凝固，提高膜的生物相容性，还可降低肝素用量，并有可能实现无肝素化透析。随着高分子材料和纳米技术的不断发展，与人类血管内皮接近的透析膜在不久的将来肯定会出现。

（三）血透机工作原理与结构

通过对上述人工肾的分析介绍，要达到脱毒和脱水的功能，血透机就需要为透析器提供血路和水路支持，因此血透机共有三大系统，即血路系统和水路系统，以及控制这两套系统的电路系统。

1. 血透机血路系统　血透机血路系统由穿刺针、血路管、血泵、动静脉壶、肝素泵、气泡检测器等组成。动脉穿刺针从手臂处取血，血液流入血路管，血泵通过转速控制血路管中的血液流量，肝素泵注入一定量的肝素，血液流入动脉壶，然后从透析器进口流入透析器，从透析器流出的血液被称为静脉血，静脉血从静脉壶流回人体静脉，在流回管路上设有气泡检测器，在动静脉壶上设有动静脉压力检测器。

（1）动静脉穿刺：血透机首先要解决从人体取血的问题。最常见的是运用血管外科手术在透析患者的前臂远端桡动脉和静脉直接吻合形成透析患者长期血管通路，称其为"标准内瘘"。每次透析护士都需要把动、静脉穿刺针分别扎入患者的动、静脉血管中。准确的穿刺可以使透析过程中血流通畅，同时可以减轻患者的痛苦和延长动静脉瘘管的使用寿命。

（2）血泵：从动脉引出血液进入血路管，血路管中有一端较粗，称为泵管，泵管放在血泵的转轮与凹槽之间，随着转轮的转动血液被挤压和输送到动脉壶。血泵的转速决定了向人工肾提供血液的多少，转速由电脑控制。血泵具有转速检测功能，血泵出现故障时设备会报警；血泵转轮与凹槽间距设定一定要精确；血泵转轮的滚针轴承一旦损坏可造成滚动困难，使原来滚动摩擦变成滑动摩擦，加速泵管的磨损，一旦破损会造成漏血。这种漏血不易察觉，直到设备报警时患者已大量失血，因此维修人员平时要关注血泵状态，医护人员也要加强日常巡视。

（3）肝素泵：血液在进入动脉壶之前一般需要加入肝素，由于患者的血液在体外循环与空气接触，很容易发生凝血现象，使用肝素可防止发生凝血。肝素泵相当于临床上应用的微量注射泵，由电脑控制精密步进电机，带动精密螺杆旋转，推动注射器，用于持续向患者血液中注射肝素。

（4）动脉壶：血路管上设有动脉壶，可以观察到血流情况，同时动脉壶上有一条管路，通过传感器罩与血透机的压力传感器接口相连，传感器罩是为了防止血液进入设备造成传感器损坏。动脉压传感器检测血压并设有上下限报警装置，动脉压异常超越报警限后，设备就会发出报警信号，提示护士及时处理问题。

（5）透析器：血液流入透析器，在弥散的作用下，血液内溶质与透析液进行交换，完成脱毒，同时在跨膜压的作用下，血液中的部分水进入透析液，完成脱水。

（6）静脉壶：血液完成脱毒和脱水后从透析器出口流出成为静脉血。静脉血流入静脉壶，在静脉壶处也设有一根管路与设备静脉压传感器相连，静脉压监测用来监测管路血液回流的压力。当静脉压异常时机器会自动报警，提示护士及时处理问题。

（7）气泡检测：静脉血在流回静脉时，血中不能含有气泡，血透机都设有气泡检测系统。这种检测系统一般用超声波探测的原理，遇到血液中的气泡，检测系统发生报警，提示护士及时处理，同时发出指令，阻断血流，确保患者的治疗安全。

2. 血透机水路系统　相对比较复杂，而且也是血透过程中最容易出现故障的系统。各种品牌的血透机血路系统大同小异，而血透机的水路系统则差别较大，现在只能选取主流机做简要介绍。

具体流程：反渗水经调压器后进入血透机，先经过加热后进入除气泵，泵输出的温水与 B 液在混合室内混合，混合后的透析液再与 A 液混合形成标准透析液，透析液通过电极时，根据电导率测试出透析液的浓度，透析液经过微粒子过滤器进一步净化透析液。通过进出流量计测试控制超滤量。流经透析器的透析液和从人体超滤出的水分，经过漏血检测器后，再经过热交换器后排出血透机。

（1）血透机供水系统：经过水处理系统净化的纯净水通过管路，把水输送到各个血透机，每个机位管路上都设有一个管路开关，通过开关把水输送到血透机内。现代水处理系统特别重视和强调管路消毒问题，其中利用虹吸原理制成的管路，使从开关到血透机之间连管消毒难题得以缓解。

（2）调压阀：供水管路里的水压要高于透析机工作水压，因此透析机要有一个压力调节阀，把水压控制在所需范围内。

（3）热交换器：流经透析器的透析液温度要求在 37℃左右，进入设备的反渗水温度较低，因此流入和流出液体进行热交换，实现了节能环保。早期的设备一般不具有此项功能。

（4）加热器：温度控制系统主要包括加热和温度检测两个部分。加热控制部分是根据设备预置的温度，通过数据传输控制固态继电器的开启或闭合，对水路进行加热，其功率较大，是血透机主要的耗电环节。如果水温失控超过 40℃，会发生溶血事故，造成对患者的伤害。实际中血透机设有多个温度热敏电阻，起到保护作用，有一个温度热敏电阻异常，即可切断加热供电设备。

（5）除气泵：血透机水路中设有除气系统。在水和浓缩液中存在一定的空气，配制透析液过程中由于碳酸盐的存在也会有气体的生成，这些气泡在透析液中有可能引起血液空气栓塞，降低废物的清除率，影响透析液的流量和压力，进而影响电导率、浓度等，因而需要除去透析液中的空气。

（6）血透机透析液配制系统：流经透析器的透析液的化学成分要与血液中的离子成分进行交换，排除有害成分，向人体补充必要的离子成分，因此血透机配制透析液的成分和浓度对透析工作是否正常和患者透析效果至关重要。

1）目前透析机的透析液一般由 A 液、B 液和纯水混合组成。其混合比例：A 液∶B 液∶纯水=1∶1.83∶34。

2）A 液和 B 液的化学成分比较复杂，因此 A 液、B 液已经纳入药品管理范围。

3）由于 A 液显酸性，因此进入血透机后不易发生堵塞等现象，且不易有微生物的生长繁殖。B 液中碳酸盐成分容易挥发，易被细菌污染，而且容易在设备上形成碳酸盐结晶，因此涉及 B 液的部件容易发生故障。目前 A 液、B 液供给方式有两种：一种是从生产厂家直接购入已经配置好的桶装 A 液、B 液，还有一种是集中供液方式，在较大规模的血透室使用。这两种方式各有优缺点，从生产厂家直接购入桶装 A 液、B 液比较方便，减少工作量，特别适合规模较小的血透室。目前规模较大的血透中心大都采用集中供液方式，并且已经规模化、成熟化。这种设备普遍采用人机对话，实现了配制 A 液、B 液和管路消毒自动化，保证了临床需求。不论是桶装 A 液、B 液，还是集中供液需用的透析粉都要求质量可靠，也就是溶质成分一定要符合要求。

4）现代血透机多用于先配 B 液，后配 A 液。很多血透机都是采用陶瓷泵进行配制透析液。陶瓷泵的陶瓷柱塞泵每次行程泵出定量的液体，CPU 控制陶瓷泵转速达到不同浓度的配比。

5）血透机是通过电导率监测模块来控制透析液的浓度。一般血透机配置有 2～3 个电导率监测模块。每个电导率监测模块内有 2 个一定距离的电极，在 2 个电极上加入电压，测试两级间的电流，即为液体的电导率。A 液、B 液的化学成分非常复杂，并且各种阴阳离子的比例对临床治疗效果也十分重要，即使血透机在电导率正常情况下治疗，如果患者发生不适症状也要考虑透析液成分问题，血透机的电导率参数并不能等同于透析液的化学成分，透析液成分测定需要检验科的专用设备。

（7）微粒子过滤器：是近年来现代血透机新增的过滤环节，主要考虑到经过 A 液、B 液配制后可能会有一些杂质，会影响透析器透析效果。

（8）脱水量控制系统：在每次透析治疗前，首先要测量患者体重。医生根据患者正常体重的数值（俗称干体重）计算出此次透析需要的脱水量，因此血透机脱水量不仅是血透机的基本功能，也直接关系到透析质量。

1）超滤系统基本概念：在血透机专业术语中常用超滤替代脱水量，把完成脱水功能部分称为超滤系统。超滤率（UFR）是指在单位时间内超滤出的液体量，公式为 $UFR=Kuf \times TMP$。流经透析器透析膜内的静脉血压与流经透析膜外的透析液的压力之间的差，称为跨膜压（trans-membranous press，TMP）。每种透析器根据结构的差异都有自己的超滤系数，用 Kuf 表示，用超滤率乘以透析时间即为脱水量。

2）超滤方式：早期透析机的超滤方式被称为压力超滤，是根据透析器的超滤系数和需要脱水量计算出 TMP，然后在设备上设置脱水泵的压力数值，但是由于在透析的过程中血液里一些物质吸附在膜上使透析器的超滤系数发生变化，致使脱水量难以控制，成为当时血透机最大的缺点。

现代血透机大多采用计算机控制使得脱水量更准确，主要控制方式有平衡舱、流量计、硅油泵和电导率控制等，平衡舱方式目前应用的最广泛。

平衡舱中间有一个隔膜，进出口分别设有 8 个电磁阀，通过这 8 个电磁阀的有序开启和关闭，使得从隔膜两侧流进和流出的透析液保持一致，这种利用舱体容量保持不变的原理，使透析液保持平衡，也称为容量超滤。在透析器流出的管路上安装一个脱水泵，只要按照设定好的脱水量控制脱水泵，就可以达到准确脱水目的。采用平衡舱脱水方式对隔膜和电磁阀质量的要求都很高，任何一个电磁阀漏液就会造成脱水量的误差。目前国产的透析机大多都是采用的这种超滤方式。

3）透析机超滤程式：透析机设有多个超滤程式供医生选择。医生可以根据患者的情况，在长达 4h 的透析时间内，不同的时间段采用不同的超滤率。例如，刚开始透析时，由于患者身体需要去除的水分较多，可以多脱一些水，到了后期可以减少脱水量，目的是让患者透析时感觉更舒适。

（9）漏血检测：在血液透析过程中如果透析器发生破膜，血液就会从膜内流入透析液，造成漏血现象。血液透析机的漏血检测装置利用光学原理，血红素在透析液中会阻碍光线的传输，造成传导信号异常，电脑感知后产生报警。

（10）加压泵：是为了保持透析过程中透析机的水路正常水压。

3. 血透机电路系统　血透机历经几十年的发展，至今其主要硬件血路和水路部分并没有较大的进展，电路系统进步较为明显，主要得益于计算机技术的快速发展。现代血透机广泛使用人机对话触摸屏的方式进行各种参数的设置，使得护士操作更加方便快捷，尤其是设置了自动消毒冲洗功能，使这项工作更规范，深受临床欢迎。

血透机是为数不多的治疗性设备。为了治疗安全，血透机是各种医疗设备中报警系统最为复杂的精密设备之一，同时也是故障出现率最高的设备。早期的血透机制造商都为用户提供详细线路图，出现故障时用户可以通过换板或根据电路图的测试点等进行维修。现代血透机在硬件上增加了许多传感器，这些传感器的信息被软件转化到控制屏上，因此在显示屏上设有维修技师专用界面，进入这个界面后会出现维修菜单，如血液循环系统、透析液系统、报警测试系统和其他系统等，各种品牌仪器维修菜单各有不同，总之只要按菜单提示就可以对设备进行全面的测试和自我诊断。

血透机结构复杂，是一种集电子、化学、力学和超声等多学科的精密治疗性设备，设备的安全性直接涉及患者的生命安全，因此长期以来多为进口品牌占主导，近年来国产血透机虽然有了较快的发展，但仍然不能成为市场主流。血透机虽然结构复杂，但是如果我们对血液透析过程有一个全面的解析，不仅有利于对血透机工作原理和结构的理解，而且对如何选用血透机也有积极的现实意义。

（四）血透室水处理系统

20 世纪 80 年代是血液透析高速发展的年代，当时血透室水处理系统都是与血透机配套的进口产品，直到 20 世纪 90 年代才出现了国产血透室水处理系统。近年来国产血透室水处理设备有了迅速的发展，已经形成了一些各具产品特色的生产厂商和国产知名品牌，这些产品更加符合国情，其产品质量和稳定性完全可以达标。

1. 血透室水处理系统稳定性　是指整个设备系统不能出现故障，一旦水处理系统出现故障对血透室的工作可能造成灾难性的影响。有经验的人都知道，如果某台血透机出现故障可以把透析患者换到备用机继续治疗，即使没有备用机也可以暂时回血，再酌情恢复治疗，但是如果水处理系统出现故障，整个血透室就要整体终止透析。如果水处理系统短时无法修复，就需要把所有患者转院治疗，一般医院血透室的床位和患者都是配套好的，临时接收大批转院血透患者是一件非常困难的工作，因此配置血透水处理系统要把稳定性放在第一位。

2. 血透室水处理系统可靠性　水处理系统的可靠性是指处理过的水要符合质量要求。透析治疗过程中 99.3%的透析液是水。透析期间，每名患者一年将承受 15 000～30 000L 水的滤过。透析患者与用水直接相连，很小的失误都能伤害到患者。基于历史条件原因，血透兴起阶段，对血透室的反渗水的质量并没有标准和严格要求，近年来各地都出台了血透室水处理水质标准，对不达标的水处理做出处罚规定和整改要求。在国家食品药品监督管理局颁发的医疗器械注册登记表中，已明确提出质量要求。

3. 血液透析水处理系统结构原理 血液透析水处理系统主要由前级水处理系统、反渗机和供水系统组成。

（1）前级水处理系统：首先要关注如何配置进水加压泵的问题。建设血透中心时一定要清楚医院向透析室供水的系统。如果医院向透析室是采用的二次供水系统，即高位水箱或变频供水，其供水压力和流量能够稳定地满足血透室水处理系统要求，则无须配备进水加压泵系统，因为二次供水系统出现问题，配置进水加压泵也是无水可加。医院向透析室供水系统如果压力不够、流量不足或供水不稳定则需要配置进水加压泵系统。近年来随着变频技术的日益成熟和成本的降低，采用前级变频进水加压泵成为发展的主流。

前级水处理系统主要包括砂滤装置、树脂罐、炭罐和过滤器。砂滤装置俗称砂罐，去除了水中大于 25μm 的悬浮颗粒及泥沙等物质。砂滤装置对于水质不好地区尤为重要；树脂罐是去离子装置，经过离子交换去除水中的钙、镁等离子，使水质软化；炭罐内装有活性炭，吸附有机物和微生物，并且对水中的氯有极强的吸附作用。在这三级水处理设备中要注意两点：一是罐体容积要足够大，二是每个罐上的自动再生控制器的功能和稳定性要好。要按规定做好前级各部分的反冲和再生工作，确保前级水处理质量，否则将极大减少反渗膜的使用寿命，造成巨大的浪费。经过三级处理后的水再通过 5μm 水滤芯进入反渗机。

（3）反渗机：渗透是指两种不同浓度的液体被半膜分开，低浓度液体中的溶剂向高浓度一侧移动，这种移动的力量称渗透压。当在高浓度溶液一侧施加压力超过渗透压时，溶剂就反向从高浓度一侧移向低浓度一侧，这种现象称为反渗透。采用这种原理制成的设备被称为反渗机。反渗机的核心部件反渗膜（也称 RO 膜）是用高科技特殊材质精制而成，膜孔小至万分之一微米，因此除了水分子及少量溶于水的微量离子能反渗透外，其余物质被拒于膜外，并被高压水流冲出，由废水管道排除。而在反渗透膜内层的纯水进入后级水处理系统。

（4）后级水处理系统：一般由水箱、供给泵和紫外线消毒器等组成。水箱为密闭式水箱，在水箱内设有水位控制开关，当水位低于下限时启动反渗机向水箱注水，水满后自动关闭反渗机。封闭式水箱结构简单、稳定性好，即使前级和反渗机出现故障，在水箱内加入桶装纯净水都可以继续透析治疗。

现代化后级水处理系统采用后级无水箱的供水方式，减少了水箱污染环节。采用变频技术自动控制电机转速以满足血透机用水需求。

在后级水处理系统输出管路中一般装有紫外线消毒器，其实际消毒效果有限，因为紫外线消毒效果与照射时间有关，水流经紫外线消毒时间很短暂，同时即使细菌被杀死，细菌尸体碎片进入人体仍然可以引发患者的热源反应。血透水处理紫外线消毒器不仅价格昂贵，而且需要定期更换紫外线灯管。

（5）水处理系统发展趋势：近年来血透室水处理系统采用了许多新技术，主要体现在四个方面：二极反渗、后级无水箱直供式、管路消毒和智能化程序操作系统。

1）二极反渗装置是将一极反渗水作为二极反渗的原水，再进行一次反渗处理，这样极大提高了透析用水的质量。经过二级反渗处理的水称为超纯水，超纯水的质量已经达到注射用水标准，因此更加适应开展的高通量透析和 On-line 透析模式。

2）由于纯净水中没有普通自来水中含有的灭菌氯原子物质，很容易在水箱内产生细菌，造成水处理系统的污染，因此后级无水箱直供式成为发展趋势，但是对水处理系统的可靠性提出了更高的要求。

3）研究人员发现供水管路内壁上附有大量的由多糖组成的黏滑薄膜，有大量细菌滋生，细菌死后将内毒素释放在水中，因此定期消毒是十分必要的。国内外传统的方法都是采用人工化学消毒的办法，还有一种采用热水消毒方法也备受国内外学者推崇。由于消毒是采用物理的方式，不必担心化学药剂残留问题，但是目前热水消毒的效果还不能完全取代化学药品消毒，同时对供水管路的质量要求更高，因此性能良好的水处理设备应该具备自动化学药剂消毒和热水消毒两种功能。

4）采用智能化程序操作系统也是近年来水处理设备发展的显著特点。目前系统中广泛采用了工业可编程控制器（PLC）和可视人机界面（TP）技术。采用这种技术不仅是为了器件性能稳定、编程容易、自动化程度高，而且价格比较低，宜于批量生产。

（五）血透机维修保养

血液透析机是治疗性设备，不同于其他诊断仪器，在透析过程中，各个功能都涉及患者的治疗安全，因此稍有问题设备就会报警，处理不及时或不能消除报警就会自动停机，造成患者终止透析治疗。重新透析不仅耗费穿刺针和透析器等，患者还需要忍受动静脉穿刺的痛苦，因此要尽可能地减少设备报警现象的发生，减少报警次数就必须做好维护保养和定期的检测工作。

血透室的医护人员和维修工程师要分工明确，各司其职，按照机器使用说明书做好日常维护和保养工作。医护人员主要做好设备主机清洁和检查配套部件完好，维修工程师要定期检测设备各种参数，确保血液监测、气泡监测、空气监测和超滤泵等处于良好状态，以免误报警。在较有规模的血透室应配备专职维修技师负责血透机的维修和校正。

预防性的维修换件虽然可以减少在透析中出现问题或故障的概率，但是更换易损件需要较大资金支持。实际上落实预防性维修有一定困难，大家习惯于出现故障才维修换件，医院希望在不影响使用的基础上尽量延长这些零部件的使用寿命，维修技师掌控这个尺度需要有丰富的实践经验与责任心。

（六）血透机消毒管理

近年来多有报道血透室造成群发性乙肝感染事件，在社会上造成严重的不良影响，因此探讨和研究血透机的消毒方式，对于保障患者的医疗安全和减少血透机的故障率都具有十分重要的意义。目前临床使用的血液透析机一般都带有自动消毒程序，每次透析治疗一个患者后，都要对血透机进行一次管路消毒处理，这已经成为医生习以为常的操作流程，但缺少对血透机消毒方式的深入研究和技术问题的探讨。对血透机的消毒方式和消毒液浓度的要求厂家各有不同，因此行政规范很难做出更加具体的要求，甚至比较权威的有关透析管理的书籍中也很少涉及有关血透机本身消毒问题。另外对于血透机消毒质量也缺乏有效、简便的检测手段，因此在主观和客观上都造成了血透机消毒操作过程中的随意性。例如：①减少消毒和冲洗的时间，尤其是连班时，为了减少患者的等候时间，常忽视消毒质量；②由于原厂的消毒液质量有保障，但价格较高，采用国产消毒液可以降低成本，而忽视消毒液的成分和浓度问题；③不按厂家的规范要求执行消毒程序，采用维修方式进行消毒等。这种忽视消毒质量的做法不仅容易造成患者的交叉感染，而且血透机的故障率上升，严重地影响透析工作的正常运行。

建议采用厂家产品说明书中所提供的消毒方式及消毒液种类和浓度，不要随意更改消毒方式和消毒液，采购符合厂家要求、质量可靠的消毒液至关重要。

现在一些有条件的血透中心都配备了乙肝专用渗透室，但是反渗水和 A 液、B 液供给系统都和整个血透系统联网，如何有效隔离尚需研究。有些血透患者在输血过程中要严把质量关，避免乙肝和丙肝在透析治疗中的传播风险。

（七）血透机临床应用

早期的透析机的 A 液、B 液配比都是固定的，后来才发展成为个体化透析模式。尽管现在临床应用有了较大发展，但是其基本原理没变，同时由于血透机除了满足普通透析外，在临床治疗上也有许多功能，这些治疗功能与血透机的构造有一定的关联性，因此下面把这些功能和结构做简要介绍。

1. 透析效果评价及影响效果因素　评价透析效果可以通过透析前和透析后分别验血，根据血液成分的变化从理论上推断出透析效果。实践中评价透析效果最简单的办法是以患者的感受为准。人体非常复杂，人工肾再科学也比不上人体肾，验血指标替代不了患者的实际感受，因此治疗方案一定要结合患者的具体情况设定而实施。有的患者遵循少运动少喝水原则，到下一次透析治疗脱水量仅有 1～2kg；有的患者完全按正常人生活模式，到下一次透析治疗时脱水量常高达 5kg 以上。由此可见影响透析效果的因素并不是取决于透析机的性能，而是医生如何根据患者的具体情况制订更合理的治疗方案和选择更佳的治疗模式。患者对自己的感受最清楚，好的医生必然会倾听患者的感觉，制订出符合个体情况的透析方案。

2. 腹膜透析（peritoneal dialysis，PD）　是利用人体自身的腹膜作为透析膜的一种透析方式。通过灌入腹腔的透析液与腹膜另一侧的毛细血管内的血浆成分进行溶质和水分的交换，清除体内潴留的代谢产物和过多的水分，同时通过透析液补充机体所必需的物质。一段时间后，把含有废物和多余水分的腹膜透析液从腹腔里放出来，再灌入新的腹膜透析液，这样不断地循环。

腹膜透析至今已有 50 多年的历史，然而这一技术从诞生之初就面临着腹膜炎的挑战。进入 20 世纪 90 年代以后，腹膜透析技术日趋成熟，腹膜炎已不再是困扰腹膜透析的难题，双袋透析连接装置的引入，使腹膜透析患者可以做到在长达 4 年的时间内不发生腹膜炎。由此腹膜透析逐渐成为早期透析的最佳选择。慢性肾衰竭患者首选腹膜透析疗法具有许多优势，如对残余肾功能的保护优于血液透析；透析最初的数年内血压及液体控制优于血液透析；患者可以在家里进行并且可以利用晚上休息时进行，操作简单，生活质量较高。

自动化腹膜透析和新型腹膜透析液的出现和发展，更使腹膜透析的治疗得到进一步的优化。然而在我国开展自动化腹膜透析的还不到 1%，在美国进行腹膜透析的患者有 1/3

选择自动化腹膜透析，全球40%的腹膜患者使用自动化腹膜透析机治疗。这个问题不仅涉及医生和患者对腹膜透析的认识问题，也受经济利益等重要因素的影响。

3. 单针透析　是一根穿刺针从人体上取血，血液流经一个Y形套管，动脉血通过转动的血泵P1流入透析器，此时血泵P2处于静止状态，相当是一个卡子，卡住回流的血液。当在透析器中的血液达到一定压力时，血泵P1停止转动，卡住动脉血，血泵P2启动，把从透析器流出的静脉血通过Y形套管输送回人体，当回流压力降到一定数值时，血泵P1转动而血泵P2恢复停止状态，如此周而复始完成单针透析功能。

单针透析效果显然不如双针常规透析效果好。血泵启动和停止加大了血细胞的损伤，造成一定程度的溶血；动静脉血通过一个管路回流人体，加大了透析过的静脉血和未经透析动脉血的混流等。单针透析的主要优点是一根针穿刺减轻了患者的痛苦；对由于血管问题采用双针穿刺有困难的患者可以考虑单针透析。

4. 血液灌流（hemoperfusion，HP）　是临床上常用的血液净化方法之一。它是将患者的血液引出进行体外循环，利用体外循环灌流器中吸附剂的吸附作用清除外源性和内源性毒物、药物及代谢产物等，从而达到净化血液的目的。临床上最常用的血液灌流吸附剂有活性炭和树脂两种，后来还出现了其他特异性吸附材料和A蛋白免疫吸附材料等。活性炭透析膜是在常规血液透析膜如铜仿膜、醋酸纤维素膜中加入活性炭，制成含活性炭的透析膜，然后制成中空纤维透析器。

HP可以治疗药物及毒物中毒、尿毒症、肝性脑病、感染性疾病、肿瘤化疗、精神分裂症、系统性红斑狼疮等疾病，其中尤其是在药物及毒物中毒等方面，是临床抢救危重患者行之有效的方法。

5. 血液滤过机　血透机透析主要针对人体内尿中小分子蛋白为目的治疗，为血液透析（hemodialysis，HD）。血液滤过（hemofiltration，HF）能够解决人尿中中分子物质问题。由于一般血透机只能解决小分子问题如尿素、肌酐等，因此只有通过血液滤过的方式，在一定周期内对人体中积蓄的中分子物质进行一次清理。血液滤过整个过程模拟肾小球的滤过功能，但并未模仿肾小管的重吸收功能，而是通过补充置换液来完成肾小管的部分功能。

血滤器的基本结构和透析器一样，空心纤维型滤过膜是用高分子聚合材料制成的非对称膜。血液滤过器滤过膜特点：由无毒无致热原，与血液生物相容性好的材料制成；截留分子量明确，使代谢产物（包括中分子物质）顺利通过，而大分子物质等仍留在血液内，滤过率高；不易吸收蛋白，以避免形成覆盖膜，影响滤过率；物理性能高度稳定。

由于血液滤过是模拟肾小球的滤过功能，造成了人体大量的血浆被滤出，因此必须补充一定置换液来完成肾小管的部分功能。早期的血滤机采取的是双泵挂袋式血液过滤，也被称为在线血液过滤（no-line HF）。在挂袋式血液过滤治疗过程中，置换液由一只挂在机器称重系统的袋子提供，这种方式的优点是袋装置换液质量符合无菌要求，但是操作麻烦，称重系统容易出现故障。现在设备一般都使用在线血液透析滤过（on-line HDF），在血滤时直接用经过处理的纯净水，经比例泵与浓缩的置换液混合，再经双重过滤后直接用管道输入体内。其优点：不需要使用容器，减少污染，降低费用。置换液注入人体有两种方式，一种是在血滤器前注入，一种是在血滤器后注入。后稀释法置换液在滤器后输入，减少了置换液用量，提高了清除率。

从理论上讲血液滤过机与血透机的最大区别在于前者有体液平衡装置，从设备外观上两者区别在于血透机是一个泵，而血滤机是双泵。由于血滤机也可以当作血透机使用，因此血滤机的基本结构与血透机相同。

由于患者需要血滤治疗的周期较长，因此血透室除大部分配备血透机外，只需配备一定比例的血滤机即可。

6. 连续性肾替代（continuous renal replacement therapy，CRRT） 也被称为床旁血滤机。根据患者的病情可以选择 CRRT 机的多种治疗模式，因此适合配置在 ICU 重症监护病房。目前 CRRT 机已经成为 ICU 重症监护病房必不可少的抢救设备之一。

由于 CRRT 机机型较多，治疗模式复杂多样，因此就不再逐一详细介绍，只介绍 CRRT 机的几个主要特点：①CRRT 机的工作原理与透析机和血滤机基本相同，只不过前者是 24 小时不间断工作，而后者透析 4 小时，患者 2～3 天后再进行治疗；②设备外形上主要区别透析机 1 个泵，血滤机 2 个泵，CRRT 机多于 3 个泵；③透析机和血滤机都需要纯水供给系统，设备具有配液功能，而 CRRT 机都是采用配置好的袋装透析液，因此 CRRT 机更适于配置在 ICU。

7. 家庭血透 这种治疗方式值得社会关注。家庭血透其实并不是新生事物，在国外已经有 40 多年的历史，并且在 20 世纪 70 年代曾经一度占整个透析人群的 40% 左右。很多研究结果显示，进行家庭血透的患者和进行其他透析方式的患者相比，生存时间更长，并发症更少，具有更好的生活质量。

目前在我国开展家庭血透看似是一种可望而不可即的梦想，实际上随着国民经济的发展和医疗保险惠民政策的落实，为家庭血透带来了曙光。随着血透机国产化的发展，血透机的价格进一步下降，私人拥有血透机已经不是制约家庭血透发展的瓶颈问题；快递业务的发展使透析器、透析液等医用耗材供应无忧；医学工程留置针和人造血管技术的发展可使穿刺问题得到解决；社区家庭医生可以提供亲民的医疗指导和服务；血透患者免去了往返医院奔波劳累之苦；专机专用避免了交叉感染的风险。总之，家庭血透的发展值得关注，实际上如果能调整好相关的医保政策，可以做到国家少花钱、患者减轻经济负担和享受到个体化的更优质的透析效果，进而提高患者的生活质量。

第二节　外　科　设　备

现代外科大致可分为普通外科、神经外科、心胸外科、骨外科、泌尿外科、肿瘤外科等，根据这些专业科室治疗疾病时使用医疗设备的特性，介绍一部分有代表性的医疗设备。如肿瘤手术切除后，有些患者还需要放射治疗，由于放疗方法与手术治疗方法的目的都是一致的，因此把放射治疗设备纳入肿瘤外科范围介绍。

一、普通外科与微创手术设备

普通外科简称普外，是以手术为主要方法治疗胰腺、胃肠、肛肠、血管疾病、甲状腺和乳房肿瘤及外伤等疾病的临床学科。普外使用的医疗设备主要体现在手术室，相关内容参见第四章第九节"手术室设备"，在此重点介绍微创手术所需的医疗设备。

传统普外治疗人体内部许多疾病需要开腹、开胸等手术，其创伤大、出血多、患者痛苦大、康复时间长。采用内镜类设备实施同样的手术只需在患者手术部位切开 2～4 个 1cm 左右的小口即可完成手术，因此被称为微创手术。微创手术具有创伤小、出血少、患者痛苦小、康复时间短等优点，因此成为现代普通外科手术的发展趋势。

（一）内镜种类和特点

腔镜类设备品种多达数十种，如喉镜、鼻镜、支气管镜、上消化道镜、胃镜、十二指肠镜、结肠镜、大肠镜、宫腔镜、直肠镜、羊水镜、关节镜、腹腔镜、肾镜、胰腺镜、椎间盘镜、脑窦镜等。这些腔镜的结构和在临床诊断中的应用各有不同，但是仍然有许多相似之处，其共性如下所述。

（1）腔镜类设备是使镜子进入人体内部，才能看到人体内部的器官，因此首先要解决进入人体途径的问题。进入人体有两种途径：一是穿刺人体组织，建立到人体内部器官的通道，再沿这个通道把镜子和手术器械插入人体；二是通过人体的体腔，如口腔、鼻腔等，把镜体沿着腔体进入人体内部。

（2）内镜类设备从结构上可分为两大类：一类是进入人体镜体部分由金属外壳和玻璃镜片组成，不可以弯曲，这类称为硬管内镜或简称硬镜；另一类镜子是进入人体镜体部分很柔软，可以弯曲，这类称为纤维内镜或简称软镜。

（3）腔镜类设备在结构上主要分为两个部分：一个是镜体部分，根据检查部位和用途，其形状和结构各有不同；另一个是辅助设备，也称内镜工作站，包括冷光源、气腹机、负压泵、图像处理器、图像显示器，以及数据存储和诊断报告输出打印系统等。这些辅助设备逐渐向通用化发展，即一个工作站可以为多个不同功能的镜体服务。

（二）腹腔镜

腹腔镜是腔镜类设备中最有代表性和用途最广泛的医疗设备之一。使用腹腔镜可以开展肝胆外科、泌尿外科、妇产科等多种手术治疗。目前，随着腹腔镜技术的日益完善和腹腔镜医生操作水平的提高，大部分普通外科的手术，腹腔镜手术都能完成，如胆囊切除术，阑尾切除术，胃、十二指肠溃疡穿孔修补术，疝修补术，结肠切除术，脾切除术，肾上腺切除术等。

1. 腹腔镜结构　腹腔镜根据使用功能可以分为成像系统和手术辅助设备。

（1）腹腔镜成像系统由摄像主机、摄像头、图像处理器及显示器等组成。腹腔镜镜体可分为光学腹腔镜和电子腹腔镜两种类型。

1）光学腹腔镜结构为硬质镜类型，硬质镜采用的是玻璃镜片光束传输，物镜通道把腔内的图像传输到目镜。常用镜体直径为 10mm。镜子轴向与视野角中分线所成角度称为视角，镜体视角可分为 0°、30°、45°、70° 等，其中 0° 和 30° 视角镜体最为常用。

早期的光学腹腔镜是由医生从目镜直接观察图像，现代光学腹腔镜是将摄像机安装在镜体的目镜上。摄像机的结构可大致分为单晶片摄像机、三晶片摄像机、全高清摄像系统、"超高清"摄像系统及 3D 腹腔镜摄像系统。现代数字信号传输接口有 DV、SDI、HDMI、DVI 等，目前数字腹腔镜大多采用 DVI 接口方式，这种传输方式传输速度快、信号无须转换、无干扰信号，使得图像更清晰。

2）电子腹腔镜结构为软质镜类型，是由电子胃镜演变而成，具体结构、图像摄影、传输可参见第四章第九节"胃镜室设备"。目前电子腹腔镜清晰度尚且不如光学腹腔镜。

3）目前不论是采用光学腹腔镜还是电子腹腔镜，其图像质量可以通过如下技术指标进行把控。①图像采集及显示的分辨率应为 1920ppi×1080ppi，高分辨率可以使图像更清晰。②逐行扫描比隔行扫描减少图像滞留现象，避免行间闪烁。逐行扫描的英文简写为 P，隔行扫描的英文简写为 I。③图像采集和显示均采用 16∶9 真正数字化图像显示方式。④摄像机标准配置应具有 2 倍以上的光学变焦，有些摄像机的电子变焦会使分辨率下降。⑤设备应具有 USB 接口。⑥除了以上技术参数外，摄像系统还可以自带一些影像增强功能，如优化解析技术可以提升细节和层次感；电子染色功能对黏膜下的血管进行显示，以增加识别度；宽度照明技术可以在加强暗部照明的同时保持原亮部照明不变；双路影像处理系统可以同时处理两路信号，在同一显示器上显示两幅不同的腔镜画面；模块化设计 3D 成像等。

摄像头把从光电耦合器获取的电信号传输到工作站里的图像处理系统，图像处理系统具备白平衡、数码增益、手术模式选择、调焦和图像输出等功能。影像处理系统还具有多种接口，可以连接各种高清显示器，供临床使用。随着医院信息化建设的发展，新型的影像处理系统还应具备与医院 HIS 和 PACS 联网的功能，也就是除了对来自内镜信号进行处理功能外，还应有联网计算机功能。

（2）腹腔镜手术辅助设备：也称为内镜工作站，工作站为腹腔镜提供工作中所需的各种必备条件，除影像处理系统外，还有冷光源、气腹机和冲洗吸引泵等。

1）冷光源：目前市场上冷光源卤素灯已被淘汰，主要有氙灯和 LED 灯。LED 使用寿命要远高于氙灯。冷光源工作时基本不发热，避免了与热量积累相关的一系列问题。冷光源设备一般还设有灯泡更换指示灯，当指示灯闪动时提示用户灯泡使用时间已经接近规定时限，尽快更换灯泡。更换灯泡的方法应该方便快捷。冷光源采用风冷方式降温。

相信随着发光二极管性能和摄像机灵敏度的提高，用导线替代目前光导纤维传输的光源系统是一个必然的发展趋势。

2）气腹机：在做腹腔镜手术时要向腹腔内输入一定压力的 CO_2 气体，营造出手术空间。使用 CO_2 有诸多优点：CO_2 是惰性气体，不易引起其他化学反应，且不会引起较多烟雾而影响手术野；手术时用到电刀会有火花，CO_2 不助燃；CO_2 在人体内存留，血液溶解度高，人的机体可以吸收它，再经肺部排出体外。

气腹机供气方式主要有两种：手动和自动供气。①老式的气腹机连续输送气流，维持压力和高流量送气，由于这种方式供气流速小，不适合复杂手术使用等问题，基本被淘汰。②自动气腹机的送气流速最高可达 40L/min，压力选择连续可调。自动气腹机具有腹内压力、流速和进气量的数字显示。还有一种气腹机可以用另外一个气泵将送出去的气体经过滤吸回，从而循环使用。这样循环的气体是恒定的，可以在使用电凝器械时有效地消除黑烟。使用再循环泵气腹机时，传感器连续监测返回气体的压力和灌注压。

在配置气腹机时应考虑以下因素：气体流量有 0～20L/min、0～30L/min 等规格，如手术电切产生烟雾较大，建议选择大气体流量；腹内压控制指标一般都可以满足临床需求，主要关注其准确性与稳定性，漏气补偿功能，二氧化碳识别功能，有无加湿、加温和排烟功能，以及工作模式，如标准模式、高流量模式和小儿模式，其中非儿童医院可以不考虑小儿模式。

3）冲洗吸引泵：在腹腔镜手术过程中有时要对伤口进行清洗，也需要把腔内的血水等废物抽出体外，因此冲洗吸引泵应具有提供净水和负压吸引的功能。两种方式可以通过手柄控制器相互转换。

开展腹腔镜手术还需要根据治疗项目配备相关的手术器械，常用的有分离钳、抓钳、剪刀、持针器、穿刺针，以及配备的电外科工作站等。

2. 腹腔镜在临床中的应用　使用腹腔镜可以开展多种多样的手术，不论实施什么样的手术，首先要解决的是如何建立外界与腹腔内通道的问题。"Veress"和"Trocar"是腹腔镜技术中常用的两个专业术语，由于两者都具有穿刺功能，因此有时统称为穿刺针，实际上两者的结构与功能存在很大的差别，两者对建立手术通道至关重要。

（1）Veress 又称气腹针，粗细等同于 18 号穿刺针，外鞘的顶端是锐利的斜面，鞘内装有一个钝头的针芯，针芯与弹簧连接。气腹针遇到组织的阻力时，中间的钝芯回缩，锐利的外鞘露出用于切削组织刺入腹腔，当进入腹腔后，组织的阻力消失，钝头针芯弹出，将外鞘锐利部分遮挡，避免穿刺针刺伤肠道或血管。

利用气腹针安全性的特点，手术时首先于脐轮下缘切开皮肤 1cm，由切口处以 45°插入气腹针，回抽无血后接一个针管，若生理盐水顺利流入，说明穿刺到腹腔内，然后将 CO_2 充气管接到气腹针的进气孔。由于腹压的存在使得腹内器官与腹膜保持一定的距离，为下一步建立手术通道创造空间条件。

（2）Trocar 又称为穿刺套管，由套管鞘和套管针两部分组成，针芯为尖锐的三棱形或六棱形。穿刺套管有多种规格，其中常用的为直径 5mm、直径 10mm。穿刺套管一般为金属材质，目前也有塑料一次性穿刺套管。

（3）先用 Veress，待气腹形成后，再使用 Trocar 为经典的穿刺模式，在临床应用中最为多见。还有其他多种模式，如 Trocar 直接插入法，即先不形成气腹，将 Trocar 直接插入，这种方式需要医生有丰富的实践经验和高水平技能。腹腔镜手术一般需要建立 2～4 通道，也就是常说的 2～4 个孔，目前还有 2 孔法和 1 孔法。孔少的优点是创伤瘢痕少；对周围组织的损伤降至最低，术后发生粘连的可能性变小；患者术后伤口疼痛明显减轻；住院天数较少，患者负担费用减少。显然在完成同类手术时，孔的多少是衡量术者医疗水平的重要标志。

（4）手术医生通过这些通道将腹腔镜和各种手术器械插入人体腹腔内，实施治疗手术。手术完成后，需要检查有无内出血及脏器损伤后，方可取出腹腔镜，排出腹腔内气体后拔除套管，缝合腹部切口，覆以无菌纱布，胶布固定。手术期间要时刻关注气腹机的工作状态，尽管多数气腹机都能自动控制腹腔内压，但还是应该经常了解腔内实际压力。

3. 腹腔镜手术应该关注的问题　腹腔镜使用与配置都有许多特点，在开展这项业务时有几个问题值得关注。

（1）医院开展腹腔镜项目要根据本院医疗整体水平和病源结构综合考虑，避免设备引进后闲置造成经济损失。

（2）采用腹腔镜治疗时需要配备各种相应的手术器械，以及选择电外科设备等。这些器械的配置与医生的手术手法和习惯有关，合理配备不仅关系到手术的顺利进行，而且也避免了浪费。尤其是开展新项目，医院应提前对使用人员进行技术培训，根据使用人员的意见配备相关的手术器械，厂商提供的手术器械项目更加侧重经济利益，很可能与使用者的需求有一定的出入。

（3）腹腔镜设备操作较复杂，对手术医生技能要求高，因此需要加强对医生实际操作能力的培训。

（4）开展腹腔镜手术难度大，风险高，遇到特殊情况需要改为开腹手术，因此要提前做好开腹手术的精神和物质准备。

4. 腹腔镜的维护和保养　腹腔镜器械是非常易损的医疗设备之一，并且一旦器械被损坏，维修周期长，费用高，有的维修费用甚至接近购买新的腹腔镜的价格，因此平时工作中用好、管好和保养好腹腔镜器械具有重要的现实意义。

（1）重视对使用人员的专业技术培训，掌握内镜器械的性能，并能熟练地操作和使用，注意摄像头线和光缆线勿弯曲成死角。在任何情况下均需轻取轻放，尽量避免磕碰。

（2）正确的保养和严格的管理是保证器械性能良好、延长使用寿命的关键。

对内镜器械的管理制度要落实到具体管理人员，管理人员能够自觉完成各种规范要求；配置腹腔镜器械专用储存柜有醒目标志；所有器械及配件储存之前必须按要求做好清洗、干燥、消毒、除锈和上好润滑剂等工作；健全登记制度，对腹腔镜和工作站的各种设备使用前和使用后都确认设备状态，若有问题或者损坏及时汇报、及时补充维修，保证手术顺利进行。

（3）由于腹腔镜是进入人体的介入性设备，清洗消毒对防止交叉感染尤为重要。同时腹腔镜是一种非常精密的设备，给消毒工作带来了很大困难。

根据《医院感染管理规范》的要求，腹腔镜消毒最好采用高温高压灭菌或环氧乙烷灭菌方法，但是大部分内镜器械不宜采用这两种灭菌方式。

目前普遍采用化学清洗消毒灭菌的办法，使用内镜灭菌机，专用灭菌药盒中为过氧乙酸粉剂，运转 30min 即可达到灭菌要求；2%戊二醛溶液浸泡 45min；过氧化氢等离子低温灭菌等。总之，内镜设备属于高精密且价格昂贵的仪器，器械配件易损坏，因此在清洗消毒过程中应该特别谨慎小心。目前如何在既满足灭菌要求的前提下，又能在较短的时间内完成灭菌工作，满足接台诊治和门诊检查，成为内镜领域需要重点探讨的问题。

（三）手术机器人

随着计算机技术和大数据的发展，各种类型的智能机器人不断涌现，成为现代化的一个突出的标志。自从达·芬奇手术机器人问世以来，各种各样的手术机器人层出不穷，如骨科手术机器人（图 5-6）、关节置换机器人、神经外科机器人、X 线立体定向机器人（图 5-7）等，似乎机器人成了现代医疗的一种时尚，甚至是一种医疗水平的代表，不仅医院争先把引进机器人当作提升医院品牌的重要砝码，而且公司对开发机器人的研制也格外重视。医学是一项涉及人们生命安全的严谨科学，如何更客观地评价手术机器人在实际工作的优缺点是目前非常现实的问题。

现以目前应用最广泛和最有代表性的腹腔镜手术机器人为例解析。

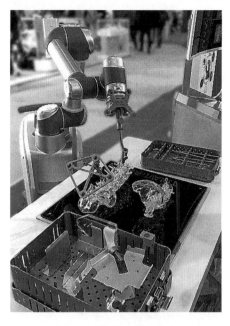

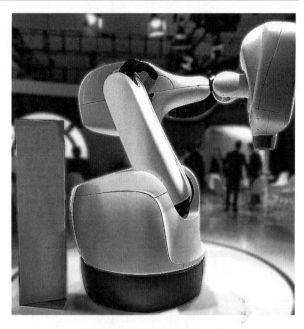

图 5-6　骨科手术机器人　　　　　　　　　图 5-7　X 线立体定向机器人

如图 5-8，手术医生坐在操控台上，眼睛直视目镜中的图像，图像为一个三维立体图像，即从腹腔内部传输到屏幕的图像。由操控手柄及脚踏板来控制，按动开关可以控制腹腔镜内部的手术器械的运动，进行各种切割、缝合等手术治疗。三维图像处理系统负责将从腹腔镜传输过来的图像信号转变成三维立体图像，并显示在医生控制台上。三维图像处理系统对手术视野具有 10 倍以上的放大，更能辨认解剖结构，提升了手术精确度。床旁机械臂操作系统（图 5-9）在机械臂上装有腹腔镜、手术器械和辅助设备。机械臂根据医生传输过来的指令进行运动，如从 Trocar 通道将腔镜和手术器械送入腔内；控制手术器械的运动和各种手术功能。助手医生在床旁机械臂系统旁边工作，负责更换器械和内镜，协助主刀医生完成手术。为了确保患者安全，对于床旁机械臂系统的运动，助手医生比主刀医生具有更高优先控制权。

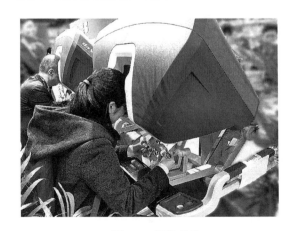

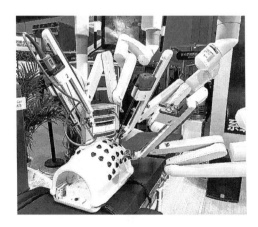

图 5-8　操控系统　　　　　　　　　　　图 5-9　床旁机械臂操作系统

现将手术机器人的利与弊简述如下。

（1）由于目前市场上的腹腔镜手术机器人治疗全靠手术医生操作完成，不能称为智能机器人，只是一个智能机械臂。

（2）手术机器人与普通腹腔镜手术都是微创手术，使用手术机器人仍然需要与普通腹腔镜手术一样用 Trocar 制造几个通道，并且只多不少。

（3）医生长时间使用腹腔镜器械，疲劳后会导致手的颤动，影响手术质量。实际上手术机器人不论是气动、液压还是电动，启动时都要克服最大静摩擦，有时共振造成的抖动十分明显，只不过因产品质量，抖动有大小之分。

（4）手术机器人主刀医生坐在操控台上进行手术是其最大的优势，不仅可以节省体力，而且操作体位符合人体生理学。相比普通腹腔镜医生一边抬头看显示器一边手上操作手术器械，手术机器人无疑具有很大的优势。

（5）手术机器人使用了 3D 图像技术和放大了的图像，有利于提高医生操作精度。这种模拟重建的图像的实际效果，只有使用设备的手术医生最有发言权。

（6）医生操控手术机器人完全失去了手术中重要的手感因素。

（7）安全性是手术机器人最大的软肋。尽管厂商一再强调指令信号与器械运动同步，实际上由于指令信号传输给电脑，电脑再把信号传输给机电运动系统必然有一个滞后的时间。如同电子游戏，画面反馈给眼睛，大脑支配两手去操控键盘，操控者的意念会与实际效果不同步。仅以抓钳张合为例，普通腹腔镜只需医生食指与拇指的相对运动就可以完成抓钳的张合，结构简单，可靠性强。而手术机器人要完成这个动作需要一个复杂的过程，首先设备要把手术医生的手柄操作转换成操作信号传输到电脑，当机械臂上的电机接到电脑指令后，开始旋转，带动多个传动齿轮转动，齿轮再带动抓钳模块上的齿轮，齿轮带动皮带运动，皮带将动力传输给抓钳滚轮，滚轮转动完成抓钳的张合。手术机器人是一个非常复杂的机械设备，设备越复杂风险性就越高，由此可见使用手术机器人的风险明显高于普通腹腔镜手术。

（8）有人认为手术机器人高投入、高收费是其向普及化发展的瓶颈，实际上反倒是高投入、高收费很可能是其发展的动力与源泉。

目前的手术机器人虽然与真正的智能机器人还存在着一定差距，相信随着电子技术和基础工业的飞速发展，手术机器人具有良好的发展前景。

二、骨外科医疗设备

近年来骨外科的人工关节和各种功能的骨科钢板有了快速发展，相应的手术器材也日益丰富。由于采用这种开放式钢板固定手术的普遍开展，使得骨科专用 X 线 C 形臂和骨科手术床的使用率和作用日趋减少，而用于检查、治疗关节疾病的关节镜等逐渐获得了发展。有人将关节镜技术与骨折内固定、人工关节置换并称为 20 世纪骨科领域的三大重要进展。

（一）骨科关节镜

老年性的关节病是一种常见的多发病，尤其是膝关节更容易发生不同性质的病变。使用关节镜，可直接观察关节内形态和病变，并通过使用特殊器械，对关节内各种疾病进行治疗，从而避免许多关节切开手术。关节镜手术是一种微创手术，具有切口很小、康复快、并发症少等优点。关节镜主要应用于膝关节，后相继应用于髋关节、肩关节、踝关节、肘关节及手指等小关节。

关节镜镜头为长 20cm 左右、粗 4～5mm 的细棒，用来插入关节腔。棒内含一组光导纤维和一组透镜。光导纤维与冷光源相连接，将光线传入照亮关节内部。透镜将关节内的影像传出，医生可以通过目镜直接观察关节内部情况，也可以在目镜处安装摄像系统，将图像传输到显示器上。

关节镜可以解决一些通过 X 线、CT、B 超等检查不能确诊病变的问题。如果要开展微创手术或其他治疗项目，就需要配备相应的辅助设施和手术器械，如冲洗器、刨切刀等。手术时这些器械从其他开口进入关节内部实施手术治疗。

（二）骨密度仪

骨质疏松症已经成为 21 世纪的常见病，尤其是随着我国老龄化的进程加快越来越受到社会的关注。骨质疏松患者容易发生骨折，其中腰部、腕部、髋部骨折最为常见，发生椎体骨折后，有相当高的致瘫率，其死亡率较同龄健康妇女增加近 9 倍，髋部骨折的患者每年的死亡率为 20%，50%以上的幸存者生活不能自理。

目前采用不同测试原理的骨密度仪种类繁多，设备价格悬殊，不同的设备测量的人体部位不尽相同，测量出的数据又不像血压、心电等信号直观易懂，尤其是临床医生无法验证设备测量的数据与患者骨密度真值的误差，而厂家为了推销自己的产品通常扬长避短，使得医生对骨密度准确性的问题不了解。要想弄清骨密度仪检测对临床诊断的影响，首先要对设备产生数据参数的来源有一个全面的认识。

1. 骨密度仪原理与结构 目前采用不同测试原理的骨密度仪种类繁多，按放射源分类主要有 X 线和超声两大类。下面简介几种主流骨密度仪的原理与结构。

（1）单光子骨密度仪：早在 20 世纪 80 年代国产光子骨密度仪就已广泛应用于临床。光子骨密度仪采用由放射源发出的能量为 59keV 的低能光子或放射性同位素碘-125 发射的单能 γ 射线，光子穿透物质时部分或全部被物质吸收，让光子通过人体前臂骨骼，依据光子被人体前臂尺、桡骨吸收的程度来测定人体骨骼的骨矿物质含量。

光子骨密度仪主要由低能光子源、光子探测器、扫描架、数据采集处理和控制线路、微型计算机及打印机等部件组成。尽管采用单光子骨密度测试仪测试是一种经济实惠的方法，但是毕竟使用的是放射源。由于同位素室业务的萎缩，现代骨密度仪向着 X 线和超声方向发展。

（2）X 线骨密度仪：X 线设备只有在工作状态下才有 X 线产生，比放射源更安全环保，并且用于骨密度测试仪的 X 线剂量很低，有些设备标称在距离大于 1m 的地方辐射剂量为零，因此无须做射线防护装置，为普及使用 X 线骨密度仪创造了有利条件。

X 线骨密度仪主要分为 X 线单能骨密度仪（single energy X-ray absorptiometry，SEXA）和 X 线双能骨密度仪（dual energy X-ray absorptiometry，DEXA）。普遍认为 DEXA 为骨密度测量的"金标准"，故 DEXA 成为现代市场主流。在 DEXA 设备上首先要配备一个 X 线发生器，一般采用固定阳极管球，根据设计思路不同，有些设备管球放置在机头，有些放置在床下。在管球的对侧放有光电倍增管或平板探测器，接收器把通过人体后的 X 线变成电信号，这些电信号传输到计算机进行数据处理。X 线骨密度仪是以定量的 X 线剂量通过人造模拟骨质校准器所得电信号大小为依据建立起来骨密度值（bone mineral density, BMD）的基准，因此检测诊断报告中首先要显示出 BMD。BMD 即感兴趣区域骨矿物质含量与扫描面的比值（g/cm^2）。BMD 是由机器直接检测得到的最基本的数据，是计算其他数据的基础。计算机再把测得的数据与已经存入的根据在临床试验中建立的标准值及参考数据库进行比对，最后自动计算出患者的 T 值与 Z 值。

DEXA 原理是利用管球发射出两种能量射线，分别为 35keV 和 75keV。人体软组织主要吸收 35keV 射线，骨骼主要吸收 75keV 射线，通过软组织和骨骼的能量衰减系数不一样，因此根据衰减系数方程进行比较，从而得到骨密度值。这个方法称为能量减影，可以尽可能地减少骨骼以外人体其他组织对骨密度测量的影响，因此 DEXA 设备才被普遍认为是骨密度测量的"金标准"。

（3）QCT 骨密度仪：用 CT 机进行骨矿物质含量（BMC）的定量检查称为定量 CT（quantitative computed tomography, QCT）。首先要弄清楚 QCT 骨密度仪并不是专门为测量骨密度而设计的 CT 机，而是在现有的任何 CT 机上安装一个骨密度测量软件，然后再扫描等效塑料等制成的与人骨组织辐射等效的测量体模，把数据存入 CT 机，建成一个数据库，然后再扫描人体感兴趣部位，把获得的图像和数据库数据对照，进而测出具体骨密度数值，这是一个低成本的方法。

QCT 骨密度测量体模是用一种与人体 CT 值相近的物质做出模型来校准设备的 CT 值。QCT 骨密度仪系统骨密度测量软件既需要参考国外的 QCT 骨密度仪系统软件的优点，又要结合本国特点，不断改造升级软件，使其更适合我国国情。采用 QCT 方式测试人体的骨密度，患者接受的 X 线剂量较大，并且费用较高，在临床检测中使用较少，不适于普通筛查体检，因此有的医生甚至不知道 QCT 这种检测骨密度的方式。但是 QCT 作为骨密度科研项目中的一种重要手段还是应该给予关注，因此 QCT 更适用于具有科研项目的医院及研究所。

（4）超声骨密度仪：是使用超声波通过人体骨组织获取骨密度的方式。超声波通过介质（骨组织）时，介质可以改变超声波的速度，也可以使超声波能量减弱，发生衰减。因此目前临床上使用的超声骨密度仪主要测量两个参数：超声速度（speed of sound, SOS）和宽幅超声衰减（broadband ultrasound attenuation, BUA），其他参数都是由这两个参数演变而来。目前最常用的是声速法，通过仪器的超声换能器在体外对目标部位发出一束超声波，当声波到达软组织与骨组织交界面时，会有一定的超声反射回来，并且被超声换能器接收端接收。另一部分声波继续折射入骨组织，当遇到骨的内壁时又一次部分反射，再次被超声换能器接收。由此可得到声波在骨组织内的传播时间，再通过一系列公式计算得出声波在骨组织内部的传播速度，最后利用公式计算出骨密度。超声测量仪由超声波发生器、超声波探头和电脑组成。工作时超声波由发射探头发出，通过水或耦合剂穿过被测组织，由接收探头接收信号，然后由电脑计算 SOS 和（或）BUA。

随着信息化数字成像技术的发展，现在大多数骨密度仪都配备了图像系统，这种图像系统可以对检测部位进行扫描形成人体图像，在图像上确定测量兴趣区，因此图像系统只解决定位准确性的问题，对骨密度值测量的准确性没有影响。由于 X 线骨密度仪可以使用现在国际上通用的体模进行校准，但是超声骨密度测量还没有这样的体模，无法相互校准和换算，并且超声测量与温度有关，因此尽管超声骨密度仪检查是 20 世纪 90 年代发展起来的最新骨密度定量测量技术，生产厂家也加大了研发和宣传力度，但是其准确性一直备受质疑。现代超声骨密度仪普遍采用人机对话操作方式，有的还配备了计算机工作站，可以对受检者的信息进行存储和分析，极大提高了超声骨密度仪在临床应用中的价值。

目前市场上有近十几种超声骨密度测量仪。它们所测量的部位和性能各有不同，也各有优势。

1）跟骨超声骨密度仪：自从 Langton 于 1984 年报道了利用跟骨 QUS 测量可以区分骨质疏松骨折患者与正常人群以来，超声测量骨密度引起人们很大的兴趣。目前以跟骨测量仪最为常用，这主要是根据跟骨以松质骨为主，后跟部位比较适合超声测量。每个人的跟骨宽度不同，而且不易被测量，外面有跟部软组织，也影响测量结果。多数测量仪是除以一个固定的值来计算超声速度（如 25mm）。现在市场上的超声骨密度仪都有比较好的精度，一般在 1%～2%，其中 SOS 的精度可达 0.5%。大量的研究表明在跟骨部位测得的 SOS 和 BUA 都与跟骨部位的骨密度有比较好的相关性。目前采用跟骨作为测量骨密度部位是以人体结构为依据的科学选择。

2）多部位超声骨密度仪：目前有一种类似 B 超结构方式的超声骨密度仪，为可以测量多部位的定量超声。为了获取这些信号，设备配备了一系列手持探头，这也是此设备重要的特点之一。每个探头都被设计用于测量一个或多个指定骨骼部位的 SOS。随机带有骨骼部位不同性别不同年龄段的参考数据库软件模块供测量使用。在每个探头上含有许多传感器，其中一些为超声信号发生器，另外一些传感器作为信号接收器。超声波从信号发射器发出后沿各个方向传播，介质中每个分子都起着一个反射器的作用，反射信号经许多途径抵达信号接收器。接收传感器接到最早抵达的信号，即为骨质信息。这种设备需要每天进行系统质量校验，设备配备的模块作为骨骼的替代品用于系统质量校验，以检查系统及探头在检测返回信号时是否正常。

2. 骨密度仪诊断数据与数据的准确性　骨密度仪诊断数据的准确性一直以来都是临床医生和经销厂商关注的重点。要对这个问题有一个更客观的认识，首先要对原始数据库的建立有明确的认识。

超声骨密度仪主要测量参数为 SOS 和 BUA，如果这两个值不准确，其他参数就无从谈起，而这两个值又与原始数据库的建立密不可分。

骨密度仪的 X 线穿过人体后在接收器上产生大小不同的电信号，这些信号通过 A/D 转换，经计算机处理，最后转变成显示在显示器上的图像，这些图像是给检测骨密度部位进行定位，即在影像图形内规划出感兴趣区域。在这个感兴趣区域，只是从接收器上传来电信号的大小，把这些电信号转变成 BMD 就需要借助原始数据库。

在实验室里，骨密度仪发射一定能量的射线，射线经过骨样品后能量衰减，把衰减后的能量转变成电信号，再把骨样品经过 800℃马福炉煅烧，干燥后称取骨灰的重量，此时数字化电信号数值大小与骨灰的重量相对应。这样电信号数值的大小就转换成了在单位平方厘米中含有骨质重量的克数。这种多次将衰减信号与所测的重量相对应的概率统计，最后构成骨密度仪 BMD 的原始数据库。把原始数据库输入设备中的计算机后，每当设备测试到一个电信号后，这个信号与数据库中的信号数据对应，就可以把输入信号大小转变成的 BMD 值。由此可见，原始数据库是骨密度仪的核心技术，也是其他参数准确性的基础。

最早进入中国市场的骨密度仪是以欧洲白种人女性骨样本数据为原始数据库，国外的同类产品的数据库多以其所在国家的数据为原始数据库。若医院用购买的国外的骨密度测量系统测量中国人，就会造成诊断结果的偏差。现在有些进口设备不断升级改造，就是要更换更加符合中国人骨密度的数据库。我国是一个多民族国家，民族不同，饮食习惯不同，骨密度也有很大差别，因此建立符合我国实际情况的原始数据库需要投入大量人力、物力，骨密度测试准确性才能得以保证。

实际临床测量与实验室建立原始数据库的客观条件有很大差异，实际临床测量射线同时穿透软组织和骨骼，在接收器上形成一个二维图像，图像信号中含有两种组织成分，虽然可以通过双能等方式降低软组织因素的干扰，但是与实验室数据相比仍然存在一定差异。在实验室建立原始数据库时是经过多次试验，通过数据概率统计运算才建立出有共性的 BMD 值，而在实际临床测量时是个案数据，因此必然也存在一定偏差，因此临床测量骨密度值只能是相对准确，而不是绝对准确。

BMD 值或 SOS 值是骨密度仪的基础数据，对这些基础数据再进行对比分析，就形成了诊断报告中自动显示和打印的 T 和 Z，再根据 T 和 Z 生成骨质疏松诊断结果。根据世界卫生组织（WHO）规定，T 为与 20～39 岁的健康白种人峰值骨量比较的差，Z 是与被检者相同性别、种族、年龄的人群平均峰值骨量比较的标准差。骨质疏松症状定义：$T>-1$，骨量正常；$-2.5<T<-1$，骨量减少；$T<-2.5$，骨质疏松。目前我国这样定义 T 和 Z：T 为与健康年轻人数值之间的差，单位是 SD；Z 是与各年龄段相符的标准值的比，显然这不是一个量化的标准。目前仪器设备的硬件已经国际化、标准化、通用化，使得仪器设备的产品质量都能够得到保证，而每台设备随机产生的数据要和自身的数据库进行比对，数据库的准确性是制约我们研制骨密度仪的瓶颈。因此，骨密度仪数值是否准确，关键问题不在硬件而在软件。

在临床实践中有大量资料表明 DEXA 在测量人体时，有时髋关节 BMD 值正常，脊椎却骨质疏松，有时测量三节腰椎，可能有两节正常，一节低骨质量，因此如何综合评价全身 BMD 值是医学上的相关性研究的范畴。不同品牌的 DEXA 在测量同一个患者、同一个部位时会得出不同的 BMD 值，这是仪器设备的相关性。由此可见不应该把 DEXA 数值准确性绝对化，要客观地理解"金标准"的概念。

3. 骨密度数据与临床诊断　在工作中除了尽量保证骨密度测定仪测量数值的准确，还要特别关注患者的骨质疏松的临床表现，要把骨密度测定仪测量的数值与可能发生的骨质疏松的症状结合起来。骨质疏松主要有原发性骨质疏松症、继发性骨质疏松症、骨骼生长发育异常及其他类型的症状。

受检者通过骨密度测定仪进行检测时，如果发现数值异常，建议医生一定要结合受检者的实际情况进行分析和诊断，不要盲目仅凭某一项数值就下结论。因此受检者要使用同一台设备进行周期性的比对，观察骨密度变化的趋势，要比使用不同精度的骨密度设备进行检测更有临床诊断价值。

三、泌尿外科设备

人体泌尿系统是由肾、输尿管及膀胱等组成。泌尿系统会出现多种病症，其中肾结石是一种常见病，一旦结石较严重或形成输尿管结石等，会给患者带来难以忍受的剧痛。早期治疗肾结石一般采用手术方法，这种方法不仅对患者造成严重伤害，而且手术导致的肾瘢痕化更容易再次产生新的结石。德国的物理工程师根据冲击波传输过程中遇到硬质介质将产生强烈的撞击的特性，研制开发了体外冲击波碎石机，并于 1980 年 2 月 2 日在德国慕尼黑首次应用于临床，成为机械物理学在医学领域应用的一个典范，是 20 世纪 80 年代医疗技术的一项重大突破。

（一）体外冲击波碎石机

体外冲击波碎石机（extracorporeal shock wave lithotripsy，ESWL）简称碎石机。20 世纪 80 年代末上海交通大学和深圳某公司合作开发了国产碎石机，当时碎石机体外冲击波发生源采用了液电式，其具有两套 X 线定位系统和整体水槽式结构。目前国产碎石机技术成熟、质量可靠，是完全可以信赖的大型医疗设备。

近年来钬激光治疗肾结石技术得到了迅速崛起，但是碎石机是非侵入式治疗方法，对人体组织损伤较小，患者易于接受，治疗成功率较高且治疗费用较低，因此采用 ESWL 仍然是治疗肾结石的首选方式。

1. 碎石机工作原理 尽管目前推出了各种各样的碎石机，但是其基本原理都一样。以经典的液电式碎石机为例介绍其工作原理（图 5-10）。

在半椭圆金属反射体内放置一个电极，反射体内充满水，电极由两个相距一定距离的金属尖头组成，当对两级施加一个高电压，高压电在水中放电时形成冲击波。把在两级间产生的冲击波处，称为第一焦点（f1）。冲击波向四周传播，冲击波从不同方向辐射到半椭圆金属球表面，由于金属球与冲击波方向有一定

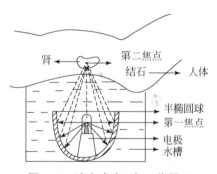

图 5-10 液电式碎石机工作原理

夹角，这种折射的冲击波聚集到一点，把这个聚集点称为第二焦点（f2）。半椭圆金属球表面光亮，对制造精度的要求十分高。在第一焦点发出的冲击波经反射后就会在第二焦点聚集，形成压力强大的冲击波焦区，当人体结石处于第二焦点时，就会被粉碎，然后随着尿液排出体外。早期碎石机是把人体泡在水池内，冲击波通过水传输到人体。当冲击波经过两种介质的界面时，会发生反射和折射，其程度取决于界面上两种介质的声阻抗差。由于人体组织和水的声阻抗接近，因此冲击波可以顺利传输到第二焦点。处在第二焦点的结石与水的声阻抗差异较大，在结石界面产生巨大的反射能，致使结石破裂。后来由于水槽式结构过于复杂，而改用水囊，人们把冲击波通过水囊传输到人体结石位置的碎石机称为干式碎石机，其工作原理没有变。

2. 碎石机主体结构 主要分为冲击波发生系统、结石定位系统和控制系统。

（1）冲击波发生系统：目前冲击波发生源主要有三种，分别为液电式冲击波波源、压电式冲击波波源和电磁式冲击波波源。

1）液电式冲击波：波源已在上述工作原理中介绍过。最早使用的是液电式波源，技术也比较成熟，治疗效果较好，特别适用于大结石和肾鹿角状结石的治疗，目前大部分体外冲击波使用的都是液电式发生源。其缺点是更换电极频繁，电极尖在放电过程中有损耗，使极尖的距离增大，造成第一焦点漂移，同时由于冲击波产生的噪声大，而且高压电流给患者的心脏带来一定的危险，采用心电 R 波触发可以确保治疗过程中患者的安全。

目前还有液电复式脉冲波源，其原理是高压在水中一次放电，在特定的时间产生双脉冲的冲击波。液电复式脉冲源一次放电产生 2 个脉冲，具有液电单式脉冲的波形性能，充分利用空化效应的作用。所谓空化效应就是一定能量的冲击波在水中振动，使溶解于水中的气体释放出来，气体在冲击波运动极短的时间内膨胀、崩溃。第一次冲击波在结石周围及内部产生大量的微细气泡，因此该气泡从产生到膨胀破裂一般只需要数微秒左右，在第一次冲击波产生的气泡最高端，发出第二次冲击波，加剧气泡的膨胀破裂，从而增加了对结石的压力、拉力，提高了碎石效应，并且缩短了治疗时间，减少了软组织划伤。根据目前报道，复式脉冲可以提高 40%碎石效果，而且损伤也相对减少。复式脉冲源是体外冲击波碎石机的发展方向。

2）压电式冲击波：波源由许多安装在约 50cm 球冠上的陶瓷晶体元件组成，在电脉冲作用下产生压电效应。当有高频高压电通过压电晶体时，压电晶体就会伸缩而产生振动，从而使水介质产生超声冲击波，冲击波在圆球的球心处聚焦，当结石处于焦点处时，就会被强大的冲击波粉碎。压电式波源产生的是窄脉冲冲击波，功率较小；但波长短，结石粉碎的颗粒小，可以成细砂状粉末，有利于排出体外。压电式晶体的质量和寿命及安装要求都较高，否则每个晶体触发脉冲难以同步。

3）电磁式冲击波：波源是通过高压电容器对一个线圈放电，放电产生的脉冲电流形成一个很强的脉冲磁场，引起机械振动并在介质中形成冲击波，经声透镜聚焦得到增强而粉碎结石。电磁式冲击波波源可分为平板式和圆筒式两种。电磁冲击波源优点为聚点稳定，不易偏移，无须更换电极，但发生器价格高且要定期更换；其缺点为电磁式波源焦点压强较低，约为液电式的一半，第二聚点脉冲时间较液电式的长，波形差，频率成分低，因此碎石次数增多，效率差，并且人体组织受损面积较大。

波源是碎石机的核心技术。无论碎石机采用哪种波源方式，都需要有一套充电和瞬时放电的电路。波源充放电电路设计根据波源方式不同，各个厂家有所不同，但是其基本原理都是一样。

（2）结石定位系统：通过上述介绍可以看出把结石准确地放在第二焦点上，对于治疗结果十分重要。实际操作中由于人体的呼吸作用，造成了肾结石的不停移动，因此把结石放在最高概率的冲击波焦点位置上是碎石效果的关键技术。

1）早期碎石机采用的是双束 X 线交叉定位系统，把两套 X 线装置互成一定角度固定在机器上。通过第二焦点定位针，把焦点分别显示在两个监视器上，移动患者的体位，使结石分别重合在两个监视器的焦点上，完成定位操作程序。

2）单束 X 线定位系统是由 C 形臂组成，C 形臂两端分别固定一个 X 线球管和影像增强器。C 形臂可以平面转动或球面运动，以冲击波焦点为圆心，C 形臂任意转动两个角度，就可以进行定位。当 C 形臂处于正投影位置时，可以得到平片图像，便于寻找结石，同时还可以从多个角度观察结石在碎石过程中的形态变化。这种定位方法只使用一套 X 线系统降，低了碎石机的成本，但是这种结构对设备的机械运动提出了更高的要求，要确保焦点的重复性和稳定性。目前各厂家生产的 X 线定位的碎石机大多采用此种定位方式。

3）B 超定位系统：我们一般把阻光结石称为阳性结石，把非阻光结石称为阴性结石。采用 X 线定位系统来定位阴性结石有一定困难，而 B 超定位系统对此有明显的优势。B 超定位系统包括 B 超探头、B 超机和探头支架。探头支架大部分都是安装在冲击波源旁边，尽管各厂家生产的 B 超定位方式有差异，但总的原理是一致的。B 超探头的中心延长线经过焦点 f，并使探头沿着这一轴线伸缩运动，根据已知的探头至焦点距离和利用 B 超的测距功能，就能把结石准确地定位在焦点 f 上。

4）X 线与 B 超定位系统的比较，两种定位方式有着各自的优缺点。①X 线定位图像清晰，可直接看到结石的立体形态及碎石过程中结石的粉碎程度，操作技术易掌握。其缺点是 X 线对人体有一定的放射性损害；阴性结石不能直接定位，要借助其他方式才能定位。②B 超定位对人体几乎无损伤；B 超均可显示阴性结石及阳性结石，可实时连续跟踪监控，机器价格低，占地面积小。其缺点是操作技术要求高。

X 线、B 超双定位系统是把 X 线定位系统和 B 超定位装置安装在同一台机器上。操作者要同时掌握两种定位技巧，而且机器价格也高。目前还有厂家推出自动导航、自动定靶和自动检靶系统。

（3）操控系统：碎石机操控系统应具备隔室操作和床边操作两种方式。操控系统应具备如下功能：①工作电压连续可调；②碎石触发有手动、连续和心电同步三种方式；③碎石能量无级调节和冲击波触发频率可调；④液晶屏显示工作参数；⑤C 形臂和床的运动位置可由数字显示；⑥具有医生患者对讲功能等；⑦碎石机操控系统还需要配备一台影像工作站。可以选择高配置计算机，具有存储、图像采集、患者档案管理、术前术后对比和激光打印等功能，有条件的地方应接入医院 PACS。

3. 碎石机的临床应用　随着临床经验的积累和碎石机性能的改进，ESWL 的适应证不断扩大，从单纯的肾结石到输尿管、膀胱结石，从单侧单发到双侧双发，从小的结石到大结石、鹿角状结石，都取得了较理想的治疗果。现在 75% 的尿石症可单纯用 ESWL 治疗，20% 的需 ESWL 和泌尿外科技术联合治疗，而真正需要开放性手术者不足 5%。体外冲击波碎石机具有粉碎肾结石、胆结石、输尿管结石和膀胱结石的功能。

有些患者在碎石治疗后会有少量的血尿，说明肾有一定的损伤。以工程学角度推论，碎石机发出的冲击波并不是造成肾损伤的原因，而肾结石受到冲击力产生位移可造成肾体损伤。

（二）治疗肾结石和胆结石腔镜的简介

1. 腹腔镜　采用腹腔镜是治疗肾结石和胆结石的手段之一。如果患者有胆结石和息肉，医生一般建议切除胆囊，目前采用腹腔镜已成为切除胆囊等手术中的主要手段，以两孔法腹腔镜手术为主，且优点非常明显。

2. 经皮肾镜　经皮肾镜取石又称为"打洞取石"，是通过经皮肾镜在腰背部开一个 1cm 的皮肤切口，用一根纤细的穿刺针直接从切口进入肾，置入肾镜。肾是一个血管非常丰富的器官，肾血流占心脏排出血量的 1/4，为了尽量减少出血，又能顺利取石，因此要求穿刺针对肾一次性、准确穿刺，只有这样才能尽可能在保护肾功能的前提下，达到取净结石的效果。不论采取什么样的碎石方式，经皮肾镜取石都会对肾造成一定伤害，并且操作难度很大，是碎石方式中难度最高的方法，因此手术前要细化个体化治疗方案，根据患者结石的部位、个数、大小、成分等具体情况来确定通道位置、通道大小和相应的碎石工具，当然这种治疗方案的实施与医生的经验和水平关系密切。

3. 输尿管镜　普通的输尿管镜属于硬镜类，但是由于较长，并且带有一定的柔韧性，比经皮肾硬镜要软，因此也称为输尿管软硬镜。输尿管镜前端设有摄像头，可以把图像传输到监视器，医生根据监视器的图形进行手术。冷光源通过纤细的导光纤维传输到腔内，工作腔道可以通过各种不同的碎石设施。操作此类输尿管镜相对比较容易，可以顺利地经尿道、膀胱、输尿管口进入 0.2～0.5cm 直径的输尿管。由于输尿管镜是硬镜，无法弯曲，因此它的功能受到一定限制，对于探查输尿管上段结石及多发性肾结石有一定困难。

4. 输尿管软镜　是一项新兴的腔镜技术，前端设有摄像头，可以把图像传输到监视器，医生根据监视器的图形进行手术。输尿管软镜可以通过人体天然的泌尿系统腔道直达肾盏结石处，其管道末端可以上下弯曲 180°～275°，有利于观察和破碎肾盂、肾盏结石，可以对肾的每一个肾盏进行探查。

在临床应用上，输尿管软镜在治疗那些输尿管上段的结石，以及部分较小的肾盂、肾盏结石比普通输尿管镜具有较大的优势，尤其是对于直径 <2cm 的中、上肾盏结石，无严重积水的肾盏结石，以及一些不适合行体外冲击波碎石的患者是一种较为理想的选择。

目前输尿管软镜主要有两种类型，一种是整体型，一种是组合型。整体型是镜体与管路一体化设计。这种类型使用方便，稳定性好，但是使用寿命与使用次数和操作者使用技巧有关，常见故障是旋转装置损坏和工作通道损坏等，尤其是在钬激光碎石手术过程中，极易损坏镜头或镜身胶皮等密封系统，造成图像模糊等故障。另外一种是可拆卸组合型输尿管软镜。该型输尿管软镜镜体与管路分开，使用时再把两者组合起来。它的最大优势是在于容易损坏的部分可单独更换，可以显著降低使用成本。

（三）治疗肾结石和胆结石的碎石方法

上述几种腔镜为治疗肾结石和胆结石提供了清晰的实物图像和治疗通道，下一步是如何选择哪种碎石方案。目前主要有超声碎石、气压弹道碎石和钬激光碎石三种方式。这三种碎石方式都是通过腔镜提供的通道，直达结石部位，完成碎石工作。

1. 超声碎石　是最早应用到经皮肾镜的碎石方式。超声碎石是利用电能转变成声波，声波在超声转换器内产生机械振动能，通过超声电极传递到超声探杆上，使其顶端发生纵向振动，当与坚硬的结石接触时产生碎石效应。超声探杆为中空探杆，口径很大，灌洗液和结石屑可通过中空的探杆吸出，因此只有经皮肾镜和很粗的输尿管镜才能满足超声探杆使用要求。很粗的通道带来的优势是视野清晰，结石碎片可以吸出而不易残留结石屑，但是这种碎石方式只能在硬镜下使用，且碎石力较小，对水草酸钙结石效果差，目前已经很少使用这种方式。

2. 气压弹道碎石　顾名思义是利用气压达到碎石的目的。压缩空气经空气注入口进入弹道内，使弹头高速运动反复撞击碎石装置手柄内的撞击杆（治疗探针），使探针产生纵向振动，击碎结石。其频率为 12～16Hz。探针前后振动范围不超过 1.0～2.0mm。探针直径有 0.8mm、1.0mm、1.6mm、2.0mm 等几种。

这种碎石方法的缺点是只能在硬镜下使用。探头振幅大，对于移动性结石，必须使用套石篮或其他方法固定。破碎的结石片，无法像超声波碎石术那样，被抽吸出体外，要用负压泵、取石器械取出或等待其自然排出。气压弹道碎石治疗中、下段输尿管结石时，容易使结石回冲至上段输尿管或肾内，使手术失去目标，而且其仅能在硬性输尿管镜下进行。其优点是探针较超声波探针细，碎石效率较高。气压弹道碎石的机械能量主要集中在结石上，对组织几乎无损害。探针耐用，操作简单，价格适宜，因此气压弹道碎石是近年来比较流行的治疗方式。

3. 钬激光碎石　使用钬激光碎石已经得到全世界医生的认可，钬激光可以与各种镜搭配，尤其是输尿管软镜与钬激光的组合被认为是碎石方式的最佳组合。

钬激光是以稀有金属为激发介质的新型固态脉冲式激光，能通过软光纤传输，因而可以通过内镜进入体腔对病灶进行治疗。钬激光波长为 2100nm，恰好处在水的吸收峰上，激光能量被结石和组织中的水高效吸收，而其脉冲式的工作模式使得在结石的表面或内部形成小的"爆炸"，通过水分子对结石的微爆破和对软组织的汽化切割实现"高效碎石机"和"精密激光刀"双重功能。由于受到水屏蔽的作用，钬激光在组织中的穿透深度小于0.5mm，因此在碎石时对周围组织损伤小，可以在组织表面进行精确的安全的切割，不会出现误切、穿孔等并发症。

钬激光设备不仅可以用在泌尿外科，也可以在脊柱外科、耳鼻喉科等多科室使用，提高使用率。目前钬激光碎石已成为优选的治疗手段，国产自主研发生产的钬激光治疗机完全可与国外同类产品媲美。

尽管上述介绍的几种治疗方式已经很成熟，也比较安全，但是仍然存在着一定风险，因此同时应做好开腹手术的精神准备和物质准备。

四、肿瘤外科设备

目前还没有能彻底治疗恶性肿瘤的有效手段，西医治疗恶性肿瘤主要有三种方法：①手术切除及肿瘤动脉阻塞法等；②药物化疗，尤其是靶向化疗药治疗效果明显；③各类放射治疗方法。由于这三种方法各自的专业性较强，因此医院常按照专业特点分为肿瘤外科、化疗科和放疗科，实际上统称肿瘤科更为科学，也符合患者的利益，这种科室配置能加强医生使用三种方法时相互沟通，根据肿瘤的性质、部位、分期和对放化疗敏感程度等制订更合理的治疗计划。手术治疗和化疗不在本书介绍的范围内，下面对放疗设备进行简要介绍。

放射治疗简称放疗，是治疗肿瘤的一种有效的物理疗法。它利用聚焦的、高能量的放射线，破坏肿瘤细胞的遗传物质 DNA，使其失去再生能力从而杀伤肿瘤细胞。放疗被称为隐形的手术刀。

从射线的照射方式可分为外照射、近距离照射和内照射。①放射源在人体外部，进行照射称为外照射；②如果将放射源密封，直接放入人体的内腔，如食管、宫颈、直肠等部位进行照射，称为近距离照射；③将放射性核素注入人体称为内照射。

（一）放疗后装机

放疗后装机是一种近距离的放射治疗机。这种设备治疗工作程序特点是先把一个治疗容器放置在需要治疗的部位上，确认位置无误后，然后再由电脑遥控步进电机将放射源送入治疗容器中进行放射治疗，放射源是后装上去的，故把这种设备称为后装机。后装机主要由放射治疗计划、控制系统和后装机三个部分组成。

首先医生要根据患者肿瘤的实际情况，如肿瘤性质、病灶大小和形状等，制订放射源摆放位置及放射剂量，计算出剂量分布曲线等，也就是要在治疗前要制订好放射治疗计划，再把治疗计划输入计算机，由计算机根据放疗方案操控电机传动系统，把放射源放到治疗位置，完成治疗计划。

后装机的传输驱动钢丝头上焊有一个不锈钢外壳，壳内装有放射源。目前放射源一般都采用铱-192人工放射性同位素。后装机铱-192放射源是一个微型放射源，根据不同生产厂家，尺寸也各有不同。依治疗计划照射时间为3～5min。

后装机有两个绕有钢丝绳的轮，一个是装有放射源的轮，一个是没有放射源的假轮，两个轮大小相同，分别由两个步进电机驱动。另外还各有一个直流电机与之相连，用于必要时快速回抽操作，平时两个钢丝绳都停留在安全区内。治疗时在计算机控制下假源轮先运动，在 C 形臂 X 线机或内镜等设备的定位配合下验证治疗的位置。然后真源轮运动，钢丝经过后套管到达换路器，换路器在计算机控制下由编码器驱动，计算出长度，放射源到达治疗部位后，停留至预定的时间，治疗完毕，钢丝绳抽回安全区。后装机可配有多条通道，第一条做完治疗后，编码器和换路器将导管对准下一个治疗通道，再重复上面的操作程序。

使用后装机放射源治疗肿瘤效果明显，应用范围广，可以对生殖器、鼻咽、食管、支气管、直肠、膀胱、乳腺及胰腺等处的肿瘤进行有效的治疗。医院在引进后装机设备，开展此项业务时要做好充分的思想准备和物质准备。首先要对同位素铱-192的放射性有一个科学的认识和制订严格的管理制度。铱-192属于2类放射源（高危险源），人在没有防护的情况下被铱-192辐射照射后，会导致红细胞、白细胞、血小板严重偏低，骨髓造血功能会遭到严重破坏，会马上显现出器官损伤，细胞受伤后容易产生癌变，还有可能对遗传产生影响。在环境布局上要符合规范，建立迷路通道和配置大流量通风系统等必要的设施。在使用后装机设备时，如果一旦发生机械故障，钢丝绳被卡住，放射源回不到安全区应该如何处理，要提前做好应急措施的预案，避免出现慌乱，给患者带来精神上的压力。

（二）钴-60治疗机

钴-60治疗机是一种针对肿瘤的放射治疗大型医疗设备，俗称"钴炮"。由于这种设备具有经济实惠、治疗效果稳定、结构简单、维修方便等特点。因此曾经一度在全国放射治疗肿瘤市场上占有较大的份额，其历史价值功不可没。钴-60机使用的是永久性放射源，根据钴源的半衰期，需要5～10年更换一次，核废料处理比较困难，维修工程师和操作技术员不可避免地会接受到核辐射。直线加速器只有在通电情况下才产生高能 X 线及电子束，直线加速器将逐步取代钴-60治疗机。钴-60治疗机和直线加速器设备在结构原理方面有许多相似之处，因此对钴-60 治疗机有一个初步的认识和了解，对掌握后面介绍的直线加速器有一定的帮助。

钴-60 是一种放射性核素。钴-60 治疗机（图 5-11）是以 ^{60}Co 作为放射源，发出 γ 射线杀伤癌细胞,对肿瘤实施治疗的装置。γ 射线半衰期为 5.27 年,射线平均能量为 1.25MeV。钴-60 治疗机主要由三大部分组成：机架、治疗床和操控系统。钴-60 治疗机机头置于机架上，机架可以旋转，完成机头在不同角度对患者不同部位的照射治疗。机头内含多种结构，也是设备的核心部位。

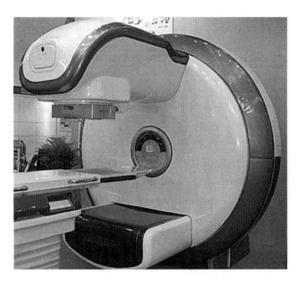

图 5-11　钴-60 治疗机

（1）放射源工作系统：钴源通常嵌入重金属制成的储源器中，放射源加工成芯片、芯片小柱体存放在双层不锈钢制作的圆柱罐内，经氩弧焊接密封，确保放射源不会溢出，放射源在存储位（OFF 位置）时，周围有钨块及含铅的钢制机壳屏蔽，使距离放射源 1m 处的球面上的泄露辐射量降至环境安全防护要求。治疗时，钴源采用气动推动，气缸活塞推杆使将钴源筒向外推出 300mm，停留在放射口处，进行照射。当定时照射结束，钴源筒主动退回并停放在贮藏位置，当治疗过程中突然发生断电，钴源筒能自动返回原位，以确保治疗安全。

（2）线束准直系统：当放射源处于窗口治疗位置时，为了把放射源产生的散射线按照治疗需求形成一束射线照射在人体上就需要由线束准直系统来完成。在放射源窗口上设有口径固定的初级准直窗口，在初级准直器的下面还设有次级准直器。第三级准直器一般采用多叶光栅，多叶光栅可以拼接出与肿瘤投影相适应的不规则的射野。

（3）模拟光源装置：此系统有些类似于 X 线机上的模拟定位光源，机头上有一个光源，其光线经过反射镜反射到人体治疗部位，模拟钴源照射面积，用于对患者进行摆位。

（4）消除半影装置：发射的光子束产生的几何半影，影响治疗区域的准确性。减少半影的办法，一是选用直径较小的钴源，二是在准直器下安装同步运动的消半影金属条装置，削减半影区的剂量，从而使照射野边缘"锐化"。

（5）源传输的端效应及校正：钴-60 治疗大多由计时器控制，启动计时器后放射源由存储区移动到治疗窗口，在向正常工作位移动的过程中，放射线能量有一个从小到大的过程，而放射源在退回存储器时又有一个从大到小的过程，两者的变化不能相互抵消，因此需要一定的计量校正，在电离室内加一个平衡帽以此校正两者的偏差。

（6）钴-60 治疗机治疗床：其质量也非常重要，尤其是承载患者的床面要满足需求，否则将影响对病灶的定位精度，影响治疗效果，近年来国产治疗床的质量有了大幅度提高。钴-60 治疗机计算机操控系统已经很成熟，能够满足临床需求。

总之，如前所述，钴-60 治疗机主要的缺点是放射线核素不断有射线释放，防护复杂，工作人员受辐射量较大，但是这种设备也有许多优点：射线穿透力强可治疗相当深度的肿瘤；表皮剂量相对较小；不像普通 X 线，骨比软组吸收多，对骨造成危害大；对周边的正常组织损伤小；经济、性能稳定；维修方便等。在无法配置直线加速器的医院用钴-60 治疗机治疗肿瘤是一种务实的选择。

（三）直线加速器

1. 医用直线加速器概述　目前使用医用直线加速器治疗肿瘤已经成为放射治疗的主要手段，然而直线加速器在我国的应用相对其他医疗设备起步较晚，甚至到 20 世纪 90 年代对于大多数医院来说医用直线加速器仍比较陌生。随着我国经济的高速发展，价格昂贵的直线加速器从经济上已经不是制约其发展的瓶颈，但是现在直线加速器仍然是被严格控制的大型医疗设备，配置直线加速器是一个比较繁杂的系统工程。

（1）直线加速器是一种高风险治疗性设备，它利用高能量的 X 线杀伤肿瘤细胞，但是同时也会对周围正常组织和器官造成一定的伤害。一旦设备出现故障或因为人员操作上出现失误都会给患者带来伤害，甚至会危及生命。

（2）直线加速器对防护要求十分高，而不像其他 X 线设备只需一层铅皮就可以解决防护问题，需要很厚的水泥墙，并且要求一次性浇筑成功，不可以有任何裂缝，因此施工难度很大。其他 X 线设备一般操作室与治疗室之间都设有铅玻璃，操作人员可以隔室操作，而直线加速器操作室与治疗室之间是通过图像画面和语言传输系统进行联系与操作，直线加速器对防护、整体布局和环境要求都十分苛刻。医院引进直线加速器前期论证中一定要十分关注这个问题，否则很可能设备进院后无法安装。

（3）目前医院配置直线加速器要筹措资金相对容易，要建立一支高素质的放疗专业团队比较困难，相关专业人才比较缺乏。放疗医生应具备一定的专业知识和经验，直线加速器的治疗方案直接关系到治疗效果和安全，因此配备高起点的放疗医生至关重要；配备高素质的设备操控技师也十分重要，技师的每一项工作都与治疗效果相关，同时技师应该对设备的结构和性能有较多的了解，可以处理一些简单的故障，做好维修工程师的参谋和助手；物理师的配备一直是直线加速器放射治疗中的短板，有些人甚至不知道物理师的职责是什么，因此造成了物理师严重短缺和专业水平不高的现象。

制作放射物理治疗计划的流程：医生根据肿瘤的类型、大小、位置及其周边器官情况，决定使用何种放疗方法及治疗剂量。放疗物理师根据医生确定的放疗范围和要求的剂量设计放疗计划，即治疗射线的角度和强度等，以求最大限度地满足放疗医生的放疗计划，同时又保证正常器官所接受的剂量不超过安全范围。物理师完成初步放疗计划后交付放疗医生评估靶区和正常组织的剂量，物理师需要和医生不断协商并反复修改计划，最终制订一个获得医生认可的计划。20 世纪 90 年代初期放射治疗计划都是由物理师手工计算完成，直到 20 世纪 90 年代后期才在北京市第四医院（现北京市普仁医院）率先采用计算机制订放疗计划，这种计算机系统经过十几年的实践已经日趋成熟，在放疗过程中起到了非常重要的作用。

2. 直线加速器相关物理量基础知识　在介绍直线加速器和测试时经常会遇到有关射线的计量单位。

（1）辐射剂量是指每单位质量的被照射物质所吸收的射线能量。照射量单位是伦琴（Roentgen），简称伦（R），1 伦=2.58×10⁻⁴ 库仑/千克。

（2）吸收剂量表示放射线给予单位质量物质的能量。吸收剂量单位是戈瑞（Gy），1Gy=1J/kg，1Gy=100cGy，在日常治疗中最常用的是 cGy。

（3）在计算由照射量转换成吸收剂量时与传输介质有关，如空气介质中的吸收剂量 0.876 称为空气介质中的伦琴-拉德转换系数。

（4）直线加速器能量单位：电子伏特（eV）。能量的基本单位是焦耳（J），但是在原子物理学中所用的能量单位是电子伏特（eV），它的定义是电子通过电势差为 1 伏特（V）的电场所具备的动能。实际中可以用千电子伏（KeV）或兆电子伏（MeV）来表示。另外根据爱因斯坦质能相对性原理，质量（m）与能量（E）可以相互转换，公式为 $E=mc^2$，其中 c 为光速。

3. 直线加速器结构　直线加速器的工作原理比较复杂，专业性强，又与结构密切相关，对于没有相关工作经历的人掌握起来比较困难，因此只能从宏观上对加速器有一个初步介绍。直线加速器主要由两大部分组成，一部分设备安置在治疗室，一部分安置在控制室，两部分设备通过控制线路和视频图像连接。

（1）治疗室设备：图 5-12 是我们日常进入治疗室见到的加速器。加速器主要由机身、机架、机头和治疗床组成。

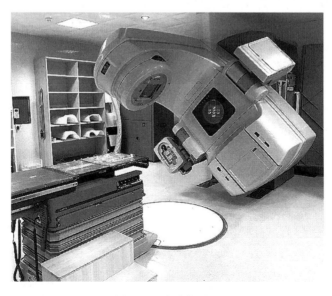

图 5-12　直线加速器

1) 机身内装有配电系统、机架旋转系统、真空系统和冷却系统。真空系统为被加速的电子不与空气中的分子相碰而损失能量提供保证，一般使用离子泵保持医用电子直线加速器的运行真空。恒温水冷却系统带走微波源等发热部件产生的热量。

2) 机架根据治疗要求以设置在机身上的轴心进行旋转，可以从不同的方向对患者进行照射治疗。机架内装有产生电子和电子加速装置，使电子速度和能量不断增加。

3) 机头可以根据指令进行自转。机头内装有 X 线或电子线发生装置，它把高速电子转变为 X 线，X 线经过各种整形处理投照到患者的身上。机头内还设有模拟照射系统等。

4) 治疗床可以做上下、左右、前后三维运动，满足定位的要求。治疗床还可以以圆点为中心做旋转运动。每种运动方式都对治疗床的强度和精度提出了更高的要求，近年来国产治疗床的精度和强度都有了大幅度提高。

（2）控制室：直线加速器控制室一般设有操作控制系统、电脑、剂量控制电器柜、监视器及供电系统等。操作人员将放射治疗计划输入计算机，通过监视器看到技术人员在治疗室给患者摆好治疗位置并退出治疗室后，开启治疗程序。治疗室中加速器的机架、机头和治疗床按照治疗计划设定好的程序进行运动，同时机头中放射出 X 线或电子线。当达到预定剂量时，设备自动停止出束。

4. 直线加速器 X 线产生原理

（1）电子的产生：放射科产生 X 线的电子源于管球的灯丝电流，同理，医用电子直线加速器也需要一个类似 X 线管球的装置提供所需的电子，加速器是由电子枪提供被加速的电子。目前世界各国医用直线加速器的电子枪，多数采用的是皮尔斯型电子枪，这种电子枪的结构主要包括阴极、阳极和聚焦极，有的加有栅控极，通常聚焦极的电位等于阴极电位，阳极为低电位，阴极上加有负脉冲高压。阴极和阳极构成一个二极管，当阴极加热到一定温度时，即有热电子发射，在阴阳极间加速电压的作用下，形成电子束飞向阳极。电子束受聚焦极作用朝着阳极孔飞行，最终穿过阳极孔进入加速系统。

医用直线加速器上的电子枪，归纳起来可以有直热式阴极和间热式阴极两种。①直热式阴极多半采用纯钨做阴极材料，加热电流直接通过阴极；②间热式阴极一般采用敷钍钨、敷氧化物、钪酸盐、六硼化镧做阴极材料。间热式阴极分为轰击型和加热型两种。①轰击型：其加热方式是通过在热子（灯丝）和阴极之间加上几百乃至上千伏的轰击电压，在此电压下，从热子发射的电子轰击阴极，使阴极加热到一定温度后从其表面发射出大量电子。②加热型：化合物层固定在薄壁的底托上（镍管或钼管），底托下面放着耐热绝缘的螺旋钨丝。电流流过灯丝，灯丝烧热阴极，当阴极达到发射电子的温度时，就发射出电子。

（2）电子的加速：直线加速器是利用大功率微波的微波电场与电子枪产生的高能电子（速度达到亚光速）相互作用，不但使电子的速度增加，而且根据爱因斯坦相对论的学说电子获得更高的能量。

直线加速器的微波源主要有两种，分别为磁控管和速调管。

1) 磁控管实际上就是一个大功率微波振荡器，"磁控管"中"磁"指磁场，"管"指二极管，因此"磁控管"实际上就是将二极管置于磁场中，在磁场与电场作用下，管内子将电场中获取的能量转换为微波能量。磁控管主要由阴极、阳极、能量耦合装置、磁路和调谐装置 5 个部件构成。磁控管整体呈圆柱状，由铜材制成，中心为阴极，围绕阴极的阳极加工成 6 个谐振腔，沿着轴向附加一个强磁场。当在阳极和阴极之间加入脉冲直流电场时阴极发射电子，但是在电磁场的作用下电子轨迹呈现复杂的螺旋转轮辐状，并以射频方式发射能量。当电子掠过一个个腔隙时，获取能量并从每个腔的输出天线将微波输至波导管。磁控管工作时，附加一个调频活塞，它受自动频率控制系统（AFC）的支配，可以很方便地改变磁场强度的大小，来调整输出功率和工作频率。磁控管体积小，重量轻，工作稳定，不易出现故障。5MW 的磁控管足以作为 20MeV 以内的加速器功率源，因此行波和低能医用电子直线加速器使用磁控管作为微波功率源。

2）速调管由聚束腔、漂移管和捕能腔三大部分组成。由阴极发射的电子其速度受入射的低功率微波调制，当它通过漂移管时因没有电磁场的影响，快速运行的电子开始赶上速度较慢的电子，而沿束流传播方向形成疏密分布相同的区域，这种聚束现象与行波加速管中相似。速调管的电极化过程是当快速运动的电子抵达捕能腔时被减速，根据能量守恒定律电子的动能转化成振荡电磁场的能量，于是输入调速管始端的低功率微波被放大，以至达到 30MeV 的峰值功率。中高能驻波医用电子直线加速器使用速调管作为功率源。

加速管是医用电子直线加速器的核心部分，电子在加速管内通过微波电场进行加速。按微波传输方式可分为行波和驻波两种类型。

A. 行波：随着时间的推移，某一物理量的空间分布形态在振幅不变的情况下向一定的方向前进，故称行波。行波管是通过电子束和射频信号进行能量交换实现对微波信号的放大。在行波波导中，电磁波以波的形式沿轴线方向，向前传播，此电磁波具有轴向分量，电子在轴线附近时，如果相位适合，就会不断得到轴向电场的加速作用，这就是行波加速原理。要满足此要求，就必须保持行波速度与电子速度一致，即同步条件。行波加速器的管路是由铜材制成，具有良好的导热、低能耗和温控特性。加速管外周设有水冷系统保持工作温度，工作温度是确保微波频率稳定的重要因素。

B. 驻波：波在一个空间中来回反射，由于来回的距离等于 1/4 波长的奇数倍数，于是反射回来的波与后面传来的波发生干涉，形成稳定的干涉场，各处的振幅稳定不变，所以称为驻波。驻波加速管是由一系列耦合谐振腔体组成。在波传播的终点设有反射体，可以将微波反射回来并与入射波形成驻波，驻波只有径向振幅大小的变化。现代驻波加速器在微波入射端也有反射器，使驻波加速器比行波加速器效率高。驻波加速器由于电场强度高，可以在较短的距离内使电子达到预定能量。驻波加速器的电子枪大多与加速管合为一体，并且采用渗入氧化钡烧结的钨热式阴极，具有能耗小、效率高、寿命长等优点。

医用电子直线加速器的加速管较长，需要水平放置于机架的支臂上方，加速管呈水平，因此被加速的电子沿水平方向运动，而治疗射线需要由上至下垂直照射，因此就需要一个线束偏转系统把水平方向运动的电子转换成垂直运动的电子。经过偏转系统的电子束可以直接引出做电子线治疗，也可以打靶产生 X 辐射做 X 线治疗。

直线加速器除了上述给电子加速的主要结构外，还有一些附属电路和部件的支持，其中包括调制器、自动频率控制（AFC）、电子线传输控制和治疗束的稳定性控制系统等。

调制器：直线加速器是以脉冲方式工作的，因此需要脉冲调制器。射频（RF）与电子枪的同步关系要由调制器驱动协调，它包括脉冲重复频率发生器（PRF）和脉冲调制器。

自动频率控制（AFC）系统：为了确保在加速管内电子要与微波保持同步状态，设备必须配有自动频率控制系统，如在磁控管上设有调谐杆，当工作频率与主频率之间发生偏差后将产生一个反馈信号，此信号放大后，会自动调整调谐杆前后运动，使其保持正常工作状态。

（3）X线的产生与整形：直线加速器X线产生方式与普通X线机不同，是采用透过式产生X线。由加速管出射的电子束经一个短距离的漂移后进入偏转系统，在偏转磁铁的磁场作用下电子经过弯曲的路径导向治疗方向。常用的有90°和270°两种偏转系统，还有加速电子的轨迹呈波浪形的滑雪型偏转系统，这种系统实际上采用90°偏转系统模式。90°偏转系统结构比较简单，机头小，机架等中心高度低，而270°偏转系统结构比较复杂，机头较大，究竟采取哪种方式取决于设计师对结构与射线质量的综合考虑。

5. 适形调强技术简介 　直线加速器的适形调强功能得益于飞速发展的计算机技术，适形调强技术的应用不仅替代了圆筒形准直器，淘汰了人工制作的空心适形低熔点合金挡块，实现非共面多固定野适形照射，而且实现了等中心旋转式动态适形调强照射功能，使放疗技术得到了跨越式的发展。

适形调强中的"适形"有两层意思，第一层意思指照射野与肿瘤外形相似，图5-13中的细长条被称为电动多叶准直器（multi leaf collimator，MLC），每个叶片都配有一个步进电机，电机受控于计算机，计算机根据预制的数据通过电机把每个叶片输送到预定位置，形成与肿瘤外形相似的图形，同时计算机驱动机头上的常规准直器，围成最佳的矩形照射野，以减少通过MLC叶片间的射线。第二层意思指放射剂量与肿瘤的形状相适应，如图5-14，经过CT检查头部肿瘤，确认其为中间厚两边薄，在治疗的过程中可以通过调整射入X线的强度，使中间得到的放射剂量多，而两边得到的放射剂量少。图5-14的左图是在射线入口增加一个计算机控制的束流强度调制器使肿瘤得到与其形状相适应的射线剂量，实现了适形调强的第二层意思。

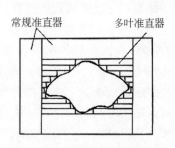

图5-13　多叶准直器示意图

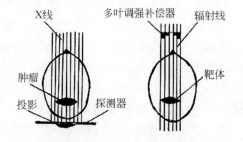

图5-14　调强照射示意图

有了上面的基础概念就不难理解在放疗过程中一些专业术语：三维适形放疗（3-dimensional conformal radiotherapy，3DCRT），调强放疗（intensity modulated radiation therapy，IMRT），容积调强放射治疗（volumetric-modulated arc radiotherapy，VMAT），图像引导放疗（image guided radiotherapy，IGRT），体部立体定向放射治疗（stereotactic body radiation therapy，SBRT），在三维的基础上加入了时间，通过动态捕捉呼吸运动引起的器官移动来进行影像重建（4D）。放疗医生根据患者的病情和适形调强技术特点选择合适的治疗方式。

6. X线模拟定位机与CT机定位机 　在放疗中肿瘤定位问题将直接影响治疗质量。X线模拟定位机就是要模拟直线加速器的工作状态，因此它的各种运动参数和机架结构都要与加速器一样，只不过机头上换成了影像 X 线发生系统，在 C 形臂的另一端增加了成像系统，早期的设备采用的是影像增强器，现在一般都是用平板探测器。在 X 线模拟定位机室内设有 3D 激光定位装置，通过激光定位把人体位置与肿瘤影像对应起来。在直线加速器治疗室也同样设有 3D 激光定位装置，治疗时在患者相应部位保持两者激光定位的一致性，借此使患者需要治疗的靶面位于射线治疗区内。

CT 机定位机主要有两种方式：一种是在普通的 CT 机上安装 3D 激光定位装置，工作原理与流程与 X 线模拟定位机基本相同，只不过获取的是 CT 立体图像资料，对于精准定位更为有利。另外一种是被称作 CT 机模拟定位专用机，与普通的 CT 机相比，最显著的特点和功能是患者的体位参数和肿瘤图像等数据与放射治疗计划以及直线加速器操控系统互联，对于精准摆位、计算靶位空间坐标和射野设计等提供了有力支持。放射治疗计划和影像资料还可以上传到医院的 PACS 为会诊和学术交流提供方便。目前有些直线加速器上也配备了 C 形臂影像系统，用于核对患者体位。

除了模拟定位机外，为了提高治疗的精准性，医生还需要使用一些适当的固定技术，如面罩、头枕、真空垫、臂托、托架等固定患者。受呼吸运动影响大的胸腹部肿瘤，还需要限制呼吸（呼吸门控技术或压腹板等）或使用 4D 扫描的方法确保治疗的精准。同时，医生在患者身上做体表标记线，使患者的体位在 CT 定位扫描和放疗时均保持一致，其目的就是确保患者每次都得到精准放疗的定位。

7. 射线质量测试水箱　配置水箱的目的是检测射线质量。人体中主要成分是水，因此在水箱里测试出来的射线分布能较好地反映实际治疗中射线状况。

测试水箱是由水箱、精密步进电机、高灵敏电离室及由计算机控制的自动快速扫描系统和计算机软件组成的检测系统。根据水箱内电离室的运动方式不同可以分为一维、二维和三维扫描水箱，三维扫描水箱在扫描速度和性能上等更占优势。测试水箱可以检测射线的半高宽、半影、射野平坦度对称性、百分深度剂量等多种参数，在新放疗设备的验收、放疗计划系统的数据采集、设备年检，以及放疗设备大修测试等情况下能够发挥较大的作用。进口三维扫描水箱价格昂贵，目前国产各类型的水箱也能满足使用需求。实际上水箱只有两个核心技术，一个是电离室，一个是计算软件。从经济方面考虑，水箱的电离室是一个检测器件，其计量的准确度需进行周期检测，水箱一旦出现故障维修费用不菲，因此一定经充分论证后购置此类设备。

8. 医用直线加速器的质量控制　由于医用直线加速器的机械精度和放射剂量的准确性直接影响到患者的治疗效果和生命安全，因此加速器的质量保证（QA）尤为重要。

（1）影响直线加速器质量因素分析

1）设备制造时的精度对 QA 的影响很大，如机架旋转系统需要一个高精度轴承的支撑，轴承本身的质量至关重要。

2）加速器的安装质量非常重要，这是与其他设备不同的地方，因此一定要严把设备安装质量验收关。人工调整参数精度时尽量保持在最佳位置，如果数值在偏差范围内，但是接近偏差极限很容易运行一段时间后出现问题。设备安装过程与设备验收要有医院的维修工程师或物理师的参与和监督。

3）加速器设备 QA 校正工作十分复杂，专业性强，需要有较高技术水平的维修工程师进行。如果医院采用厂家保修方式，在保修合同中应明确 QA 校正工作的责任方和工作内容，而且按要求定期做好 QA 校正工作并做好记录备案。目前有些厂家产品自称通过计算机网络控制就可以检测到加速器的相关技术质控指标，其原理和数据的获取需要落实到具体的软硬件配置上。

（2）直线加速器几种主要 QA 检验校正方法：根据直线加速器对治疗效果的影响因素，把 QA 检验校正的项目分为三大类：定位系统、机械系统和放射剂量系统。

1）定位系统的校验：对人体肿瘤的放射治疗首先要解决定位问题，把肿瘤放置在 X 线聚焦的焦点上对治疗效果十分重要，对于影响定位的各种因素要逐一校正。①许多放疗科室进行等中心照射都是依赖激光摆位。激光灯在等中心的交点并在 $r=1mm$ 的球面内，而且水平方向及垂直方位应准确无误。②加速器治疗或剂量测量时都要借助灯光野进行摆位，灯光野应与中心轴垂直，距靶100cm，通常用电子数码管方式显示在机架及电视屏幕上。应保证灯光野每边的实际位置与指标位置偏差不超过 2mm。③准直器自旋等中心精度指标位置为半径等于 1mm 的圆周。④检查准直光阑平行对称性，当机架转至不同角度时，由于挡块的自重及齿隙可能会导致不平行或不对称。⑤准直器转角指示校正：准直器旋转角度的精确性对定角照射、相邻射野匹配衔接效果十分重要。准直器的实际角度与机架电子数字显示值及操作室内的数值偏差应在 0.5° 以内。⑥光距尺的准确度受本身投影系统非线性设计及机头固接牢靠程度的影响，需要定期与机械前指针比对。⑦灯光野与射线野的一致性：与 50% 等剂量线范围一致。⑧床座旋转轴与射野中心轴的一致性、机架旋转轴与射野中心轴的一致性：影像轮辐线交点限于 $r=1mm$ 的小圆周内。⑨机头旋转轴与射野中心轴的一致性：目的是保证加速器的靶点位置变动不会导致治疗的偏差。采用胶片曝光方法检测，当照射中心轴与机头旋转轴重合时所有轮辐线都应交于一点，大多数情况下交点限于 $r=1mm$ 的小圆周内。

2）机械系统运动精度的校验：检验机架旋转和治疗床的精度相对比较容易，但是一旦测试参数超标，调整会比较困难。①机架动态弧形旋转照射和定角等中心照射要求机架等中心偏差保持在半径为 1mm 的球体内。②机架转角电子指示值与实际机架角偏差应小于±0.5°，机械指示的设备可以放宽至±1°。③床座旋转等中心度。④尽管治疗中床座转角指示大多置于 0°，但是随着 3D 非共面照射的普及，其精度要求等同于机架旋转，电子数字指示精度为±0.5°。⑤床面负重下垂度，在最大位移时标准测试重量条件下，床面下垂不应超过 2mm。⑥充分利用床高位置指示器提高摆位精度。

3）放射剂量系统的校验：放射剂量系统的校验比较复杂，有时还要借助测试水箱等专用仪器。①检验线束能量是否发生改变，深度剂量的变化直接反映线束穿透能力和能量的稳定性。②射野平坦度采用体模测量方式。射野平坦度主要反映射野内线束强度的均整及运行状态。③线束对称性也是重点检测指标，要求在最大电离深度距中心轴等距的两个对称点的离轴剂量与中心轴剂量之比不得超过±2%。④线束剂量输出量检测，采用输出量稳定性测试仪表，每天晨检时可按 SSD=100cm、10×10 野、100MU 的条件照射 3 次，用记录的平均读数评价输出量的稳定性和慢变化趋势。⑤治疗机监测电离室的指标。

有关电子线特征参数的校验，如百分深度量、电子线束平坦度、电子线射野对称性等不进行具体介绍。

9. 直线加速器联网系统 计算机数据传输网络系统是现代直线加速器显著特点之一。

放射治疗是一个系统工程，直线加速器只是其中的一个环节，其工作流程是用网络系统进行相互连接。①首先通过医院的 HIS 和 PACS 把患者的姓名和各种资料传输到放疗科中心控制室。②放疗医生根据患者的资料和就诊情况，做出放射治疗诊断。③放射治疗前期准备工作采用模拟定位机、CT 或 MRI 定位把图像和位置数据传输到控制中心。④物理师根据医生的治疗方案制订放射治疗计划，经过物理师与医生共同确认的放射治疗计划输送到控制中心。⑤放疗技术员把患者摆放在相应的位置上，加速器在放射治疗计划指令的操控下实施对患者的放射治疗。流程中 5 个主要环节都是通过 DICOM 接口连接在一起，形成加速器网络系统。

10. 医用直线加速器的配置与临床应用 直线加速器有些具有通过电子打靶产生的 X 线和通过转换头的转换直接输出电子线的功能。X 线部分又可以分成不同挡位，输出不同能量的 X 线，商业上把只能提供一挡 X 辐射称为单光子方式，提供两挡 X 辐射称为双光子方式，个别产品甚至可以提供三挡 X 辐射称为三光子方式，输出能量一般为 4MeV、6MeV 或 8MeV。输出 X 线的能量相对较低的加速器称为低能机；输出电子线的能量相对较高的加速器称为高能机，即高能机具有发射 X 线和电子线的功能。

基于 X 线和电子线进入人体后的衰减系数等不同因素，一般低能机只适用于治疗深部肿瘤，而高能机不仅可以治疗深部肿瘤，输出的电子线还适用于治疗表浅肿瘤，扩大了治疗应用范围。

合理配置医用直线加速器对医院的社会效益和经济效益都会产生重大的影响，面对复杂的加速器市场，如何根据医院的实际情况引进设备是医院管理者面对的现实与挑战。低能机可以满足约 85%肿瘤患者放射治疗的需求，尤其是能量为 6MeV 的低能机治疗范围广泛、结构简单、稳定性好、故障率低，有的设备工作近 20 年仍然可以正常使用。临床实践中普遍反映高能机故障率相对低能机高，这就意味着配置高能机不仅需要高投入，还需要承受高成本的售后服务。

医院开展放射治疗选择先进可靠的放疗设备固然很重要，但是更重要的是组建一支技术精湛的放疗团队，尤其是放疗医生和物理师的水平直接关系到能否充分发挥放疗设备的潜能，达到良好的治疗效果。

肿瘤部位射线的选择、肿瘤的放射剂量和放射范围等的确定都需要医生有扎实的理论基础和丰富的实践经验。①如果设备含有两挡高能 X 线和多挡电子线，那么临床医生如何根据肿瘤部位正确选择射线的种类对治疗效果十分重要。②医生根据肿瘤的部位、大小和性质选择放射剂量，并且划分成多少次来照射，分次治疗有利于正常组织的射线损伤修复，有利于增加肿瘤对放射线的敏感性，提高肿瘤放疗的效果，以及单次剂量为多少，每周照几次，持续几周，这些数据指标都没有标准参数，都需要医生根据自己的临床实践和治疗效果不断总结经验，提高技术水平。③如何划定照射边界看似简单，实际上有很多学问，以外科手术切除恶性肿瘤为例，切除肿瘤范围大了影响人体正常功能，切除肿瘤范围小了很可能造成肿瘤的复发，同理，如何划定照射更合理的边界范围，对治疗效果有一定影响。由此可见，如果放疗医生的医疗水平得不到提升，引进再先进的设备也会于事无补。

（四）γ刀、X刀和质子刀

目前经常会遇到有关γ刀、X刀和质子刀等治疗效果的议题，实际上这些称为"刀"的治疗方法应该同属于立体定向放疗的范畴。

钴-60是最早应用到治疗头部肿瘤的放疗物质，当时一般都是采用神经外科手术切除头部肿瘤，而钴-60放射治疗同样可以达到手术刀的效果，因此把这种放疗方式简称为"γ刀"。20世纪90年代初兴起的X刀治疗方式继续延续了这种叫法，这种治疗方式使用的是直线加速器产生的X线，故称为"X刀"。

近年来质子刀在美国已能覆盖多数肿瘤的质子放射治疗，根据国际粒子治疗协作组（PTCOG）的统计数据，截至2014年12月，全球共48家质子重离子治疗中心正在运营。国内质子放疗也越来越受到关注。由于质子刀设备昂贵，国内数量极少，实际上质子刀也是放疗的一种。

质子或碳离子经由同步加速器加速至约70%的光速时，这些离子射线被引出射入人体，在到达肿瘤病灶前，射线能量释放不多，但是到达病灶后，射线会瞬间释放大量能量，形成名为"布拉格峰"的能量释放轨迹，整个治疗过程好比是针对肿瘤的"立体定向爆破"，能够对肿瘤病灶进行强有力的照射，同时又能避开照射正常组织，实现疗效最大化。与X线和电子相比，质子的侧向散射更少，在坪区的能量沉积与放射生物效应类似，布拉格峰处则骤然沉积大部分能量，这些特点使得质子在更加有效杀灭肿瘤的同时能很好地保护周围正常组织。

质子治疗的主要原理和优势与布拉格峰剂量分布密切相关：质子通过物质时，质子逐渐失去能量，并或多或少地发生剂量沉积，直至在某一点质子停止运动，质子突然失去能量。因此，质子进入患者（"坪区"）后，深度-剂量曲线相当平坦，直到接近射程的末端，曲线突然上升（布拉格峰），之后回落到零点。通过改变入射质子的能量，调节布拉格峰，提高流强可以增加峰值。布拉格峰的宽度只有几毫米，通过把不同能量的射束结合在一起，得到一个扩展的布拉格峰。不同能量的质子束会产生许多不同深度的剂量曲线，这些曲线叠加产生所谓的"扩展布拉格峰"（SOBP）。如果能量射束的强度选择恰当，可以得到比较平坦的SOBP。不同能量射束的数量可以调整，以适应靶区的范围（深度）。

根据以上介绍，质子刀有3个特性。①质子刀也是放疗方式的一种，同样受到放射治疗效果的局限。②现代放疗设备产生的γ射线、X线和电子线进入人体后都会对正常组织带来伤害，为了减少这种伤害而使肿瘤部位受到最大的照射剂量采用的是适形调强技术。质子刀采用的是能量释放调节技术，目的也是减少对正常组织的伤害。③肿瘤的性质不同，有些肿瘤对γ射线、X线及电子线不敏感，即治疗效果不明显，质子刀扩展了肿瘤治疗范围。

在我国，中国科学院近代物理研究所研制的重离子治疗设备也逐步成熟，但是质子治疗设备的发展起步相对较晚，目前仅有中国原子能科学研究院和中国科学院相关院所在开展质子治疗设备的研制工作。

第三节 妇产科设备

妇产科实际上是妇科与产科的组合，妇科主要治疗女性生殖系统疾病；产科进行的是针对产妇生育过程的医疗活动。由于妇科与产科的侧重点不同，因此为其服务的医疗设备也各有不同。常见的检查和治疗设备，如 B 超和监护仪等在此不再重复介绍。

一、妇科医疗设备

（一）腹腔镜

腹腔镜是目前在妇科手术中应用最广泛的医疗设备。妇科疾病主要是发生在子宫、卵巢、输卵管等部位，如最常见的子宫肌瘤等病症。治疗这些疾病除了保守治疗外，一般采用手术切除的办法。早期的妇科手术采用开腹手术方式，切口大而深，患者很痛苦，腹腔镜微创手术方式是最早应用于治疗妇科疾病的。有关腹腔镜的详细介绍参见本章第二节"外科设备"。

（二）宫腔镜

医生使用宫腔镜可以观察整个宫腔内的情况，并对宫腔内的病变进行诊断和治疗。宫腔镜主要有两大类功能：第一类就是宫腔镜检查术，在如果没有宫腔镜的情况下只能使用一些间接的诊断方法，如对症状的推测、超声检查、CT、磁共振检查，所有这些影像学的检查其实都是间接诊断方法，需要通过这些影像推断出宫腔内病情的实际情况，而使用宫腔镜就可以直接看到实际情况，极大提高了诊断的准确性。利用宫腔镜技术还可直接检视子宫腔内病变，进行定位，并采集病变组织送检，可早期发现癌症；也可进行输卵管插管，以检查输卵管通畅度，疏通输卵管间质部阻塞。第二类就是可以使用宫腔镜对宫腔内一些疾病进行治疗，如对宫腔内子宫黏膜下肌瘤、子宫内膜息肉病变的切除，对宫腔粘连的分解，还有将残留在宫腔里的异物用宫腔镜手术把它取出来。

宫腔镜的结构及配置与腹腔镜大致相同，主要由镜体、图像处理系统和辅助设备工作站等组成。宫腔镜镜体可分为软镜与硬镜，软镜又可分为纤维软镜和电子软镜。其工作原理、配置等与腹腔镜相同部分不再重复，主要介绍一些不同之处。腹腔镜是通过在患者腹部开几个通道，将腔镜和手术器械通过这些通道进入人体腹腔进行诊断和治疗。宫腔镜镜体和手术器械由患者的阴道进入子宫进行检查和治疗；根据腹腔镜与宫腔镜治疗疾病的不同，要选与之配套的手术器械；目前有些厂商推出的多功能工作站，可以为多种类别的内镜提供所需的辅助功能，如果工作站的接口能与所用的宫腔镜配套使用，不仅可以节约资金，也节省了占用的空间。

（三）阴道镜

阴道镜是一种观察宫颈、阴道和外阴上皮病变的光学放大镜，将被检组织放大 10～40 倍，发现肉眼不能发现的微小病变。借助这种放大镜，医生可以清楚地看到子宫颈表皮上的血管，发现宫颈癌的前期病变，为宫颈癌的早期诊断提供依据，使患者提前得到治疗，使宫颈癌的检出率显著提高。

目前使用的阴道镜大多为电子阴道镜,电子阴道镜主要由摄像头、计算机图像处理器、显示器及输出打印设备组成。摄像头将拍摄的图像传输到图像处理器,图像处理软件将图像信号转变成监视器上的图像,供医生诊断时使用。在计算机中存有诊断报告和输出打印软件程序。现代电子阴道镜应具有 DICOM 接口,并于医院的 HIS 连接。

(四)红外线乳透诊疗仪

乳腺癌是女性中发病率最高的一种癌症,早发现、早治疗后效果好是这种癌症的显著特点。如何做到早发现是一直备受关注的问题。

目前及早诊断乳腺疾病的筛查方式大致有四种:手触、钼靶机、彩超及红外线乳透诊疗仪。这几种方式只是起到筛查的作用,最后确诊乳腺癌尚需以手术切除后进行的病理检测为标准。

这几种检测方式各有利弊,手触检查方法迅速快捷,但需要医生有丰富的实践经验,其可信度主要取决于医生的水平;钼靶机是公认的检测妇女乳腺的重要手段,但是使用钼靶机成本较高,受检者受到 X 线伤害的剂量较大;近年来使用彩超观测肿瘤血管的变化来诊断肿瘤得到了快速的发展;红外线乳透诊疗仪由于具有对人体无副作用、无创伤、易于诊断等优点成为乳腺疾病重要的检测设备之一。

红外线乳透诊疗仪是根据人体的生物组织对红外光吸收不同的原理,利用红外探头发出的波长为 $0.8\sim1.5\mu m$ 的红外光透照乳房,经光电转换后通过主机进行信号处理,将乳腺组织的各种病变显示在屏幕上,经过图像处理能迅速准确地诊断各种乳腺疾病。

当乳腺组织进行红外线透照时,局部吸收红外光后,在红外线乳透诊疗仪的屏幕上显示病变组织影像的深浅、大小、边缘形状及血管的走向;弯曲变形都能有不同程度的反映。癌变优先吸收红外光,而良性病变吸收红外光较少,另外恶性病变常伴有血管的变化,这些因素的组合构成了近红外乳腺肿瘤诊断的成像特点。临床使用证明红外线乳透诊疗仪对乳腺疾病能提供迅速、准确的科学诊断,尤其适用于对乳腺癌的早期诊断,安全迅速且无创伤。

红外线乳透诊疗仪主要由探头、摄像机、图像处理器、显示器、数字存储器和输出打印设备组成。探头内设大功率红外发射管作为检查光源,光源一般为非可见光,并具有光照度可调功能。产生的红外线要求穿透力强,对血管的显像更清晰。CCD 摄像机要求在低照度情况下也可获得高分辨率的图像,其焦距可调以保证清晰度。图像处理器应具有多种图像处理功能,如动态伪彩,以及图像放大、测量、负像、旋转等。数字存储器对存储的病历资料和图像可进行多种方式、方便快捷的检索和调用。现代智能化的红外线乳透诊疗仪还具有病历对比分析功能,能提供丰富的标准诊断图像库,有助于对比分析及病情诊断,对于典型病历图像,医生可存入系统标准图谱库,便于以后调用。设备还应设有 DICOM 接口,与医院的 HIS 连接,具有图文一体化的报告单形式,支持多种打印报告模式,并可根据医生习惯进行修改和保存。

(五)电动人工流产吸引器

电动人工流产吸引器是有效终止早期妊娠的常用设备之一。这种吸引器与其他类型的电动吸引器相比，有两点区别：一是有 2 只 5000ml 的储气瓶，还有 2 只 500ml 储液瓶；二是具有负压自动控制部分，用来保持设定的负压范围。它由两级负压装置组成，使用安全、可靠。使用前开动负压泵，使总负压瓶的负压达到预定值，使用时无须开机就能利用负压进行抽吸。这样，施行人工流产手术时就可避免噪声干扰，减少手术时间，也有利于稳定受术者的情绪。

电动人工流产吸引器的基本结构与一般的负压吸引器相同，都是借助于一个真空泵抽取系统中的空气，使管路与储气瓶中形成真空状态，当管路开口处于开放状态时，在负压的作用下将人体的一些组织和血水等抽吸到储液瓶，两级储液瓶主要是防止抽出的物质堵塞真空泵系统。人工流产吸引器主要有三个关键环节需要注意。①真空泵主要有两种类型，一种是活塞式真空泵，另一种是膜片式真空泵。②电动人工流产吸引器需要精准的压力显示系统和负压控制系统，以适应人工流产的负压需求，负压过高或过低都会影响治疗效果，甚至会出现医疗事故。③系统漏气是负压吸引器最常见的故障，管路接口和瓶盖等都可能造成漏气，可以通过管路分断闭合排除，查看压力表的数值变化判断故障位置。

（六）妇科检查床

妇科检查床又称妇科手术台，妇科检查床可根据诊疗实际情况任意调节患者就诊时的体位。检查床的运动方式可分为手动机械式、液压式和电机式三种。三种动力系统驱动方式各有利弊：①手动机械式简便易行、价格低，但是使用不方便，需要手摇摇把；②液压式驱动运行稳定，无噪声、安全可靠，但容易产生漏油现象；③电机式驱动运行平稳、结构简单，但有噪声，且故障率相对高。不论采用哪种驱动方式，妇科检查床的安全性才是第一需要关注的问题，检查床的底座要大而重，各部件要有足够的强度，以避免发生患者摔伤的风险。

二、产科医疗设备

（一）多普勒胎儿监护仪

产科主要职责是监查妇女妊娠和生产的过程，对于医院来说产科历来都是一个高风险的科室，稍有不慎就可能危及两条生命的安全。早期监查妇女妊娠的过程，主要依靠医生的实践经验，检测设备全凭一个胎心听筒。木制的胎心听筒外形像小喇叭，小头置于医生的耳朵上，大头放置在妊娠妇女的腹壁上，医生就是通过听筒监控胎儿的发育过程与可能产生的疾病，因此医生需要具有丰富的实践经验和高度的责任心。

多普勒胎儿监护仪为了解和掌握胎儿的发育状况提供了更加科学的依据。多普勒胎儿监护仪是一台非侵入性测量的产前监护系统，它通过波形和图表，显示出妊娠妇女腹部宫缩和胎儿心率，并且能够将数据记录在一个带状图表记录器上，记录的信息包括图表趋势数据、监护仪的软硬件状况信息，以及时间和日期、患者编号、操作设置的改变等。该数据能够对分娩期前胎儿的健康状况的评估提供帮助。检测的周期是根据妊娠时间和胎儿发育情况而定，如妊娠 28 周后检查的主要内容是胎动是否异常；胎心监护通过信号描记瞬间的胎心变化所形成的监护图形的曲线，可以了解胎动和宫缩时胎心的反应，以推测宫内胎儿有无缺氧。妊娠超过 40 周后，由于胎儿的神经系统的发育问题，胎心有时也可低于

120 次/分，因此在有胎心异常时，需仔细地分析情况，做出正确的判断及处理，如确实存在胎儿缺氧现象，应及早分娩。

根据超声多普勒原理和胎儿心动电流变化，多普勒胎心监护仪是以胎心率记录仪和子宫收缩记录仪为主要结构，可描绘胎心活动图形的测定仪。多普勒胎儿监护仪的监测有两种方式：一种是腹壁监测，又称外监护，腹壁监测时妊娠妇女取卧位，探头置于妊娠妇女腹壁进行监测，此法简单方便、安全可靠，使用广泛；另一种是宫内监测，又称为内监护，宫内监测需将导管或电极板经宫颈置入宫腔内，故必须在宫颈口已开或已破膜的情况下进行，导管只能使用一次，费用较高，操作较复杂，且有引起感染的可能，但宫内监测受外界干扰少于腹壁监测，因此假阳性较少。多普勒胎儿监护仪常在高危妊娠时应用，可以连续监测胎心率的变化及其与子宫收缩的关系，了解胎儿宫内情况，早期发现胎儿窘迫。

胎儿监护仪除了按使用说明书认真做好日常维护和保养工作外，使用中一定要注意保护好超声探头，尽量避免探头摔落在地上，因为猛烈的撞击会损坏探头中的晶振片，探头损坏不仅影响工作中的正常业务，而且探头价格昂贵。

（二）婴儿保温箱

新生儿科使用的保温箱又称婴儿暖箱，其作用主要有两种：一是为有需要的新生儿提供适宜的生存环境，其主要的特点就是恒温、恒湿、无噪声，而且由于与外界隔离，细菌感染风险小；二是更利于医护人员对婴儿的观察和治疗，由于婴儿在保温箱里不用穿衣服，医护人员可以随时观察孩子生命体征的变化，而且保温箱可以连接各种监护仪器，医护人员可以直接监测婴儿的体温、心跳、脉搏、呼吸、血压、脑功能等情况，还可直接对婴儿进行蓝光治疗、拍片等。婴儿保温箱是新生儿病房临床治疗必备的重要设备。由于患儿是在婴儿保温箱中治疗，其环境温度由控温仪自动控制，这就对保温箱的安全性提出了相当高的要求，目前国内所使用的婴儿保温箱大部分采用计算机技术对温度实施伺服控制，不同厂家不同型号的婴儿保温箱只是外观有所不同，其工作原理、性能指标、医疗用途基本一致。控温仪设有设置温度、实时温度分屏显示，开机后自动进入保箱温控制状态，在安全控制上，具有 5 种故障报警功能，分别是传感器报警、超温报警、风机报警、偏差报警、断电报警。除此之外，还有一套不受温控仪控制的独立的超温报警系统，用于温度失控时对婴儿保温箱内的温度进行监控。设置这些预警防护措施提高了保温箱的安全性和可靠性，但依然存在隐患，尤其是在患儿较多、婴儿保温箱使用率很高时，更要加强安全防护意识，因为婴儿保温箱的某些故障会直接关乎婴儿的生命安全。

由于婴儿保温箱是高风险设备，不仅需要医护人员的密切观察和细心监护，还需要医院工程技术人员把维护好婴儿保温箱作为工作中的重中之重，保证每一台保温箱在上岗之前都具有正常的工作状态和灵敏的报警功能，以确保保温箱在失控状态下及时提醒医护人员更换保温箱，避免出现事故。具体工作中重点关注的几个问题：将温控仪取出，去除温箱及控温仪上的固体废物和污染物，以防止误报警，并进行彻底清洗和消毒；婴儿保温箱室应采用双路供电方式，尽量避免因断电对婴儿保温箱正常工作的影响；婴儿保温箱有断电报警提示功能，每次开机前必须检测供给报警系统电源的充电电池是否有效；由于患儿与保温箱紧密接触，所以必须检查地线是否安全连接；婴儿保温箱采用对流热调节，外界空气经净化器过滤由加热器加热，经风机加以循环，因此无论哪一个部件损坏都会直接影响到婴儿所处环境的温度；检查控温仪初始控制状态，这是由厂家在出厂时设定锁存的程序，控温仪在开机后，应自动进入保箱温控制状态；超温报警功能检测是保障患儿治疗安全的非常重要的一个环节，可以通过超温实验测试超温报警功能是否安全可靠；测试温度偏差报警是否安全可靠，防止因温度偏差过大造成患儿受到伤害；用标准温度计检测传感器感温是否良好，同时对患儿要求的湿度、氧浓度要进行严格检测；加强对使用婴儿保温箱医护人员的培训和考核，掌握婴儿保温箱工作原理与结构，防止人为的误操作，确保婴儿的安全。

（三）经皮胆红素测量仪

新生儿高胆红素血症是新生儿期常见疾病，严重者可导致胆红素脑病。因此临床上对新生儿黄疸需要进行动态观察，以便及时发现及治疗。新生儿胆红素检测是新生儿高胆红素血症诊断的重要指标。目前检测新生儿胆红素有 3 种方法，分别是静脉血生化法、微量胆红素法及经皮胆红素法。

静脉血生化法和微量胆红素法测试数据相对准确，但是需要反复抽血取样分析，不仅给新生儿带来较大痛苦，也增加了医护人员的工作量及难度，而且不易被家长接受。使用经皮胆红素测量仪不用抽血，只要将其探头轻按在新生儿、婴幼儿前额皮肤上，即可立即、直接、准确地测量出与血清胆红素浓度相关的经皮胆红素浓度，经过换算，可直接显示血清胆红素浓度。

经皮胆红素测量仪的工作原理是利用光反射法。设备产生的光束照射到婴儿的头部，反射回来的光被光电二极管接收，电信号传输到信号处理器，在电脑中存有根据临床试验获得的数据库，数据库中胆红素数值与设定的信号数值相对应。测试出的电信号与数据库电信号对照，从而换算出胆红素浓度，因此经皮胆红素浓度与微量血胆红素浓度具有良好的相关性。由于这种经皮胆红素测量法受测定部位皮肤厚薄与肤色的影响，可能会出现一定的误差，因此更适于作为筛查使用，一旦达到临界限值，仍需要进一步检测血清血胆红素。

由于经皮胆红素测量仪测试无损伤、体积小、重量轻、易操作、使用安全，因此被广泛应用于各级医院新生儿科、儿保科等。

第四节　眼 科 设 备

眼科的专用医疗设备品种多，使用率高。设备的配置与眼科业务开展范围有关，如果只有门诊业务，一般具有检眼镜、裂隙灯和非接触眼压计等即可；如果设有门诊与病房，必然有与之配套的手术室，因此需要配备较多的眼科专用的医疗设备，如 A 超、眼底照相机、OCT、激光治疗仪、手术显微镜等。要对眼科的医疗设备有所了解，首先要对眼睛的结构有一个初步的认识，因为每种设备的功能都与眼睛的结构（图 5-15）密切相关。

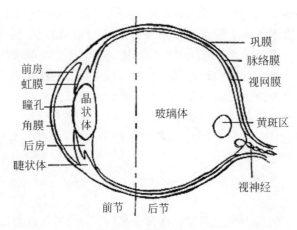

图 5-15　眼球结构示意

　　眼球分为前节、后节两个部分。前节由瞳孔、虹膜、晶状体等组成。虹膜的外面为前房，里面为后房。前节相当于照相机的镜头、光圈等，负责将光线传输给后面的视神经系统。后节由玻璃体、巩膜、脉络膜、视网膜、黄斑区及视神经等组成。后节相当于照相机的胶片或 CCD 晶片，负责将外界光线通过视神经转变成视觉图像。只有了解了眼睛的结构，才能对如何正确使用医疗设备有更深刻的理解。

一、检眼镜

　　检眼镜可分为直接检眼镜和间接检眼镜两种。

（一）直接检眼镜

　　直接检眼镜是眼科医生最常用的医疗器械之一，有些类似于内科医生使用的听诊器，基本上每个医生都要配备一台直接检眼镜。直接检眼镜可直接检查眼底，一般不必散大瞳孔，在暗室中进行检查，检查者眼睛必须靠近患者的眼睛。直接检眼镜光学系统和结构较为复杂，且技术参数较多，各种品牌的直接检眼镜在结构上也略有差异。直接检眼镜的结构主要由光路传输路径系统与观察系统组成。

　　直接检眼镜的光束传输系统：①光源→②反射镜→③聚光透镜→④光阑→⑤滤光片→⑥透射透镜→⑦反光镜→射入眼球内。其中②、③、⑥和⑦是反光镜和透镜不再介绍。①光源：目前光源供电方式有三种，分别是交流电、直流电、充电电池，其中充电池供电方式有取代其他两种方式的趋势。④光阑：可调光阑为圆孔盘，通过手轮旋动圆盘，投照光线可从不同的光阑射出。光阑圈光斑大孔径为 3.0mm，中孔径为 2.6mm，小孔径为 1.5mm，光斑的大小直接影响眼底照明光斑的大小，主要用于观察黄斑病变。⑤滤光片：有的检眼镜附有绿色滤光片，滤光片能去除长波光线，在显示眼底时，可增加视网膜血管和背景的对比度，视网膜损害显示为黑色，而脉络膜损害则显示为棕灰色。

　　检查者的眼睛通过窥孔，再经过屈光补偿透镜，观察受检者眼底的情况。窥孔为一圆形孔洞，直径为 3mm，观察野为 10°～12°，与光源的投射野重叠。为避开投照光在角膜凸面镜上成像后对观察视轴所产生的屏蔽现象，窥孔设计在折射透镜后方偏上位置，形成的微量光视轴夹角为 8°～10°。补偿透镜为一具孔圆盘，通常设计为 25 孔，每孔有不同屈光焦度的补偿透镜。通过手轮旋动圆盘使补偿透镜置入窥孔，用于补偿被测眼和观察眼的屈光不正。光线由一种物体射入另一种光密度不同的物质时，其光线的传播方向产生偏折，这种现象称为屈光，表示屈光现象大小的单位是屈光度，缩写为"D"。补偿透镜由 0 到 ±20.00D 透镜组成，共分 25 挡。直接检眼镜是目前我国眼科临床应用的主要器械，缺点是视野较小，且检查时医生和患者的脸部贴得很近。

（二）间接检眼镜

间接检眼镜（图 5-16）可分为头戴式和眼镜式，以头戴式最为常见。间接检眼镜主要由照明系统、头带、目镜、滤镜、示教镜和物镜等组成。间接检眼镜一般都配有电源适配器，将室内的 220V 交流电源转变成灯泡所需的电压，通过电线传输到头带上的灯泡座，一般使用卤素灯泡，灯泡在暗箱中发出的光束通过滤光片射向物镜，由物镜通过受检者的瞳孔进入眼内。物镜又称为手持物镜或前置镜。物镜涂有一层抗反光物质，残余反光可通过适当倾斜去除反射光。临床上+20.00D 物镜最常用，在放大率、视野宽度和工作距离上最适合。物镜为非均等双凸度球面，使用时手持物镜，将物镜置于受

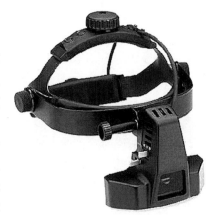

图 5-16 间接检眼镜

检者眼前 5cm 处，物镜凸度大的一面向着检查者，检查者与物镜保持约 5cm 的距离，检查者可不断调整两者距离达到较好的图像效果。从眼底返回的光线经过物镜后照射在聚焦镜（棱镜）上，再通过反射镜进入目镜，目镜为+2.00～+2.50D 的透镜。间接检眼镜大多放置在专用手提箱内，箱内还配备巩膜压迫器和备用灯泡等。

间接检眼镜可以检查受检眼屈光间质的角膜、房水、晶体、玻璃体等有无混浊，还可检查眼底的视盘、血管和黄斑部等。

使用间接检眼镜与直接检眼镜的差别与优势：直接检眼镜检查时需尽量接近患者眼睛，而间接检眼镜检查时医生可与患者保持一定距离；直接检眼镜成像为正立的虚像，而间接检眼镜成像为倒立的实像；直接检眼镜光线强度不大，因而不适用于屈光介质浑浊的患者，而间接检眼镜光线较明亮，可用于屈光介质浑浊的患者；直接检眼镜可视范围约为 2 倍视盘直径，而间接检眼镜可视范围约为 8 倍视盘直径；直接检眼镜不能进行立体观测，而间接检眼镜可进行立体观测；直接检眼镜可观察到眼底的视野范围较小，而间接检眼镜观察范围较大。

二、裂隙灯显微镜

裂隙灯显微镜是眼科门诊和病房都需要配备的医疗设备之一，并且门诊的每间诊室内都要配备裂隙灯。裂隙灯的应用范围广泛，使用方便，是眼科检查必不可少的重要仪器。

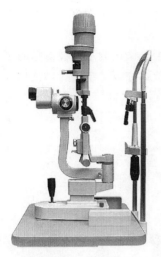

图 5-17 裂隙灯

裂隙灯显微镜日常被简称为裂隙灯（图 5-17）。裂隙灯主要由裂隙灯光路系统、双目显微镜和辅助机械传动系统三大部分组成。

裂隙灯顶部是光源部分，光源为钨卤素灯，由钨丝螺旋构成杆形灯丝，正确的灯丝位置是获得清晰裂隙光的关键。集光透镜由两个平凸透镜以凸面相对组成，通过集光透镜使灯丝的像集中于投射镜上。光栅盘位于集光透镜与投射镜之间，盘上多个小孔，由控制螺旋调节，可得到大小不同的长方形裂隙，医生可以根据临床检查的需要调整光栅盘，于是在受检者的眼睛上形成不同宽度的光学切面。裂隙的宽度在 0～14mm 内可调，裂隙的长短在 1～14mm 内可调。由集光透镜发出的灯丝像集中于投射镜上，再经过投射镜发出，可得到更为明亮而集中的光线。现代的裂隙灯照明系统的长轴绝大多数与被检眼的眼轴是垂直的，所以必须使用反射镜或三棱镜才能使垂直的光线转向，投入受检者的眼睛。

显微镜系统的双目立体显微镜由物镜、棱镜及目镜组成。大多数显微镜放大倍率可自动调节；两个目镜均有调节圈，可适应检查者的不同屈光状态；瞳孔距离也可随意调节。裂隙灯显微镜的使用原理是利用集中光线的特性，当集中光线经过受检者眼睛时，仅光线通过处的组织被照亮，与其周围黑暗处有明显的对比，形成"光学切面"，这种现象类似于阳光经过小缝隙射入暗室时，可以清晰地看到光线通过处飘浮在空气中的灰尘。裂隙灯显微镜就是利用这种特性检查眼球内部的结构变化，使深部组织的病变也能清楚地显现。显微镜仅放大 22 倍即可见房水内的游走的细胞。

裂隙灯在受检者一侧设有颌架，检测时受检者将下颌放在颌托上，以此固定受检者的头颅。颌托的位置高低可以调整，以适应不同受检者。裂隙灯在检查者一侧设有操作手柄，通过手柄的操作可以使灯体和显微镜上下、前后、左右移动。一般裂隙灯都放置在专用配套升降台上，升降台可以在电机的驱动下上下移动，以适用不同身高的受检者。

裂隙灯不仅可以利用集中光线法，还可以利用弥散照明法、直接焦点照明法、镜面反光照射法、后部反光照射法、间接照明法、弥散照明法、角膜缘分光照明法、调整光阑法等对眼球的各个部位和状况进行检查。通过裂隙灯显微镜可以清楚地观察眼睑、结膜、巩膜、角膜、前房、虹膜、瞳孔、晶状体及玻璃体前 1/3，可确定病变的位置、性质、大小及其深度。若加配前置镜、接触镜及三面镜等，其检查范围将更加广泛。

裂隙灯是眼科医生日常工作中重要的医疗设备，应按使用说明书加强维护和保养工作，其中重点是注意仪器在搬动时，应将运动底座、灯臂和显微镜臂上的紧固螺栓拧紧，以防止仪器出轨或失去重心，伤及人员和仪器。仪器使用时再将 3 颗螺栓松开。

随着计算机技术、数码成像技术的快速发展，新型数码裂隙灯不断涌现，数码裂隙灯显微镜可利用计算机进行动态观察，具有高分辨率成像和快速捕捉影像功能，可随时储存信息，同时还可以图文并茂，打印在同一张报告单上，检查报告可做到即查即出。

手持式裂隙灯可分为双目手持式裂隙灯和单目手持式裂隙灯，携带方便，重量轻，特别适合于野外、抢救和救灾等环境下使用。

三、眼压计

眼压是眼球内部的压力，是眼内容物对眼球壁施加的均衡压力。正常人的眼压稳定在一定范围内，以维持眼球的正常形态，同时保证了屈光间质发挥最大的光学性能。眼压值的高低对临床诊断有着很大的意义，超出正常范围应尽快查明病因，尤其是青光眼患者更需要关注眼压的变化。因此，眼压测定在眼科检查时是重要检查项目，而眼压计是测量眼压的必要工具。按照我国的标准，眼压在 10～21mmHg 为正常。

目前测量眼压的眼压计种类很多，其测量方法也各有不同，在此只介绍有代表性的眼压计：Goldmann 压平眼压计，回弹眼压计和非接触式眼压计。

（一）Goldmann 压平眼压计

Goldmann 压平眼压计是国际上用以测量眼压的"金标准"，它是利用测压头压平角膜来进行间接测量眼内压。测量公式：Pt（眼内压）$=W$（压平角膜的外力）$/A$（压平面积）。这种眼压计的结构主要由测压头、测压装置和重力平衡杆组成（图 5-18）。①测压头：为透明塑料柱，前端接触角膜，用作压平角膜，后端固定于测压杠杆末端的金属环内。②测压装置：为一个能前后移动的杠杆，其移动度受内部安装的弹簧控制，弹簧的张弛力可被测压螺旋调整。③重力平衡杆：为一圆柱形金属棒，除中央部位有刻线外，并分别于其两端相当于 2g 及 6g 重量处，也各有刻线。Goldmann 压平眼压计的优点：①仪器结构稳定，测量数值可靠。眼压计本身误差仅为 ±0.5mmHg。②可直接得出眼压值。③检查的眼压值不受眼壁硬度变异影响。④此种眼压计是最早纳入强制检定的计量器具之一，有一套完整的测试鉴定方法。其缺点主要是检测时需要对眼睛进行麻醉，由于是接触式测量，容易造成角膜感染，因此不适于大量人群的快速筛查，随着非接触眼压计的普及与发展，这种眼压计使用率越来越小。

（二）回弹眼压计

回弹眼压计又称动态眼压计或撞击眼压计。探针插入眼压计后被磁化，产生 N/S 极，仪器内螺线管瞬时电流产生瞬时磁场，使磁化的探针以 0.2m/s 的速度朝向角膜运动。探针撞击角膜前表面、减速、回弹。弹回的探针引起螺线管产生电压，电子信号处理器和传感器计算探针撞击角膜后的减速度，最后将整合信息转换成眼压读数。眼压计可在 0.1s 内完成测量。如果眼压升高，探针撞击后的减速度增加，撞击的持续时间减短。Goldmann 压平式眼压计与回弹眼压计都是测量直接接触眼壁测量眼压，故称接触式眼压计。

（三）非接触式眼压计

非接触式眼压计（Non-contact tonometer，NCT）（图 5-19）主要由瞄准系统、气动系统和测试系统组成。在测量的过程中眼压计的测试头不与角膜接触。当受查者的眼睛靠近测试头时，首先要求受查者注视机内显示的目标亮点，保持眼球不动，形成最佳测试路线。当角膜图像调至正确位置时，由检查者启动测试装置，微处理器向主机发出指令，电磁阀被激活，推动气缸内的活塞，压缩空气被送到镜筒室，然后压缩空气从喷嘴喷向角膜，空气的压力会导致角膜发生变形，气流力量随时间延长呈线性增加，使角膜逐渐被压平。在气流未喷射前角膜处于静止状态，此时由瞄准系统发射出的红外光被角膜曲面分散开，而接收器仅接收从角膜发射的平行同轴光线，因此只有少数光线反射到接收器上。气流喷射后，角膜被压平，大量光线进入接收器，在角膜压平的瞬间监测光线量达到峰值。此时镜筒室内的压力由压力传感器测得，然后经微处理器转换成眼压值。

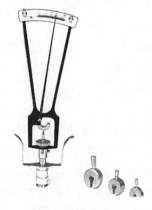

图 5-18　眼压计

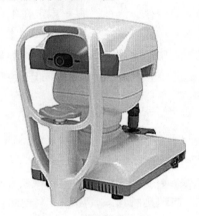

图 5-19　非接触式眼压计

非接触式眼压计的最大优势是操作简便、测试快捷，避免了接触式眼压计可能造成的交叉感染等。在一定范围内检查结果比较准确，因此逐渐成为检测眼压的主要设备。其缺点是精确度低，因此测量时每个眼睛会测 3～4 次，取一个平均值。仪器难以校正及标准化，不仅不同厂家的产品存在测量误差，同一品牌的设备也存在误差。

四、眼底照相机

通过检眼镜和裂隙灯可以观察到眼底的病变，如果医生认为有必要做进一步的检查，通常就需要眼底照相机拍摄眼底图片，以供医生诊断。检查眼底的目的主要是观察视网膜、视神经和黄斑等。视网膜的病变不仅直接影响视力，甚至也是诊断多种疾病的重要依据。现代眼底照相机及其工作站可以打印出带有检测报告的黑白或彩色眼底图像照片，并且还可以把图像存储起来。

眼底照相机的原理与间接检眼镜相同，即让检查者和被检者的瞳孔与眼底处于双向光学状态，检眼镜中的物镜，实际上就是眼底照相机的前镜，其作用主要是使检察者和被测眼的瞳孔共轭，以保证获得一个大视场，同时将照相机中的光源投照到被检者的眼底。眼底本身不发光，平时自然界光线进入眼球后，虽然可以照亮眼底，但光线很弱，不足以用来观察眼底，因此需要一个较强光源照亮眼底才能具备照相的条件。由于人眼角膜的反射光亮度相对眼底的光亮度过于强大，因此眼底照相机不仅要有一个较强光源的照明系统照亮眼底，还需要一个能避开人体角膜强烈反射光的成像系统。

眼底照相系统主要由照相机、三维可控仪器底座、仪器工作台、电源和影像工作站等组成。

照相机光学系统由观察瞄准系统、照明系统和照相系统三部分组成。①观察瞄准系统类似于普通照相机的观察取景系统，它的作用是供医生观察眼底、做一般检查用，以及供医生寻找病变区和照相范围及供医生调焦。②照明系统与普通的照明系统相比，除了要求照明均匀、柔和、显色好、有足够的光强度外，还要求眼底照相机能避免角膜的反光直接进入照相系统。从照明系统与照相系统的光轴是否同轴的角度，可以把照明系统分成分离式和共轴式两种照明形式。其中在共轴照明方式下接目物镜既是照明系统的一部分，又是照相系统的组成部分，这种光学系统可以较好地避开发射光和杂散光，因而被广泛使用。眼底照相机有两个光源，一个是钨丝灯，用在对焦时做眼底照明；另一个是闪光灯，用于在瞬间增加眼底照明至一定强度而进行拍摄。③眼底照相机的照相系统包括接目物镜、成像物镜和底片三部分，即在眼底照相机中摄影物镜被分为两组，一组为靠近人眼的接目物镜，一组为靠近底片的成像物镜。只用一组物镜难以适应各种不同的患眼，同时为了提高照相质量，要求采用共轴照明系统，将摄影物镜分成两部分。

在进行眼底照相机检查前有时需要散大瞳孔。当光线照射眼睛时，瞳孔会自然缩小以适应光线，而妨碍对眼底的检查。为此一般事先对眼睛进行麻醉，使瞳孔不随光线的变化而变化。目前市场上有散瞳/无散瞳一体眼底照相机，使用此类相机时可以散瞳，也可以不散瞳，免散瞳眼底相机是利用高感光原理，提高相机的感光度，使用较弱光线对眼底进行照相，利用计算机图像处理技术进行观察和分析。

眼底荧光血管造影使用的仪器是眼底照相机，是一种特殊照相机，眼底造影之前需要通过静脉注射一种特殊药物，药物见光后可发出荧光，显出血管影像和眼底其他疾病，使眼底检查结果更加客观。目前市场上有不用向受检者注射荧光剂的眼底荧光照相机。

五、玻璃体切割机

玻璃体切割机简称玻切机（图 5-20），是一种先进的眼科显微手术设备，也是眼科手

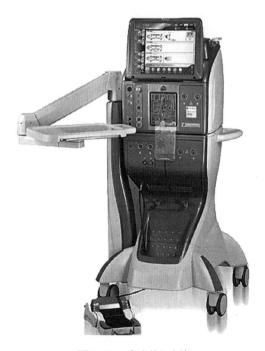

图 5-20　玻璃体切割机

术的必备仪器之一。目前玻璃体手术已经成为仅次于白内障摘除术的居第二位的眼科手术。玻璃体是眼内一种半固体胶状物质，填充于玻璃体腔内。正常情况下，玻璃体有很好的透光性，使视网膜与脉络膜相贴。如果玻璃体发生病变，轻者看东西时会出现飞蚊症等现象，重者可完全遮挡光线而失明。玻璃体病变还可能造成视网膜脱离等症状，甚至致盲。玻璃体切割术的基本作用是切除混浊的玻璃体或切除玻璃体视网膜牵拉，恢复透明的屈光间质和促进视网膜复位，治疗玻璃体视网膜疾病，以恢复患者视功能。玻璃体切割机主要用于玻璃体积血、严重眼外伤、眼内异物、复杂性视网膜脱离、玻璃体视网膜病变、糖尿病视网膜病变、玻璃体黄斑牵引、黄斑裂孔等疾病的手术治疗。用玻璃体切割机进行眼底手术，切口小，伤口愈合快而且手术时可在闭合状态下进行。玻璃体切割术是高水准现代显微眼科手术，手术难度大、时间长、设备昂贵、要求医生要有较高的技术水平，是衡量医院眼科技术水平和综合实力的重要标志之一。

玻璃体切割机的功能主要包括切割、抽吸、灌注和眼内照明。①马达驱动压力泵使压力泵产生气压，气压推动切割头内针管往复运动，对眼内玻璃体组织进行切割。切割头由基部、手柄和探针组成，探针由内、外两套针管组成，并在其顶部的一侧开有带刃的切割窗口。切割头手柄的基部有一条管道连接正压系统，气压就是通过这条管路进入内套驱动内针管前后运动完成剪切。②在探针的外套有一管路与负压系统相连接，负压由马达驱动负压泵产生，负压系统通过切割头上开的窗口把所切割下的组织碎屑吸走。③灌注系统的用途在于用液体充入眼球，以维持眼压的同时，稀释眼球内的碎屑，便于吸取。④照明系统提供明亮的手术视野。一般玻璃体切割机都带有切割动力、抽吸负压和灌注三条管道。

手术时大多采用双器械操作，即从不同的方向插入两个器械，这样易于眼球的转动，而且切割头可与光导纤维交换，真正达到玻璃体全部切除的目的。双器械操作系统是从睫状体扁平部进入器械，有三个切口，上面两个切口分别进入切割头和光导纤维，下方切口进入灌注头。

玻璃体切割机所有功能，如切割、负压抽吸、选择切割速率等都可以通过面板调节，所选的数值显示在面板上。手术时可以通过多功能脚闸，选取单纯切割、单纯吸引和切/吸共用方式。手术产生的实际值也同样显示在面板上，并与面板上的预置值相比较，超过正常范围值时有报警提示。

六、超声乳化机

超声乳化机简称超乳机，主要由控制台、超声乳化系统、电凝系统、玻璃体切除系统、灌注/抽吸系统、脚踏开关、遥控器及附件组成。其结构与玻璃体切割机相似，因此市场上也有玻切乳化一体机，即一台设备具有两种功能。这两种设备在结构上的主要区别如下：玻璃体切割机是通过产生的气压推动管套运动进行切割，而超声乳化机是将电流转变成超声振动，利用超声振动产生的能量对病灶进行切割破碎。玻璃体切割机主要用于对玻璃体进行手术治疗；超声乳化机主要用于白内障手术，超声探头可以击碎白内障膜体，晶状体核碎片乳化液由负压泵吸出体外。超声乳化机的控制台、电凝系统、灌注/抽吸系统、脚踏开关、遥控器与玻璃体切割机大同小异，不再重复介绍。

七、眼科激光机

激光虽然已在医学领域的各个方面得到了普遍应用，但在眼科领域的应用最为广泛且深入。这是因为眼球本身就是一个光学系统，光线可以通过屈光间质到达眼球的各层组织。由于激光具有波长一致性、方向性好等优点，可以应用不同波长激光的生物作用，对眼球不同组织的病变进行各种治疗，所以激光在眼科的应用范围十分广泛，目前已经形成了一门分支学科，即激光眼科学。激光眼科学涉及多种激光，其适用范围在此无法逐一介绍，只能将激光机的基本结构和主要常用的典型激光机做简要介绍。

激光机的基本结构一般由工作介质、激励装置和光学谐振腔三部分组成。①工作介质包括激活介质与一些辅助物质，如红宝石是一种 Al_2O_3 中掺入少量 Cr_2O_3 的晶体，在光源氙灯的照射下 Cr^{3+} 发生跃迁发射出波长为 694.3nm 的红光。常见的 YAG、He-Ne 和 CO_2 都是激光器的介质。②激励装置也称泵浦源，其作用是向工作介质提供能量。由于能量供给方式不同，激励装置可分为光学泵浦、气体放电泵浦、粒子束泵浦、化学泵浦和热泵等。其中氙灯就是最常见的一种泵浦。③使受激辐射在有限体积的激活介质中能持续进行，光可被反复放大，并最终形成稳定振荡的装置称为光学谐振腔，经光学谐振腔输出的光才是激光。通过谐振腔的光学系统可以对输出激光束的方向给予限定；有选频作用；可以进行调整激光模式等技术处理，使输出的激光保持良好的波形。激光治疗机通常由激光器、导光系统及支架等辅助设备构成。导光系统主要有光导纤维和关节臂两类，其中光导纤维利用全反射原理使光在芯体中无损传输，其结构简单、使用便捷。

眼科激光机的用途十分广泛，各种机型也很多，在实际应用中根据治疗用途主要可分为两大类，一类是治疗眼球前节的激光机，一类是治疗眼球后节的激光机。

（一）前节 YAG 激光机

一般治疗眼球前节疾病使用的是 YAG 激光机，激光机的激光头部分由激光器、导光系统、瞄准光系统、能量控制系统、显示及操作单元组成。设备电源部分包括激光电源、其他设备电源及控制电路。激光机还需配有专用裂隙灯显微镜，以及放置设备的操控台等辅助设施。

此类设备有几个重要参数：激光波长为 1064nm±10nm；单脉冲输出能量、三脉冲最大输出能量；脉宽；激光焦平面光斑尺寸；瞄准激光波长；输出功率等。这些技术参数的具体数值根据制造商的不同而略有差异，其中只有激光波长为 1064nm 比较统一，并且也是最重要的参数。激光波长为 1064nm 时，为一种不可见的红外光，不被眼内色素组织吸收，所以用来治疗眼球前节的无色素组织的病变。YAG 激光机主要适用于眼科前节虹膜、后囊切开术等。

（二）后节眼底激光治疗机

激光治疗机可针对激光凝固手术中的多种病症，加视网膜脱落、中心性网膜炎、视网膜静脉闭塞症、血管瘤等病症近 90% 可通过光凝治疗后视力好转，在治疗多种眼底病中发挥着重要作用。其结构、参数指标等与前节激光治疗机大致相同，不同的是其波长更短，这种激光机只有通过晶体转化倍频把输出波长变为 532nm 绿光，才能用于眼底治疗。在实际应用中出于设备性能稳定性的考虑，有些产品构造上采用 532nm 专用 YAG 激光机。此类眼底激光治疗机中还有气体激光机，氩激光主要输出蓝、绿两条谱线，蓝光为 488nm，绿光为 514nm，可输出的氩激光经光学共振腔、导光系统，经瞳孔射入视网膜，经色素上皮吸收后，将光能转变成热能，由于其极易吸收，所以凝固率高达 70%，另外蓝光也是红光的补色光，红色组织的氧化血色素的吸收率也很高。因此，后节眼底激光治疗机对治疗血管凝固闭塞极为有效。此外仪器的氩激光输出为连续振动波，可以自由选择；光凝固时间和能量保险系数较大，操作得当，不会对视网膜造成损坏。气体激光机与固体激光器相比各有优缺点，但固体激光器稳定性较好、体积小、重量轻，更受欢迎。

（三）准分子激光器

准分子激光器中应用于眼科临床的主要是氟化氩激光，其输出波长为 193nm 的远紫外光，它的生物效应主要是利用光致化学作用中的光致分解作用，使生物分子键断裂，故称为"冷刀"。这种刀光切割精度可达到微米级，其刀口损伤范围仅达纳米级，而且由于无热效应而不会损伤邻近组织，所以现已用于角膜手术，如角膜屈光手术、角膜瘢痕去除等。日常最常用的是治疗近视眼，也称为 LASIK 手术。LASIK 手术是利用准分子激光器切下一部分角膜，改变角膜屈光度。如果治疗方案设计合理，切割精准，可以起到立竿见影的治疗效果，因此受到欢迎。这种手术虽然能够解决一部分问题，但毕竟改变了角膜原有的厚度，其强度必然会受到一定的影响，长期效果有待检验。这种准分子激光器结构较为复杂，要求定位精准，切割量准确，因此要定期检测、校对设备的各项参数和激光的实际输出量，以降低因设备质量可能造成的手术风险。

（四）飞秒激光

飞秒激光的功能与准分子激光类似，飞秒激光是一种以脉冲形式运转的红外线激光，脉冲持续期间极短，约几飞秒。其主要特点：超短脉冲宽度，重复频率高，单脉冲能力低。飞秒激光以极低的能量瞬间在极小空间内产生极高的能量密度，使组织电离，产生等离子体，组织中形成微泡，这些微泡进而形成微腔，依靠激光束焦点处的微等离子体形成的光裂解作用切割组织，减少对周围组织的热损伤。因此可以在不损伤角膜上皮和前弹力层的条件下准确切削基质层，并且几乎没有热传递，切削区的热损伤极小，这一点是其他激光无法比拟的。飞秒激光可聚焦 3μm 直径空间区域，精确到 1μm 精度的切削。飞秒激光在 LASIK 手术整个过程中完全由电脑控制，切割更精准、重复性更好。飞秒激光除了在 LASIK 手术中应用，还可以用于角膜移植术、角膜基质环植入术等。总之，飞秒激光高频、低能、高精度、无创伤的优点，使其在各种眼科手术中具有广泛的应用前景。

准分子激光器和飞秒激光机价格昂贵，属于大型眼科设备，且使用范围有一定的局限性，因此一般只有眼科专科医院才有配备。

激光机不仅用于眼部疾病的治疗，人们还利用激光原理制造出多种检查与诊断眼部疾病的设备，如激光屈光检查台、角膜地形图仪、共焦激光眼底断层扫描系统、激光多普勒眼底血流计、激光眼底造影系统等。

八、眼科光学相干断层扫描仪

眼科光学相干断层成像（optical coherence tomography，OCT）是近年来发展的一种影像诊断技术。OCT 是一种非损伤、非接触性、在活体上对视网膜的细微结构进行横截面扫描的检查方法。它的工作原理类似超声波，是用光波代替声波，利用低相干光对生物组织进行断层扫描，应用近红外光对视网膜细微结构进行横截面扫描，能清晰显示视网膜不同层次的结构，并对视网膜的细微结构进行客观、定量的测量和分析，被眼科医生称为眼科 CT。

OCT 图像清晰，可显示病变所在的部位和层次，而荧光素眼底血管造影术（fluorescein fundus angiography，FFA）显示的是所检查组织叠加后的血管造影图像。因此在显示病变层次上，OCT 优于 FFA。但需要注意的是，断层图像达不到细胞分子学水平，故不等于组织切片。

目前 OCT 可分为前节 OCT 和后节 OCT 两种。前节 OCT 主要用于显示结膜、角膜、巩膜、睫状体等部位的图像，对于诊断人工晶体植入后的前房情况和白内障术后检查都有一定的参考价值。总之，其作用一般只限于前节部位组织的检查故称前节 OCT。在实际工作中前节 OCT 的使用率相对较低，后节 OCT 的使用率和在临床上的重要作用远超过前节 OCT。以前检查眼底黄斑疾病的方法只从外表观察，很难确诊病症实际情况，由于 OCT 技术的发明，黄斑疾病的诊断不再困难。OCT 检查技术是目前黄斑疾病不可缺少的诊断技术，它能清楚显示黄斑区视网膜厚度和形态变化，对组织的测量达微米级水平，可对黄斑裂孔或黄斑水肿进行测量，同时在年龄相关性黄斑变性的诊断和治疗随访过程中发挥了重要作用。

OCT 检查可以不散瞳就进行，为非接触性检查，且无创伤和闪光感，易于被患者接受，同时医生可以得到眼底的断面图像，为诊断提供了真实可靠的依据，因此 OCT 检查技术易于被患者接受。

九、角膜内皮细胞计

角膜内皮细胞计通过所拍摄的照片可以观察角膜内皮细胞的大小、形状、细胞密度和细胞的转变过程，对内皮细胞的形态改变可以做深入的了解。角膜内皮细胞计适用于对角膜外伤受损程度的判断和检查。

角膜内皮细胞计由三维运动系统、自动对焦拍摄控制系统、光学照明成像系统、图像显示处理系统及辅助系统等组成。三维运动系统受控于手动操控杆，通过操控杆可以使设备上下、左右和前后运动以对准患者的眼睛。目前也有产品采用触摸控制屏代替传统的操控杆，只需点击屏幕，屏幕上即可显示患者的瞳孔，可自动定位、聚焦，采集获得角膜内皮细胞图像；自动对焦拍摄控制系统一般提供手动/半自动/自动图像采集模式，在自动模式下可以快速自动校准、自动拍摄角膜内皮细胞图像，并测量角膜的厚度；光学照明成像系统采用 CCD 对焦，可以同时观察眼球和内皮组织，无须用闪光灯或其他辅助光源；图像显示处理系统采用嵌入式高效快速的角膜内皮细胞图像分析功能软件，可对拍摄得到的图像及时进行详细分析，从而为眼角膜状况的快速检查与分析提供帮助与支持，可显示内皮个数、密度、标准差、变异系数、平均值、最大值、最小值等，软件还可对图像进行自动勾边、手动勾边、着色、放大、根据细胞面积及细胞数对细胞进行分类统计等。

角膜内皮细胞计的几个重要技术参数：拍摄测定点，如角膜中心、鼻侧、颞侧、上侧、下侧等 7 个固视点，以及摄影放大率、内皮细胞面积、角膜厚度测量精度等。

角膜内皮细胞计采用非接触式测量方法，避免了测量过程中的传染风险，也减少了潜在的眼损伤，使患者的舒适度极大提高，特别适用于儿童、老年人及角膜手术后不久的患者。

十、视觉诱发电位仪

视觉诱发电位仪主要用于诊断视神经系统的疾病。在临床上具体用于视神经炎与球后视神经炎，其异常率可达 90%；诊断前视路压迫性病变等。

视觉诱发电位仪的工作原理是给人眼一个光刺激，人体产生一个瞬时的视觉诱发电位（VEP），VEP 信号通过贴在人体上的电极传输到设备信号处理系统，在显示器上显示 VEP 的各波形成分，用于临床诊断分析。

视觉诱发电位仪主要由前置放大器、刺激系统、数据处理系统、电源系统及配件等组成。其中前置放大器和数据处理系统等与一般电生理电子设备基本相同，主要技术参数有通道数、输入阻抗、输入短路噪声、共模抑制比、灵敏度、滤波频率、输入信号范围、A/D 转换率、采样率和扫描时程等。视觉诱发电位仪的重要特点之一是不同的刺激方式不同，可产生不同的 VEP 图形。根据光刺激的性质，即弥漫性闪光刺激或模式刺激，可产生不同的 VEP。根据刺激频率的高低分类，一种是闪光刺激器，即为模式闪光方式；一种是图像刺激器，即为模式翻转方式。模式翻转方式中由于每次刺激的总照度一致，更便于分析。

十一、自动视野计

视野计是用于测定眼球视野和医学眼科神经的一种眼科专业仪器。视野检查是诊断和监测青光眼，以及其他一些视觉、视神经疾病的基本方法，为早期诊断和密切监测这些疾病的发展及治疗方案提供了重要依据。

在人的头部和眼球固定不动的情况下，眼睛观看正前方物体时所能看见的空间范围，称为静视野；眼睛转动所看到的空间范围称为动视野，常用角度来表示。视野的大小和形状与视网膜上感觉细胞的分布状况有关，可以用视野计来测定视野的范围。

目前市场上视野计的种类较多，其结构、测试方法和数值标准等也各有不同，无论何种视野计，都要有两个光源：一个是背景光，一个是刺激光标。背景光是在视野检查时提供的一个稳定的光适应状态。刺激光标与背景光之间的差别要足够大。如果有足够强度的刺激光标自周边向中心移动，在移动中患者从看不见到看见光标，看见时患者做出反应，把信息传输给设备。这样设备的信息处理系统把各个方向传输来的看不见与看得见界限点连接起来，形成了视野的范围，即等视线图。由于这种测试方法是通过光标移动获取的结果，故称为动态视野计。与动态对应的是静态，如果视野计是采用静止光标检查视野，其结果是提供灰阶图和数字图。因此通常所说的自动视野计指自动表态视野计，其在临床更为实用。

现代视野计有强大的计算机处理系统，可以提供定量检测、全阈值检测、快速阈值检测、盲点检测等程序，供操作医生针对患者任意选取。操作医生可自行设计检查部位、范围、刺激位点数目等。检查结果可以自动归类存档，可生成和打印数字图、黑白灰阶图、彩色图、任意剖面图、标准图、三维彩色立体图和统计结果等。

目前还有几种新型视野检查设备，它们与传统的白色刺激光标和白色背景的视野检查设备类似，但是它们将视觉系统的其他功能分离开，并分别单独检测。例如，短波长自动视野计是黄蓝视野检查；倍频对比敏感视野计的光标为倍频正弦格栅图形；高通分辨视野计注视光标是不连续的环形，由一暗环包绕一亮核。

随着对青光眼的病理生理和视野缺损的进一步了解，视野计有可能出现一些更为特殊的或更为有效的试验策略和有意义的数据分析程序。在具体临床测试中要精确分析视野中每一个监测点随着时间改变其阈值的变化，阈值并不是一个绝对值。有理由认为阈值是位于这个范围内的中央值，阈值是一个相对值。这个现象在患者精力不集中，疲劳或确实存在视野缺损时表现更为明显。有证据表明，青光眼视野缺损的早期表现是阈值的不确定性扩大，视野检查中表现为多次阈值测定中的波动性。在掌握了阈值概念的基础上，才能从数值变化中对青光眼做出是否进展的判断。

十二、同视机

同视机又称弱视镜或斜视镜，是集光、机、电为一体的眼科诊疗仪器，可对患有弱视、复视、斜视等患者的双眼视觉功能进行各种检查和进行双眼视觉训练矫正的仪器，是眼科临床及基础研究中一种必不可少的仪器。

同视机检查的原理是利用两个镜筒将两眼视野分开，左眼看左边画片，右眼看右边画片，通过凸透镜将物象投射到两眼视网膜的一定位置上，再通过视中枢传导到视皮层进行加工、分析、综合。如果有双眼视觉，便可以将分别来自双眼的物象合二为一，感觉为一个物体，如无双眼视觉，可以借助同视机面板刻度了解患者的斜视度，并制订训练方式等。

同视机（图 5-21）主要由光学系统、机械转动系统和电源三大部分组成。

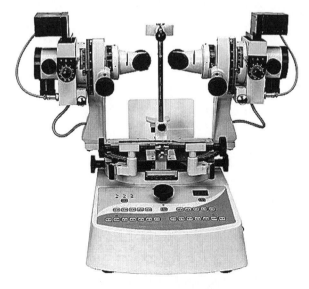

图 5-21　同视机

同视机底座上有两个金属臂，金属臂上分别配有两只镜筒，每只镜筒均由目镜、反射镜及画片夹三部分组成。镜筒内的反射镜与视线呈 45°，能使两只镜筒分别左、右两个方向弯曲 90°。目镜装在镜筒的一端，另一端装有画片，中间安放一只+7.00D 的球镜，使画片置于球镜的焦点上。每个镜筒都可以围绕 3 个轴做各种方向的旋转运动，旋转运动都是围绕眼球旋转的中心位置进行的。镜筒臂的底座上有刻度盘，其上刻有两行刻度，一行为圆周度，一行为三棱镜度，以指示镜筒旋转的角度。两只镜筒一般可内转 50°、外转 40°，镜筒上附有画片的高度及旋转的刻度，可以上下移动及旋转。

同视机的画片是根据不同的用途和考虑患儿年龄、智力及视力发育情况而设计和制作的，包括知觉画片、融像画片和立体画片等。同视机照明一般采用 LED 发光器，同视机的照明装置有三种功能：一是可以改变照明度的明暗，强光用于后像法检查；二是产生闪烁性刺激光，根据需要可改变频率，即可自由使单眼照明亮灭，也可使两眼交替亮灭；三是可以通过另一组强光系统进行后像法检查。闪烁装置可采用手动和自动两种方式，各种闪烁方式任意选择。

十三、眼科其他设备

眼科设备种类非常多，除了以上介绍的主要设备外，还有用于手术的冷冻机、角膜板层刀等。有些设备可见看相关章节，如眼科 A 超、B 超可参见第四章"超声科设备"一节，眼科手术显微镜可参见第四章"手术室设备"一节，眼科消毒设备可参见第四章"供应室设备"一节。随着医疗设备的发展，有些项目也不断地被眼科吸收采纳，如使用彩色多普勒小器官探头检测眼部血管的病变已取得了良好的效果。

第五节　耳鼻喉科设备

耳鼻喉科门诊检查设备相对比较简单，额戴反光镜简称额镜，是耳鼻喉科最常见也是最实用的检查设备。额镜是一个凹面反光镜，把来自光源的光线聚焦到受检者的耳鼻喉通道，镜的中间有一个圆孔，供医生观察使用。额镜使用方便，并且可以完成大部分疾病的诊断，因此尽管目前涌现出多种耳鼻喉电子仪器，额镜仍然是耳鼻喉科的主要检查设备之一。

一、耳鼻喉科常用内镜

目前使用普通额镜检查方法已远不能满足临床检查需求，各种功能的内镜已经成为耳鼻喉科普及性检查方式和重要治疗手段。内镜检查比普通额镜检查有明显的三个优势：①内镜检查可以看到更深部位的器官组织，并且由于内镜头部可以转动或结构上有角度的变化，因此可以看到不同位置的组织变化；②这些内镜都具有高清晰度摄像系统，不仅可以进行临床观察诊断，而且可以通过摄录像系统，把图像存储起来，为会诊或制订手术方案提供图像依据；③有些内镜还具备手术功能，可以使用专用的手术器械直接在镜下进行多种手术治疗。尽管内镜检查相对普通额镜检查有明显的优势，但是由于内镜检查不仅前期投入大、检查费用高、设备消毒麻烦，而且耳道、鼻道及咽喉部位都十分敏感，内镜检查会给患者带来一定的痛苦，因此医生应该合理使用内镜。

用于耳鼻咽喉科临床诊断和治疗的内镜种类较多，但是从设备结构上划分，可分为硬性内镜和软性内镜两大类。

（一）硬性内镜

硬性内镜（图5-22）的结构特点是在金属杆腔内装有光学传导系统，从冷光源射出的光线，通过这些光学传导系统，将光线照射在受检组织部位，同时把影像传输到图像摄像系统。金属杆的头部有不同角度的区别，以适应检查的需求。硬性内镜的目镜可以供医生直接观察，也可以连接摄像机，通过图像处理器，把图像显示在显示器上，供医生进行诊断。由于硬性内镜的金属杆不能弯曲，因此检查深度受到限制。硬性内镜主要有鼻内镜、耳内镜、气管内镜及喉内镜等。

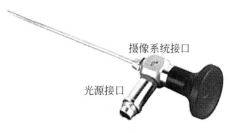

摄像系统接口

光源接口

图 5-22　硬性内镜

（二）软性内镜

软性内镜包括纤维内镜和电子内镜。由于电子内镜管路的前端设置了一个微型摄像头，使得管路中的电线替代了光导纤维，因此可以显著减少管路的直径，管路直径越小，患者的痛苦越少，这个特点对用于口鼻通道检查尤为重要。由于这种内镜的管路外套是由橡胶构成，管内的光纤或导线都是可以弯曲的，因此可以沿鼻腔或口腔进入人体，在诊断范围上优于硬性内镜，同时软性内镜除诊断功能外，在管路中还有手术器械通道，医生可以在图像指引下，通过手术通道给患者实施手术治疗。耳鼻喉科常用的软性内镜有鼻咽喉镜、咽鼓管镜、食管镜及支气管镜等。

耳鼻喉科常用的内镜差别主要体现在图像摄取方式，也就是内镜的前端各有不同，但是其共性是都有光源、图像处理系统、图像显示和诊断报告打印系统。如果用于手术治疗，还需要配备手术器械和配套辅助设备。

二、耳鼻喉科综合治疗台

耳鼻喉科综合治疗台集鼻内镜、耳内镜、耳显微镜、显像系统、负压正压系统于一体，用于耳鼻咽喉科疾病的诊断与治疗。其主机由操作控制装置、喷枪、吸枪、痰盂、固体收集器、压力释放装置、异物吸引器、喷雾器、移动组合式器械盘、不锈钢钢罐、治疗椅、治疗照明灯和看片灯等组成。耳鼻喉科综合治疗台上配备的内镜需要配备冷光源系统和图像处理系统，这两个系统可以和各种内镜的接口匹配，以实现资源共享。开展某种检查项目时，只需要选购镜体即可，无须重复购置冷光源和图像处理显示系统，因此在选购内镜系统时，一定要关注光源、图像处理系统和内镜镜体是否能通用匹配。当然，在临床实践中是选择耳鼻喉科综合治疗台，还是选择使用专用机，以及综合治疗台的配置还需要根据业务实际需求而确定。

三、听力计

听力计是耳鼻喉科重要的检测设备之一，听力测定能评定一个人的听觉，因此它在听力检测中是必不可少的仪器。由于听力计不仅价格较高，而且使用听力计需要设置专用配套房屋。

　　早期测试人体听力是采用音叉测试方法，每个音叉都有固有频率。检测者站在受检者身后，拨动音叉，然后将振动的音叉靠近受检者的左耳或右耳，此时询问受检者是否听到声音，以此测试受检者的听力状况。随着医疗设备的发展和临床对各种听力障碍的研究需求，各种类型的听力计不断地应用到临床检测中。其中最常用的听力计是纯音听力计。纯音听力计是听功能测试的声学电子仪器，可为听力损失的定性、定量和定位诊断提供参数依据，是近代耳病诊治和听力学研究的重要设备。纯音听力计利用电声学原理设计而成，能发出各种不同频率的纯音，其强度（声级）可加以调节。系统采用微处理器控制信号发生电路、音量控制系统、通信接口和电源等功能模块的协同工作，通过串行通信实现上、下位计算机的数据传输。上位计算机完成人机交互的功能，医生通过应用程序设置测试参数，观察检测状态并记录患者信息，同时还可随时调出已存储的听力数据，便于及时诊断和提供治疗方案。纯音听力计一般有三种：手控听力计、自动记录听力计和电脑控制测听听力计。

　　使用纯音听力计时，要在一个隔音密闭的空间内，受检者戴上封闭隔音的耳机，检测者根据检测项目的需求操控设备，使仪器自动提供由弱到强的各种频率刺激，自动变换频率。受检者手持一个开关手柄，当听到声音时，随即按动开关键，信号传输到设备微机处理器，仪器可根据被试者的反应，直接绘出可听度曲线。测试结果听力损失的程度是用低于正常阈限的分贝数来衡量。通过纯音听力计检查不仅可以了解受试耳的听敏度，估计听觉损害的程度，还可初步判断耳聋的类型和病变部位。

　　听力计有多种类型，而且测试方法也各有不同。例如，声阻抗测听仪是一种客观测听设备，它以定量测试声音在中耳系统传递过程中体现的以摩擦力、劲度为主要因素的声阻抗为目的，为临床诊断中耳系统疾病提供依据。还有耳声发射仪、脑干诱发电位仪、新生儿听力筛查仪、电测听仪等，检测方法有表声法、言语测听法、音叉试验法、纯音测听法、筛选听力法、自描测听法、游戏测听法、声导抗测听法和电反应测听法等。总之，一般听力试验，如言语测听、音叉试验、纯音测听等，均是依据受检者的主观判断做出相应的反应，属于主观测听，适用于一般的检测人群；声导抗测听和电反应测听，则是由听力计自动记录，称为客观测听法，更适用于婴幼儿或不合作的儿童等群体。

第六节　口腔科设备

口腔科医疗设备主要包括口腔科综合治疗台、X线影像设备和消毒设备等。

一、口腔科综合治疗台

　　口腔科综合治疗台是用于口腔科治疗的医学设备，适用于各种牙齿疾病的检查诊断和治疗。口腔科综合治疗台的结构按系统可分为电路系统、水路系统和气路系统；按设备功能可分为照明、治疗台、辅助设备、诊疗床和操控系统。

（一）口腔科综合治疗台的安装

　　口腔科综合治疗台安装前期准备工作十分重要，要根据口腔科总体规划和布局，在治疗台摆放的指定位置上，提前做好水、气、电供给系统。

　　口腔科在日常治疗中最常用的是高速手机，高速手机是靠高压气流推动涡轮旋转，因此口腔科综合治疗台需要高压供气系统。高压供气系统大致可分为三种类型：一是综合治疗台本身自带空气压缩机；二是外接小型空气压缩机，这种小型空气压缩机俗称一托二、一托四等，即一个空压机可以给两台或四台治疗台供气；三是接入医院压缩空气系统。采用哪种供气系统主要取决于口腔科规模，即综合治疗台台数的多少。有些专门配套综合治疗台小型空气压缩机号称无噪声压缩机，实际上只是噪声相对较低，而且成本高、稳定性差，因此一般超过5台口腔科综合治疗台规模的口腔科就应优先考虑中心供气系统。如果医院有压缩空气供给中心，且能满足所有综合治疗台的气压和流量要求，那么这种供气方法最安全、可靠，且成本低。如果医院不具备压缩空气供给中心，则需要为口腔科专门建立一个压缩空气供给系统。压缩空气供给系统的建立首先要选址，选址原则一是尽量离治疗室较近，二是避开对振动噪声敏感的部门，并且做好房屋减震处理。以最大极限气量为参考数据，购买2台膜片无油式空压机，两机自动互联，一用一备。普通压力控制驱动模式的空压机尽量配备大容量的储气罐，以减少空压机的启动次数。还可以使用变频空压机，以保证供气压力恒定和稳定的流量。压缩空气输出部分要设有空气过滤装置和放水装置。压缩空气室内应加装自控监视系统，同时通过报警系统和监视系统可以远程控制设备的运行状况。

综合治疗台的水路系统主要有两种方式，一种是整个设备的用水全部由医院供水系统供水；另一种是辅助设备采用医院供水，治疗台用水是由专用储水器供水，储水器使用经消毒的纯净水，主要用于高速手机使用，需要人工不断填补纯净水。采用第一种方式供水的综合治疗台在供水系统的出水口加过滤器尤为重要，可以避免水中的泥沙进入高速手机系统，同时可以通过水压调节阀使供水压力与综合治疗台的需求匹配。

综合治疗台的供电系统应满足用电需求，治疗台主机部分用电量不大，主要是控制电路和开关电磁阀等，用电量较大的是治疗椅的转动电机，要落实好电机所需的电压和功率。所有管路系统一般都是采用暗埋的方式向治疗台供水、供电、供气，尽量避免明装的方式，因为明装的方式既不美观又影响人员走动。

（二）口腔科综合治疗台主要结构和功能

口腔科综合治疗台（图5-23）主要由治疗台、辅助设备、照明灯和治疗椅等组成。

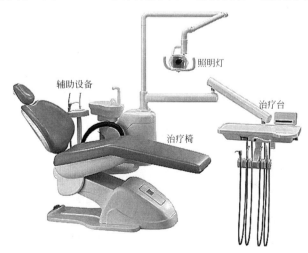

图 5-23 口腔科综合治疗台

　　治疗台的台面供放置手术器械。台面外侧有一个小型的看片灯。治疗台的前侧放置各种治疗设备，根据厂家和型号的不同其配置也略有不同。其中高速手机是必配的设备，根据医生的治疗习惯可以分别安装一个直柄手机和一个弯柄手机，手机位置可以互换，因为接口都一样。目前操控手机开关的方式有两种，一种机型需要踩动脚踏开关启动手机；另外一种机型是联动型，只要从机架上拿起手机，并拉动联杆，联杆触发微动开关，手机转动即开启。

　　综合治疗台上的手术照明灯把光照聚焦在口腔内，供医生治疗时使用。灯臂的阻尼拉力调整很重要，以保证照明灯可以随意、稳定地停留在任何位置上。

　　在治疗台的另一侧是一些辅助设备，主要有唾液吸管、漱口杯和漱口盂等。开启唾液吸管负压系统，在吸管内产生负压，可以吸取在治疗过程中患者口中的唾液和由手机喷射出的液体；医生按动注水按钮，供水电磁阀开启，水从喷水管流出，向漱口杯内注水。注水量取决于注水时间的长短，控制电路中设有计时器，当计时器达到预定时间后，自动切断电磁阀电源中止注水；有时患者会把口中异物吐在辅助设备上的漱口盂内，因此需要及时自动冲洗。冲洗水的开启与关闭，其电路控制系统与往水杯注水的控制电路原理一样。

　　治疗椅是综合治疗台的重要组成部分。根据生产厂商的不同，生产的治疗椅的样式各有差异，运动极限尺寸数值也各有不同，但是基本上都能满足临床治疗的需求。治疗椅的优劣主要体现在设备的稳定性，即设备故障率的高低，因为治疗椅的控制电路和驱动电路比较容易出现故障。治疗椅的升降、靠板翻动可以手动控制，也可以用脚踏开关控制，有些治疗椅还具有自动记忆功能，只要按下记忆按钮，治疗椅就可以自动运动到设定好的位置，减少了操作上的麻烦。现代治疗椅控制电路一般都采用数字电路，通过数字信号控制固态继电器的开通和闭合，固态继电器控制电机的旋转，通过涡轮蜗杆的传动，驱动治疗椅各个部分的运动。在日常工作中建议不要使用治疗椅运动极限位置。

　　近年来，在综合治疗台上可以选配内镜系统，摄像部分的外形类似于高速手机，其头部呈圆形，内置光源和 CCD 摄像头形成口腔内照相系统，可以在监视器上清晰显示口腔内各个部位（包括牙齿）的正常结构及异常病变，便于医生准确诊断及患者自我了解疾病的实际情况，使得医生与患者就治疗情况进行交流时有据可依。根据目前数字化影像技术的发展，这套摄像系统技术难度不大，且价格不高，但是组合到治疗台上，价格不菲，另外摄像系统对治疗效果并没有实质的作用，因此是否配备这套摄像系统取决于医院管理者对其社会效应和经济效益的综合评估和选择。

　　目前在治疗台上功能配置各有不同，有些型号的综合治疗台把一些治疗设备的功能综合到治疗台上，如光固化机和洁牙机等。这种配置方法各有优缺点，优点是使台面更整洁，使用更方便；缺点是失去了对这些设备的选择功能，而且维修困难。

（三）高速涡轮手机

　　高速涡轮手机（图 5-24）简称手机，手机是口腔治疗中最常用，也是最容易出现故障的设备。手机的尾部有进气管和进水管，可与机座上的管路对接，尾部有螺纹扣，通过螺纹帽可以把手机与机座进行连接或拆卸。机身部分有供医生进行治疗操作的手持手柄。机头内部由卡芯、轴承、涡轮组成，涡轮与卡芯外径静配合，涡轮两端各有一个微型轴承，轴承内径与卡芯外径静配合，轴承外径与手机机头外壳内孔滑动配合，可以通过机头的锁紧盖，将轴承的外径锁紧在机头外壳内。当高压气流吹动涡轮后，涡轮高速旋转，带动同轴的卡芯共同旋转，卡芯内孔可以随时插入更换治疗针，治疗针也被称为车针。车针针头各有不同，医生可以根据治疗需要选取不同形状的车针，但是车针针柄外径尺寸都一样，以此确保牢靠地安装在卡芯内孔里。机头前盖上四周有 4 个小孔，用以喷射水雾，也有三孔喷水的手机。目前，有些手机上还配有照射光源。

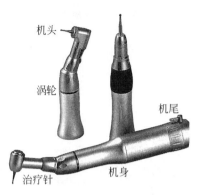

图 5-24　高速涡轮手机

　　手机的维护与质量一直是大家十分关注的问题，通过上述的介绍不难看出手机本身质量问题对治疗的影响十分有限。从手机结构上分析，目前一般都是数控车床规格化生产的卡芯和涡轮，其质量可靠。大部分手机都使用精密轴承，从手机硬件上分析应该不同品牌的手机不会有较大的质量差别，问题主要出自安装质量和临床使用技巧。安装质量主要体现在轴承磨损后，更换轴承时的安装质量。医生在临床使用中的技巧常被忽视，有些人认为加大手机对牙齿按压的力度就可以加快切削速度，实际上技术参数中手机标称的最高转速是在空载下的转速，当车针受到阻力时转速必然会下降，因此在治疗时适度控制车针与牙齿的接触力度，才能获取最佳的切削效果。用力过大，车针转速反而大幅度下降，影响切削效果。

（四）低速手机

　　在治疗台上一般还配有低速手机，主要用于打磨牙齿等治疗。早期的综合治疗台使用的是普通电刷式电机，电机带动车线运动，车线再带动低速手机上的转轮转动，最终实现手机低速运转。现代低速手机有内置马达，体积更小，使用更方便。低速手机分为直柄手机和弯柄手机，直柄手机主要用于口腔外部打磨抛光，弯柄手机主要用于口腔内部的治疗。

（五）光固化机

　　光固化机（图 5-25）是修复牙齿的设备，是利用光固化原理，使牙科修补树脂材料在特定波长范围内的光波作用下迅速固化，从而填补牙洞或黏结托槽。经过多年的发展，目前在临床应用的光固化机主要有卤素灯、LED 灯、等离子弧光灯、亚激光灯等。由于光固化机结构简单常被配置在综合治疗台上。

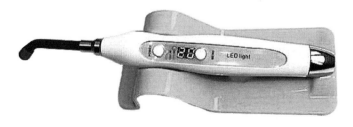

图 5-25　光固化机

（六）超声波洁牙机

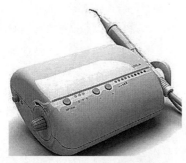

图 5-26　超声波洁牙机

超声波洁牙机（图 5-26）是融电子技术、超声技术及精密机械于一体的高新技术产品，利用超声波洁牙机机头的高频振动，使牙结石受到振动而松脱。将牙齿表面的烟斑、茶垢、色素快速高效地去除，使牙齿表面光洁亮丽，口内清爽，从而达到洁牙的目的。与传统的手工洁牙相比，超声波洁牙机具有效率高、速度快、创伤轻、出血少、省时、省力等优点。由于超声波洁牙机的操作简便，又有良好的经济效益，因此深受患者和医院的欢迎。目前市场上超声波洁牙机的种类和品牌繁多，质量各有不同，尤其是超声波洁牙机都是使用模拟振荡电路驱动压电陶瓷片谐振产生高频振动，使用一定时间后会发生振动力度明显下降的问题，同时也需要不断地更换手柄上的金属治疗头，不同品牌的质量差异较大，因此有些医院和医生不愿将超声洁牙机作为综合治疗台上的标配配置。这样选择会更灵活，更新换代更方便，因此尽管许多综合治疗台上配置了超声波洁牙机，但个体化的洁牙机仍然有一定的市场占有率。

（七）根管长度测量仪

近年来口腔根管治疗技术得到了迅速发展，根管治疗是牙髓病和根尖周病的最常用的有效治疗方法。根管治疗术的原理是通过机械和化学方法去除根管内的大部分感染物，并通过充填根管、封闭冠部，防止发生根尖周病变或促进已经发生的根尖周病变的愈合。临床报道根管治疗的成功率在90%以上，是目前保存患牙的最好治疗方法。尤其对于残冠、残根牙，修复科需要进行桩冠修复的，根管治疗术是唯一可以选择的治疗方法。

根管长度测量仪又称电子根尖测定仪，简称根测仪，是牙科医生在给患者做根管治疗时，用来测量根管长度的一种精密电子仪器。通过根测仪的指引，使医生对根管长度有精准的把握，以做到完美的填充。新一代的多频根管长度测量仪能够精确测量所有的根管；显示屏精确显示根尖 1/3 的区域；可以放大显示根管狭窄区和根尖孔之间的区域。该设备还可以快速为患者演示治疗过程。

二、口腔科 X 线影像设备

口腔科 X 线影像设备在日常口腔治疗中起着非常重要的作用。临床医生可以通过 X 线影像清楚地了解患者牙齿、牙根等重要信息，对医生制订治疗计划至关重要。早期一些综合性医院的口腔科患者需要到放射科拍照，取回胶片供医生诊断，非常不方便。随着口腔科 X 线影像设备数字化的发展，目前大多数医院口腔科配备了专用的 X 线影像室，影像室一般设在口腔科科室内，极大方便了患者的需求。目前口腔科 X 线影像设备主要分为普通 X 线牙片机、全景 X 线牙片机和 CT 牙片机三种类型。

（一）普通 X 线牙片机

普通 X 线牙片机的结构简单，主要由 X 线发生器和操控系统组成。

X线发生器也称机头，在机头内有一个内置式的高压发生器和一个固定阳极的X线管球。操控系统可以调整曝光管电压和曝光时间等，由于操作简便，放射量较小，因此X线防护要求相对较低，但是大多医院仍然采用隔室操控方式，以减少医生可能受到的伤害。早期的X线牙片机采用的是普通X线胶片，裁成小小块，用防水黑纸在暗室中包好。患者照相时把胶片放在要检查的牙齿处，然后经X线曝光，再通过显影、定影和干燥等处理，最后得出牙齿影像照片。现代化X线牙片机的机架、X线发生器和操控系统等与原始X线牙片机并没有什么实质性的区别，主要区别就在于使用CR或DR数据板替代了原来的X线胶片。CR数据板比DR数据板柔软，有一定的优势，使用哪种板更合适，需要根据医院的实际情况和设备的性价比决定。无论是使用CR数据板还是DR数据板，口腔科X线影像设备都实现了数字化传输，患者无须经X线影像的硬拷贝，医生也可以根据电脑工作站显示的X线图像进行诊断和治疗。

（二）全景X线牙片机

目前全景X线牙片机得到了广泛的应用。首先将患者的头部固定在头架内，X线管球做半圆弧转动，X线通过人体颌面投射到CR数据板或DR数据板上，全景X线牙片机更适宜使用DR数据板。由于一次扫描就可以全面了解整个口腔牙齿的情况，在诊断中可以把好坏牙齿进行对比分析，更有利于诊断。

由于这种投照的方式不需要将数字板放入口中，因此使用更方便、更快捷。由于目前都使用数字图像传输，也缓解了胶片成本高的压力，但这种检查方式使患者接收了更多的X线辐射剂量。

（三）CT牙片机

CT牙片机一般配置在较有规模的口腔专科医院。普通X线牙片和全景X线牙片只是显示二维图像，而CT牙片显示的是三维断层图像，通过这些断层图像可以清楚地看到病变的内部结构，为制订治疗方案提供重要的参考依据。首先应根据所在医院口腔科的技术水平和业务开展范围酌情配置CT牙片机，如果只是停留在一般治疗范围内，没有在手术室开展大型手术业务的能力与需求，暂时无须配备CT牙片机，不要盲目追求现代化的配置。从患者的利益出发，凡是普通牙片摄影能解决的问题就不要采用全景X线牙片摄影；凡是全景X线牙片摄影能解决的问题就不要采用CT牙片摄影。这不仅是关系到患者经济利益的问题，更主要的是涉及患者的健康问题，进行CT牙片摄影的患者接收的X线剂量远高于其他的摄影方式，因此CT牙片摄影的使用应严格把控，以减少对患者的伤害。

三、口腔科消毒设备

长期以来口腔科消毒问题一直备受关注。在口腔治疗时各种器械会接触到患者的唾液和血液，很可能成为传播肝炎、性病、艾滋病等传染病的途径。目前口腔一次性器械盒已替代以前各种手术器械，部分解决了传染问题，但是高速手机消毒问题一直是一个难题。医务界也做过多种尝试，如采用乙醇溶液擦拭的办法、研制专用药剂灭菌器，甚至尝试开发一次性高速手机，但由于种种原因都没有取得良好的效果。

经过不断的实践，总结出了一套较为合理的高速手机消毒的流程。具体的流程：将用过的高速手机统一收集起来，送入消毒室→清洗高速手机→将高速手机放入高压消毒器进行高温高压消毒→将消毒过的高速手机进行加润滑油处理后装入专用塑料袋中，并且热封开口→将封装好的高速手机分送到各个治疗台，做到一人一机，使用时撕开塑料袋取出高速手机。有关具体的清洗、消毒灭菌的程序和办法有详细的规范。这种办法的优点是有效地解决了高速手机消毒的问题，其缺点是基础投入大、费时费力、比较麻烦。从维护患者就医健康出发，应该严格遵守高速手机消毒制度。

为了把这项制度能落实，在日常工作中光靠行政手段很难得以实施，因此要做好两个方面的工作：一是运用好经济杠杆的作用；二是在患者群体中普及相关知识，树立维权意识。

以口腔一次性器械盒为例，使用的器械的费用应该包含在治疗费中。高速手机高温消毒需要医院大量的经济投入，不仅要配置高压消毒器，还有每台设备上配置多只高速手机进行周转，同时高温消毒也会对手机造成一定的损害，因此合理解决高速手机消毒收费问题是这种制度得以落实的重要因素。

高速手机消毒收费从表面看增加了患者的经济负担，实质上维护了患者的身体健康。高速手机消毒合理收费是落实这项工作的主要内容之一。

第七节　康复理疗设备

近年来康复理疗设备得到了快速发展，康复理疗科逐渐成为医院的重要的科室之一。康复理疗科的发展反映了人们对传统医疗认识的提高，通过对患者的治疗不仅要解决患者的生存问题，还要关注解决患者生存质量的问题。

20 世纪医院一般都设有理疗科，而很少设置康复科。当时理疗科只有红外线、超短波和颈部牵引床等少数设备。其主要功能是辅助外科解决一些无法通过外科手术治疗的病症，如腰痛、腿痛等。

目前康复理疗科已经发展成为集多种理疗设备和康复设备，以及中西医结合治疗的一个综合性治疗科室。相关的康复理疗设备有上百种，而且每种设备又有多个生产厂商，因此康复理疗设备市场是一个既广阔又很难掌控的市场。康复理疗设备可以分为理疗设备和康复设备两大部分。每种疗法涉及的设备类型也比较多，由于篇幅所限，只把每种疗法设备的共性做简要介绍。

一、理疗设备

目前理疗设备大致可分为电疗法理疗设备、光疗法理疗设备、磁疗法理疗设备、声疗法理疗设备、压力疗法理疗设备、冷热疗法理疗设备和水疗法理疗设备等。

（一）电疗法理疗设备

电疗法理疗设备的种类很多，如脑电仿生电刺激仪、神经肌肉电刺激仪、中频电疗仪等。此类设备多达数十种，每种设备名称不同，治疗适用范围也各有不同，但是此类设备的基本原理和结构大致相同。一般都是先将外加的 220V 交流电通过变压和整流，转变成低压直流电，再经过振荡电路，向与人体接触的电极发送不同频率和波形的低压电。电流通过人体时产生电刺激信号，引起神经或人体肌群的反应，达到治疗的目的。有些电疗法设备是以消炎、镇痛、缓解患者疼痛为主；有些是以刺激神经的复苏，缓解神经元的麻痹，恢复某种功能为主。

（二）光疗法理疗设备

光疗法设备相对比较简单，普通红外线治疗仪是最早应用于理疗科的设备，后来发展起来的是远红外线治疗仪，这种设备有的不发光，通过电加热金属材料而产生远红外线。常见的有频谱仪、特定电磁波和神灯治疗仪等，其中由于神灯治疗仪价格便宜、使用方便、效果显著，因此有些家庭也配备了此种设备。近年来，主波长在 760～4000nm 的近红外线治疗仪得到了越来越多的关注。半导体激光疗法又称低能量激光疗法，它通过发射单一波长（810nm）的红外激光作用于神经根、痛点、穴位上，产生一系列生物刺激效应，起到镇痛、消炎、促进伤口愈合、促进新陈代谢等作用。红外偏振光治疗仪采用 600～1600nm 光谱带，运用物理偏振技术产生偏振光谱能量，使之具有激光的偏振特性，透射组织深度可达 5～7cm，镇痛、改善局部血液循环等的效果更好，具有广泛的应用前景。

（三）磁疗法理疗设备

磁疗法理疗设备是利用产生的交变磁场对患者进行治疗的设备，如交变磁场治疗仪、磁振热治疗仪、脉冲磁场治疗仪、经颅刺激治疗仪和磁场刺激仪等。其中经颅刺激治疗仪既有一定的代表性，又有一定的实际疗效。经颅刺激治疗仪是应用低频频谱交变电磁治疗技术用于脑部疾病治疗的综合脑病治疗设备。设备主机内存有多种治疗频率和治疗强度，并能在监视器上显示输出的治疗信息。设备通过治疗帽中多点电磁发生器，输出特定能量的交变电磁，直接透过颅骨达到脑内较深层组织，使细胞带电量增加，增加代谢酶活性，增加损伤细胞的可修复能力，从而达到治疗和改善某些脑部疾病的目标。

（四）声疗法理疗设备

声疗法理疗设备主要包括冲击波治疗仪、超声波治疗仪和超声理疗机等。这种设备是由主机产生具有一定能量的机械振动波，并在监视器上显示多种治疗参数，机械振动波通过不同面积的探头作用到人体所需的治疗部位。冲击波或超声波作用于人体后会产生应力效应、压电效应、空化效应和镇痛效应等，可松解组织间的粘连，促进微循环和新陈代谢，增加细胞摄氧量和细胞的活性并缓解疼痛。

（五）压力疗法理疗设备

压力疗法理疗设备主要包括空气波压力治疗仪、空气压力脑循环综合治疗机、深层肌肉振动治疗仪等。此类设备主机配有空气压缩泵，为气囊提供气压。设备控制系统控制进气压力和过压保护，同时根据设置的治疗程序控制各个气囊的充气和放气。工作时将气囊绑在患者所需的治疗部位，气囊是由多个腔体组成，根据设置好的程序，各个气囊按顺序充气和放气，产生一种循环波浪式的包裹挤压力，对肢体的远端到肢体的近端进行均匀有序的挤压，起到促进血液和淋巴的流动及改善微循环的作用。对瘫痪患者的肢体功能障碍、非栓塞性脉管炎及静脉曲张等疾病有较好的疗效，也能够直接或间接治疗与血液淋巴循环相关的诸多病症。

（六）冷热疗法理疗设备

冷热疗法理疗设备主要有蜡疗机、中药熏蒸机和冷热恒温治疗仪等。

1. 蜡疗机　有多种机型，但是其基本原理都一样。蜡疗机的工作原理是石蜡从固态到液态的融化点低，加热后具有良好的柔软度、附着性和塑形性，具有较强而持久的温热作用，所以在蜡疗治疗时，将蜡膜接触皮肤的传导面，可促进血液循环，缓解肌肉痉挛，降低纤维组织张力，增强其弹性；又因石蜡冷却后体积可缩小10%～20%，紧贴于皮肤，产生机械压迫作用，使皮肤表面毛细血管轻度受压，促使温热作用达到深部组织，加大温热效应。

2. 中药熏蒸机　有多种形式，如普通型中药熏蒸机、舱式中药熏蒸机、床式中药熏蒸机和坐式中药熏蒸机等。顾名思义中药熏蒸机主要是将配好的中药放入带水的容器里，然后对药水进行加热，使其产生气体，对人体需要治疗的部位进行熏蒸。为了达到熏蒸的目的，设备一般需要配备自动给排水系统、温控系统、自动液位检测报警和防干烧系统等，这些系统统一由电脑控制，并由液晶显示屏操控。中药熏蒸机与人体接触部位需要有清洗和消毒装置，以避免交叉感染。

3. 冷热恒温治疗仪　主要用于急性运动损伤的渗血和疼痛治疗，改善局部微循环和消肿镇痛。设备温度由电脑控制，冷疗温度控制在0～10℃、热疗温度控制在30～40℃。设备一般都具有恒温治疗模式、冷热交替治疗模式和辅助压力按摩治疗模式。治疗时可以根据实际病情选用预置的治疗处方或自定义治疗处方。

（七）水疗法理疗设备

水疗法理疗设备可分为专业级上肢水槽、下肢水槽及全身水槽。在水槽内不仅有适度温度的水或多种香薰药液，还配有超声振动、水流喷射、红外线照射等功能。该设备对脑瘫、偏瘫、烧伤和骨关节疾病等都有一定疗效。采用水疗法虽然有一定的疗效，但是准备工作和操作比较复杂，同时尽管各种水槽都有相应的清洗和消毒措施，部分患者仍然对公共使用的水槽可能引起交叉感染有所担忧，因此这些因素影响了水疗方法的普及。

以上对7种主要的理疗方法和相应的设备做了简要介绍，实际上具体到某一种理疗设备时，并不是全部只有上述介绍的单一功能，有时一台设备会兼备声、光、电和磁疗等多种治疗功能。多功能理疗机并不是功能越多越好，在配置这种设备时要根据治疗的具体情况合理选择，如果盲目配备功能既增加了购置设备的成本，又可能造成某些功能的闲置。

二、康复设备

（一）康复训练设备及器材

近年来康复训练设备及器材得到了越来越多的重视和发展。

医学研究表明对脑血管堵塞、脑出血和脑外伤等原因造成肢体偏瘫的患者，在病情稳定后及时进行科学的康复训练对恢复肢体功能和提高生活质量都有重要的现实意义。目前有许多设备就是围绕着肢体功能恢复进行设计的，如电动起立床、多体位手法治疗床、电动升降床、悬吊训练系统、智能阶坡训练系统，以及各种手指、下肢训练器等，这些设备虽然结构各异，但是其主要功能都是以外力的方式刺激和带动瘫痪肢体运动，以达到恢复肢体原有功能的目的。

值得一提的是中西医结合对康复医疗的作用。我国传统康复治疗技术历史悠久，远在2000多年前已有关于瘫痪、麻木、肌肉关节挛缩等的康复治疗的记载。此后，中国传统康复治疗技术不断发展，推陈出新。至现代已广泛用于我国的康复实践中，并取得显著功效，受到国内外的重视。我国传统康复治疗技术包括中医推拿、中医针灸、中药拔罐、经络刮痧、针刀、手法正脊等。

在康复设备中人体各种关节训练器也占有很大的比例。现代对于关节部位的外伤等疾病，一般都采用手术方法进行复位或使用钢板进行修复和固定，为了防止组织粘连，造成关节运动受限，因此常术后几天就采用关节训练器进行康复训练。在使用这些机械训练器及前面介绍的肢体偏瘫训练器材时，凡是带有电动装置的设备一定要十分注意，随时观察治疗状态，合理调整运动速度和运动角度，稍有不慎就会对患者造成伤害，尤其是关节手术后的机械训练器使用不合理时很有可能造成伤口开裂，后果很严重。对于不适于使用机械训练器的人建议使用人工康复训练。自动牵引床是理疗科的重要设备之一，牵引床一般设有2个通道，可以同时对2名患者分别进行颈部牵引或腰部牵引，牵引的力度应由治疗医生确定。牵引床应具有自动补偿机制，当患者突然意外动作造成牵引力实时数值偏离设定值时，微电脑控制牵引主机立即自动补偿，保证牵引力的恒定及患者安全。为了确保安全，患者应熟悉使用应急开关的方法。有些牵引床还带有颈部和腰部热疗功能。

（二）评估疗法设备

近年来随着计算机技术在康复领域中的应用，一些评估系统得到了快速发展，这些评估系统主要是对涉及人体健康的一些参数进行测试和分析，对下一步的康复训练提供参考依据。目前主要有肢体功能康复评定与训练系统、平衡评定与训练仪、语言认知康复系统、认知功能障碍诊治仪和脑波体感音乐放松系统等。这类设备主要由三部分组成：①设备外设系统，如抓握手柄传感器、测力器、测重传感器、人体电极传感器等，这些传感器的作用主要是将人体的功能信息传输到设备的信息处理器中；②人体信息处理和显示系统把通过传感器或与患者的询问、交流获取的信息进行整理分析，以图表评估的方式或其他方式显示在监视器上；③训练软件系统是此类设备的重要特色之一，这类软件一般以模块方式安装在设备里。软件系统的功能实际上是实现了人机对话，通过这种人与设备可视动画交流，达到训练康复的目的。为了便于理解这些软件功能，可以把某些功能看作类似于在手机上玩游戏，专注和兴趣可以促进某些精神疾病的康复。

随着人们生活水平的提高，患者对康复治疗的需求越来越多。康复治疗不仅仅局限于中老年患者的需求，社会上一些青年人在运动中或劳作中也时常会遇到外伤、机体劳损等，如何通过康复治疗的手段使这些青年人尽快恢复健康也是医疗市场上的需求。目前骨科运动医学已经发展成为一个备受关注的新兴学科，与运动有关的骨与关节、肌肉、肌腱、韧带、软骨、滑膜等创伤，也是普通人的常见伤病，还有一些与运动相关的伤病，如网球肘、跳跃膝、排球肩、击剑腕、举重肘等，如何通过康复理疗尽快恢复健康是摆在医院康复科面前的重要的现实问题。

　　由于康复理疗涉及许多相关物理治疗法，广泛应用了光、电、声、磁、热、冷、机械物理等治疗疾病和恢复功能，各种设备的功能和效果各异。因此，需要康复医生不断加强与康复医学有关的新知识、新理念的学习与实践，不断掌握各种康复设备的性能和治疗效果，加强康复医生的职业技能培训，以及提高康复医生专业水平应该引起医务界的高度重视。

　　近年来康复理疗学科和设备虽然有了快速的发展，如何合理配置医疗资源是我们面临的一个新课题。三级医院不适于过度发展康复理疗科，当患者病情稳定后应及时转入社区医院进行康复训练，这种结构和配置利国利民。三级医院可以节约出大量人力和空间解决看病难的问题；社区医院收费标准低于三级医院，有利于减轻患者和医保负担；康复训练是一个长期的过程，社区医院一般离患者家庭住址较近，解决交通问题对于行动不便的患者尤为重要。我们应该大力扶持和发展社区康复理疗科。

第六章 通 用 设 备

有些医疗设备属于各临床科室常用和必备的设备，如输液泵、微量注射泵、镇痛泵、负压吸引系统、病床及各种治疗车等。

一、输液泵

静脉输液是护理专业的一项常用给药治疗方式。常规临床输液普遍采用挂瓶输液，依靠手动夹子来控制滴液速度，不易精确控制输液速度。另外，普通输液器对输液完毕和输液过程中偶然出现的故障，如气泡、阻塞等都不能自动报警，需要患者或看护人员及时发现并告知医护人员进行处理，以避免血液倒流或其他后果。这种方法简便易行，因此对于普通患者输液是一个较好的方式，但是对于一些需要药量控制精度比较高的患者这种人工控制方法就不太适宜。临床上应根据药物和患者情况不同配以适当的输液速度，输液过快可能会导致中毒，严重时会导致水肿和心力衰竭；输液过慢则可能发生药量不够或无谓地延长输液时间，使治疗受影响并给患者和护理工作增加不必要的负担。输液泵能精确控制输送药液的流速和流量，并能对输液过程中出现的异常情况进行报警，同时及时自动切断输液通路。输液泵的应用有助于输液的安全性、准确性和护理水平的提高。

输液泵系统主要由微机系统、泵装置、检测装置、报警装置和输入及显示装置组成。

输液泵采用微机系统对整个工作系统进行智能控制和管理，并对检测信号进行处理。

医用输液泵需要精确控制液体的流量和流速，因此广泛使用的是蠕动泵方式，蠕动泵可分为指状蠕动泵和盘状蠕动泵两种类型。①目前广泛使用的是指状蠕动泵，又称线性蠕动泵，它体积小、重量轻、定量准确、使用方便、输液管安装方便。这种泵体由凸轮轴和凸轮组成，凸轮轴上有多个不同角度的凸轮，凸轮的运动规律相差一定的角度，每个凸轮与一个滑块相连，滑块外形类似"手指"，故称指状蠕动泵。工作时，由步进电机带动凸轮轴转动，使滑块按照一定顺序和运动规律上下往复运动，像波浪一样依次挤压静脉输液管，使输液管中的液体以一定的速度定向流动。泵的线性度与滑块的数目有关，滑块的数目越多线性度越好，脉动也明显减少，一般滑块数量为 8～12。②盘状蠕动泵外周面为圆弧形的泵壳，泵体中心有一转轮，转轮的边缘呈轴对称分布安装着一定数量的可转动的挤压轮，将输液管置于挤压轮和圆弧形泵壳之间。工作时，步进电机带动中心转轮转动，中心轮又带动其周围的挤压轮转动，由于挤压轮可以自转，因此在不断挤压输液管时产生的是滚动摩擦，可以使液体轻松地向一定的方向流动。此种输液泵挤压轮与泵壳之间的距离一般可以调节，以适应输液管路直径的需求，调整后为固定值。其输液量取决于中心轮的转速。盘状蠕动泵在血透机的血泵系统和检验设备中应用较多，用于静脉输液较为少见。

　　输液泵有多种检测装置，用于保证输液安全，如使用红外线传感器检测液体流速和流量，压力传感器可以检测到液体堵塞或漏液。超声波传感器由超声发射端和接收端组成，当管路中有气泡时，接收端信号将发生变化。这些传感器感应的信号经过放大处理后，送入微机系统进行信号处理，并得出控制指令，然后进行相应的控制操作。

　　输液泵报警与自控装置：传感器感应到的信号经微机处理后，得出报警控制信号，再由报警装置响应，引起人们的注意。报警装置主要有光电报警和声音报警等。报警系统除了有提示医护人员及时处理的功能，还有自动应急处理功能，如一旦发生气泡报警，设备会自动停止输液。输液泵报警系统一般有 6 种符号闪亮，每种闪亮都有对应的故障提示，以便操作人员有针对性地排除故障。

　　输入及显示装置：输入部分负责设定输液的各参数，如输液量和输液速度等。显示部分负责显示各参数和当前的工作状态等，多采用 LED 数码管显示和 LCE 液晶显示。

　　输液泵工作原理和结构虽然简单，但是其制造工艺要求十分高，目前进口输液泵仍然占据主要的医疗市场，其中输液管与输液泵匹配的问题值得关注。为了争夺输液泵医疗市场，多数厂家都会承诺可以通用各种品牌的输液器，实际上输液器的管路规格质量对输液量的准确性有较大的影响。理想的输液器管路除了挤压部分，其他部分应保持原有状态，如果挤压后变形严重或管路薄厚差别较大，都会造成输液量的误差，因此在配置输液泵时尽量选择配套输液器。

　　输液泵可广泛应用于内科、外科、儿科、心血管科、急诊科和手术室，尤其适用于 ICU 和 CCU 的输液治疗。

二、微量注射泵

　　微量注射泵具有用药准确、调节迅速、使用方便和安全等优点，临床上多用于输入血管活性药物或治疗心律失常的药物，以便精确控制用药，并能最大限度地减少液体的注入，非常适合应用于心脏病患者，尤其在抢救危重患者的治疗中起到重要作用，因此微量注射泵广泛应用在 ICU、CCU 和手术室中。

　　微量注射泵（图 6-1）主要由推进系统和控制系统组成。①注射泵推进系统主要由步进电机及其驱动器、丝杆和支架等构成。由于丝杆可以在电机的驱动下做往复运动，因此被称为丝杆泵。工作时，先将盛放药液的注射器放置在泵槽内，注射器的活塞手柄与丝杆顶端对接。当单片机系统发出控制脉冲指令时，步进电机旋转，通过丝杆与螺母的组合，实现把步进电机的转动变成了丝杆的直线位移。丝杆顶端推动注射器的活塞手柄进行注射输液，实现高精度、平稳无脉动的液体注射。②注射泵控制系统由数字电源键、启动键、停止键、功能选择键、静音键、总量查询键、快进键和状态检测系统和 LCD 液晶块或 LED 数码管等组成。操作人员可以通过这些键盘操作，进行注射速度的设定与注射输液操控。注射泵启动后，CPU 借助于 D/A 转换提供电机驱动电压。电机旋转检测电路为一组光电耦合电路，通过电机的旋转产生脉冲信号，这一脉冲信号反馈到 CPU，CPU 根据这一反馈控制电机电压，以便获得设定的转速。通过设定螺杆的旋转速度，就可调整其对注射器活塞的推进速度，从而调整所给的药物剂量。

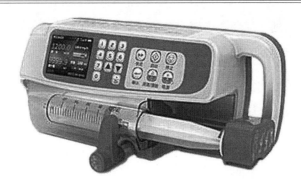

图 6-1　微量注射泵

有些微量注射泵上设有 3 个红色的报警键，分别是 NEARLY EMPTY、EMPTY 和 OCCLUSION。①NEARLY EMPTY：报警提示注射器内还余 1～2ml 药液，即将用完，如果持续用药正好为补药时间，此时报警，不要按 STOP 键，按消音键即可。②EMPTY：报警提示药液完全用完，应按 STOP 键。③OCCLUSION：报警提示管道受阻，要及时查明原因，如针头阻塞、管道阻塞、针头脱出血管外、受压反折、三通开关放置错误、一路静脉使用多路微泵等，还有提示注射泵本身故障的作用。

微量注射泵有单通道和多通道类型，其中最常用的是单通道和双通道。有时在抢救危重患者时需要多个微量注射泵同时给药，因此需要把多个注射泵放置在一个输液架上，也就是俗称的"泵树"。

微量注射泵除了本身的功能外，还要与注射器配合使用，因此注射泵需具有自动识别注射器的功能，可以使用多种注射器。微量注射泵一般内置充电电池，当交流电断离时微量泵自动启用内电源，当 LOWBATT 报警时，红灯亮起，提示内电源用完。

由于微量注射泵是通过步进电机带动丝杆运动完成注射程序，受外界干扰因素较少，设备易处于稳定工作状态，因此目前国产微量注射泵质量可靠，并在临床实践中得到了广泛的认可。

三、镇痛泵

近年来，镇痛泵得到了更加广泛的应用。长期以来人们认为术后疼痛是自然现象。疼痛等不良刺激，可以引起机体一系列的病理生理变化，如疼痛会使心率加快、呼吸急促、血压上升、烦躁不安、忧郁等。以往患者对于手术后的痛苦只能忍受或吃一些镇痛药镇痛。镇痛泵的应用克服了一般口服镇痛药和肌内注射镇痛药维持时间短、疗效不佳、有不良反应等缺点，主要用于手术后镇痛、无痛分娩、恶性肿瘤镇痛等。由于镇痛泵可以有效地缓解和控制疼痛，因此深受患者欢迎。

镇痛泵可分为两类：一类是电脑控制的电子镇痛泵，一类是一次性机械简单的镇痛泵。电子镇痛泵由药泵、自动控制装置、输液管及单向活瓣组成。一次性机械简单的镇痛泵由外壳、储液囊、过滤器、三通阀和输液管组成。储液囊由硅胶材料制成，利用硅胶囊的弹性回缩力驱使镇痛液进入人体，以达到镇痛的目的。

镇痛泵可分成硬膜外泵和静脉泵两种。硬膜外泵使用的麻醉药、吗啡等，与静脉泵常用的芬太尼等不同，两者使用时需严格区分，不能把硬膜外泵接到静脉输液端，也不能把静脉泵接到硬膜外接头处，否则会出现局部麻醉药物的全身麻醉作用或因阿片类药物过量引起患者呼吸抑制、恶心呕吐等严重并发症。接口接错时容易发生意外，是一种非常危险的误操作。

镇痛泵一般还设有按压手控开关，当患者感觉疼痛难忍时，可以按动手控开关，此时镇痛泵追加药液 0.5ml，追加药液后镇痛泵则进入不应期程序，在此期间无论患者如何按动手控开关，都不会追加药液，以此达到安全的目的。

尽管镇痛泵可以起到良好的镇痛作用，但是仍然存在着并发症的风险，如镇痛不全、恶心呕吐、嗜睡、尿潴留、皮肤瘙痒、下肢麻木等症状，因此使用镇痛泵时要格外小心，医生根据治疗需要设定合适的药液剂量，选择镇痛泵的规格，药量由麻醉医生设定，其他人员不要随意改变剂量。护理人员应了解所用镇痛泵的性能和类型，了解患者镇痛的效果。检查镇痛泵的连接情况及泵体、管道有无漏液情况，是否连接妥当。一般使用镇痛泵是自费项目，对于经费和使用效果及可能出现的不良反应，有必要向患者或其家属解释清楚，一旦出现并发症应及时中止使用镇痛泵，并告知医护人员进行相应的处理。

四、负压吸引系统

把低于一个大气压的压力称为负压，产生负压的医疗设备称为负压吸引器，负压吸引系统在医疗活动中起到十分重要的作用。

（一）医院负压系统

医院负压系统由负压供给中心、管路输送和负压接口终端组成。

负压供给中心内设大型负压泵、真空罐和供电系统。为了确保运行安全，一般都为双泵配置，一用一备，如果运行泵出现故障，电路系统可以自动切换到另一台备用泵。根据泵房条件可以安装故障自动报警功能，及时告知管理人员进行维修处理。真空罐主要起到负压缓冲的作用，罐容积越大，缓冲效果越好。负压泵和真空罐的规格要能够满足负压使用终端数量与压力的需求。负压泵运行时噪声较大，应尽量远离病房和做好泵房的隔音防护。负压供给中心通过管路把负压输送到手术室或病房设备带的专用接口上。需要使用负压时，将负压流量计插入接口，调节流量计控制负压的大小和避免将污物吸入负压管道内。

这种管路集中式负压系统的优点是结构简单、使用方便、占地面积小、在病房使用时无噪声等，一般规模较大的医院均采用这种负压供给方式。

这种负压供给方式的缺点是移动性不如电动吸引器，前期投入较大，不仅需要配置大容量的负压泵，还需要在建筑房屋和装修时提前布好管道。另外加强负压系统的管控也是一项重要的工作。负压系统不比氧气或正压系统，出现漏气有明显的气流声，可以提示维护处理。负压终端接口越多漏气的概率越高，负压系统漏气不仅不易察觉，还可以快速影响整个负压系统。提高真空度不像提高正压压力那么易行，因此平时不仅要经常检查接口密封情况，使用后一定要注意及时关闭负压系统的接口。

（二）电动吸引器

电动吸引器按结构和用途可分为四种；便携式吸引器、普通电动吸引器、电动人工流产吸引器和洗胃型电动吸引器。

1. 便携式吸引器 采用手动或脚踏产生负压，这种吸引器体积小、重量轻、携带方便、操作简单，无须电源即可使用，因此特别适合偏远无电源地区、农村卫生院、家庭护理、野外急救，以及断电时，用于吸痰、吸脓、吸血及其他吸引，由于便携吸引器受人力和体积等因素的限制，无法达到较大负压值，因此只适合临时急救场合使用。

2. 普通电动吸引器 使用电能作为动力源，因此具有功率大、吸力强、应用范围广、移动性好等特点，即使是具有中心负压系统的医院，也应具备一定数量的普通电动吸引器，以备中心负压系统出现故障时应急使用。普通电动吸引器主要用于抽吸血、水、脓、痰等一般性治疗。临床治疗中不要忽视负压吸引器的重要作用，如一旦痰液堵塞气道，若不能及时使用负压吸引器排痰，有可能使患者窒息，危及生命安全。真空泵是各种吸引器的重要组成部分，其结构大致相同。真空泵主要有活塞式真空泵和膜片式真空泵，具体参见第五章妇产科人工流产吸引器部分。电动吸引器由开关、进气孔、流量调节器、负压孔、真空计、防菌过滤器、引流瓶、溢流阀、负压泵接口、负压探测器接口、电源线、负压探测器连接管、负压泵连接管及顶盖垫圈组成。在使用中应关注流量调节器（也称压力调节阀），以及其在设备中的位置和使用方法。

3. 电动人工流产吸引器 详见第五章"妇产科设备"一节。

4. 洗胃型电动吸引器 是专门洗胃用的吸引器。这种吸引器的结构是将真空泵的正压和负压都利用起来。它既有正压指示表，也有负压指示表，用专门的旋钮开关控制正压和负压的切换。此外，它还设有控制正压和负压的调节阀。目前，新型洗胃机为智能控制设备，通过单片机内程序的控制，完成一系列冲洗、吸取工作，方便了医护人员的工作，提高了效率，减少了差错。

五、病床

病床（图 6-2）是各类型医院中最基本、常用的医疗设备。一般的病床由床头、床架、床屉、护栏和一些附件组成。

早期病床的床头和床尾都是由钢管喷漆构成，使用时间久后容易掉漆，不美观。后来出现了不锈钢床头和床尾。由于早年进口病床采用的是 ABS 床头，价格昂贵，因此给人留下了高档病床的印象，现在已广泛使用 ABS 床头和床尾。实际上这两类床头各有利弊，ABS 床头美观大方，符合一些人审美和使用的要求，但是这种床头、床尾需要和床体连接，

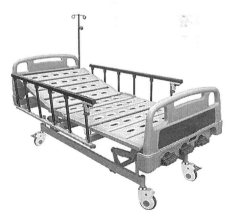

图 6-2 双摇病床

整体强度差；ABS 床头和床尾在新配置时很美观，但是容易老化，不易彻底清洗，很容易出现老旧的感觉。不锈钢床头和目前使用静电喷塑工艺处理后的床头，结构简单、结实耐用、易于清洗，也是一种不错的选择。床架和床屉有钢制和不锈钢两种类型材质，不锈钢价格较贵，且不易焊接，因此采用喷塑工艺制成的床体经济实惠，完全可以满足临床需求。

一般病床可分为单摇床、双摇床和三摇床三种类型。最常用的是单摇床，在床尾安装一个手柄，手柄连接一个丝杠，丝杠头部配有丝杠套，丝杠套连接在床屉前半部分的支架

上。顺时针摇动手柄，丝杠转动，带动丝杠套将支架沿轴线运动，使前半部分的床屉头部逐渐翻起，床上的患者从平卧位逐渐变为坐位。双摇床除了具有单摇床的功能外，另一个摇动手柄的功能是可以使患者腿部的床屉隆起，其运动方式与前半部分不同，是由两块平直状态的床屉逐渐成 A 字形变换，以适应患者的屈腿位置。医院习惯上愿意配置双摇床，实际应用中很少用到驱动下半部分的手柄。三摇床更为少见，主要应用在 ICU 等科室。三摇床除了有双摇床的功能外，还具有把承载患者的床面升高或降低，以及床面前倾或后倾的功能，这种病床与普通病床在结构上有较大的差别。

现代的病床普遍安装了静音脚轮，其优点是运送患者比较方便，尤其是对于行动不便的患者，换床或做一些检查时无须人工将患者抬到平车上，既减轻了护理人员的工作强度，又降低了患者摔伤的风险。其缺点是稳定性差，平时应锁紧脚轮的制动闸，脚轮有问题时应及时维修。

早期病床的护栏采用的是插拔式，使用非常不方便，且不易管理，但牢靠耐用。现代病床普遍采用的是可折叠护栏，使用方便，但是易损，护栏的材质和加工质量应引起关注。护栏上可安装伸缩餐桌，以供患者就餐。

社会上还有在上述病床功能的基础上发展起来的电动病床。患者可以通过手控开关操作病床的起背运行等，通过电机的转动替代手工操作，给一些患者带来极大的方便。这种自控式的病床不仅可以节省护工、护士和陪护家属的劳动强度，更能使患者停留在感觉最舒适的位置，因此自控电动病床应该成为医院的基本标配。

多功能电动病床具备轮椅、洗脚、防止下滑功能，以及坐便、接尿等功能。随着社会的发展、人们生活水平的提高，以及自控电机技术的成熟及成本的降低，病床自动化和智能化是一个重要的发展趋势，应该引起社会的高度重视。

床垫是病床的重要组成部分，患者休息的舒适度与床垫的材质及质量有着密切的关系。其中有一种床垫采用的是一面是薄棕垫，另一面是海绵垫，冬季海绵垫朝上，舒服暖和；夏季薄棕垫向上，清爽透气，值得借鉴。床垫面料的材质、床垫的清洗与消毒都是值得探讨的问题。医院不像旅馆、饭店只换床罩即可，由于患者的特殊情况很可能会污染床垫，如何处理值得探讨。

六、医用治疗车

医院有各种用于医疗的车辆，如治疗车、病历车、扫床车、平车、转运车等，还有一些根据自我需要，自行设计的多功能车等，其中手术室转运车和急救车中的担架车比较特殊，结构复杂，对质量要求高。

目前使用的这些车辆大部分都是由不锈钢制成。市场上不锈钢主要为 206 不锈钢和 304 医用不锈钢，医用不锈钢又分为 304、304L、316、316L，其中"L"代表着含碳量更低，质量更好。两种钢材的质量和价格相差较大，不论是制造医疗用车还是制造其他医疗设备一定不要选用 206 不锈钢。

脚轮是医疗用车重要的组成部分，脚轮的直径越大持重越大，运动越平稳。脚轮的静音效果和平稳度应该是首选要素，否则有些治疗车在推动过程中响动太大，直接影响到患者的休息和心情。

参 考 文 献

崔军胜，杨尚玉，王利，2017. 医学影像成像原理. 武汉：华中科技大学出版社

冯宁远，谢虎臣，史荣，等，1998. 实用放射治疗物理学. 北京：北京医科大学、中国协和医科大学联合出版社

郭树怀，高原，2017. 影像电子学基础. 武汉：华中科技大学出版社

韩志钧，姜晓峰，孔祥平，1990. 临床化学分析仪导论. 沈阳：辽宁科学技术出版社

胡新珉，1978. 医学物理学. 北京：人民卫生出版社

姜远海，彭明辰，2002. 临床医学工程技术. 北京：科学出版社

焦红，2016. 医疗器械监督管理条例释义. 北京：中国医药科技出版社

康雁，2014. 医学成像技术与系统. 北京：清华大学出版社

李祖江，1991. 医用检验仪器使用与维修. 北京：人民卫生出版社

梁铭会，2008. 中国医院建设指南. 北京：研究出版社

梁振生，1991. 医用X线机结构与维修. 北京：人民卫生出版社

马旭升，1997. 国内外医疗器械维修大全上海：上海交通大学出版社

美国福禄克公司，2009. 医疗仪器设备临床应用分析评估. 北京：中国计量出版社

饶昌植，1978. 电工学. 北京：人民教育出版社

王迅，2016. 检验仪器使用与维修. 北京：人民卫生出版社

王志刚，2006. 血液净化设备工程与临床. 北京：人民军医出版社

魏崇卿，1994. 医用电子学简明教程. 北京：北京医科大学、中国协和医科大学联合出版社

吴新义，石庆林. 1998. 常用医疗仪器原理与维修. 北京：人民军医出版社

杨正汉，冯逢，王霄英，2007. 磁共振成像技术指南. 北京：人民军医出版社

医用X射线机编写组，1997. 医用X射线机原理、结构与维修. 北京：中国医药科技出版社

于晓松，王晨，2017. 全科医生临床操作技能培训. 北京：人民卫生出版社

张博，2010. 计算机网络技术与应用. 北京：清华大学出版社

张汉鹏，1988. 诊断学基础. 北京：人民卫生出版社